高等职业院校课堂同步活页教材（供护理专业使用）

内科护理

主　审　梁　萍
主　编　王燕燕　闫瑞芹

中华医学电子音像出版社
CHINESE MEDICAL MULTIMEDIA PRESS
北京

版权所有　侵权必究

图书在版编目（CIP）数据

内科护理 / 王燕燕，闫瑞芹主编. —北京：中华医学电子音像出版社，2023.7

ISBN 978-7-83005-394-9

Ⅰ．①内… Ⅱ．①王… ②闫… Ⅲ．①内科学 - 护理学 Ⅳ．① R473.5

中国国家版本馆 CIP 数据核字（2023）第 080393 号

内科护理

NEIKE HULI

主　　编：王燕燕　　闫瑞芹

策划编辑：鲁　静

责任编辑：张　宇　　周寇扣

校　　对：龚利霞

责任印刷：李振坤

出版发行：中华医学电子音像出版社

通信地址：北京市西城区东河沿街 69 号中华医学会 610 室

邮　　编：100052

E - mail：cma-cmc@cma.org.cn

购书热线：010-51322635

经　　销：新华书店

印　　刷：廊坊市佳艺印务有限公司

开　　本：787 mm×1092 mm　1/16

印　　张：19.5

字　　数：420 千字

版　　次：2023 年 7 月第 1 版　　2023 年 7 月第 1 次印刷

定　　价：60.00 元

购买本社图书，凡有缺、倒、脱页者，本社负责调换

内容简介

　　《内科护理》由多位具有临床一线工作和教学经验的护理专家组成的编委会精心编撰，内容紧贴临床护理工作，在内科护理学的基本理论、基本知识和基本技能（"三基"）的基础上补充了内科护理的新技术、新标准、新规范。本书主要分为两部分内容，第一部分为理论知识点总结，对呼吸系统、循环系统、消化系统、泌尿系统、血液系统、内分泌与代谢、风湿性疾病及神经系统8个系统的知识点从护理评估重点、护理诊断、护理措施、健康指导等方面进行梳理、归纳、总结，以文字、表格、思维导图、护理流程图等形式呈现，利于学生掌握、理解和记忆。第二部分为护理实践技能，以护理任务的形式呈现18个临床常见护理任务。每个任务以任务导入、任务实施、任务评价的形式展开，并以温馨提示的方式提醒学生在任务实施过程中的关键注意事项和思政元素。同时，操作评分标准可供教师对学生的操作进行考核。对于护士进行配合或护士仅完成术前准备、术中配合、术后护理的护理任务，在任务中列出了护理步骤和护理要点。本教材主要供高职高专护理专业使用，也可作为临床护理工作者的参考用书。

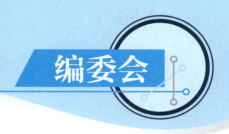

主　审　梁　萍（北京卫生职业学院）
主　编　王燕燕（北京卫生职业学院）
　　　　　　闫瑞芹（北京卫生职业学院）
副主编　张丹羽（北京卫生职业学院）
　　　　　　魏淑霞（北京卫生职业学院）
编　委（按姓氏笔画排序）
　　　　　　王　芳（首都医科大学附属北京世纪坛医院）
　　　　　　王燕燕（北京卫生职业学院）
　　　　　　牛艳冬（首都医科大学附属北京世纪坛医院）
　　　　　　闫瑞芹（北京卫生职业学院）
　　　　　　李慧敏（首都医科大学附属北京世纪坛医院）
　　　　　　何　菁（首都医科大学附属北京世纪坛医院）
　　　　　　张丹羽（北京卫生职业学院）
　　　　　　贾小莹（北京卫生职业学院）
　　　　　　徐东妮（首都医科大学附属北京世纪坛医院）
　　　　　　屠恩玲（首都医科大学附属北京世纪坛医院）
　　　　　　樊　妞（首都医科大学附属北京世纪坛医院）
　　　　　　黎晓琴（首都医科大学附属北京世纪坛医院）
　　　　　　魏淑霞（北京卫生职业学院）

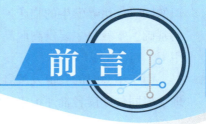

前 言

　　现代护理的发展日新月异，为顺应临床实践对护理人才的需求，本书编委会以实用为出发点，围绕护士执业资格考试大纲，以提高临床实践能力为目的，编写了活页式教材《内科护理》。本教材弱化学科结构与逻辑体系的完整性，适应课程的综合化和模块化，保障任务驱动教学法的细化和落实，突出职业引导功能，并顺应高职学生的心理特点和认知习惯，力图做到图文并茂，提高学生的学习兴趣，为社会培养应用型、技能型、实用型高职护理人才。

　　本教材的编委均为教学水平高、业务能力强的骨干教师和临床经验丰富的一线护理专家，具有丰富的内科护理教学和临床工作经验，教材的编写以"精理论、强实践、贴临床、增素质"为指导思想，内容选取与当前护理工作岗位高度契合，以满足专业培养目标和社会需求的基本要求。

　　本教材包括理论知识点总结和护理实践技能两部分内容。理论知识点总结共8章，为学生自主探究学习或课后巩固环节提供引导，帮助学生强化重点知识，增强学习效果，达到知识目标要求，并为学生今后顺利通过护士执业资格考试奠定基础。该部分内容主要采用表格和思维导图的形式呈现，帮助学生有效梳理知识脉络和学习思路，训练学生的临床思维能力，掌握学习重点，提高学习效率。护理实践技能部分为18个内科护理的实践任务，围绕临床护理实际，通过任务驱动的形式引导学生进行临床护理技术的学习和实践，采用任务导入、任务实施、任务评价、温馨提示的形式呈现，在训练学生的临床操作能力的同时，提升学生的实践水平。任务导入为学生的学习创设临床情境，使学生在学习过程中迅速进入工作状态，学习过程即为工作过程；任务实施为学习过程提供了参考；任务评价使学生能够明确护理技术操作标准和操作流程，规范操作过程和护理行为，培养护理职业素质；温馨提示既是人文素养提示，也是润物细无声的思政教育。护理实践技能中多个实践任务为本书首创编入教材，如胰岛素泵的使用等，既贴近临床常用护理技术，又紧跟临床护理前沿。

　　本书内容简明扼要、重点突出、实用性强，在帮助学生掌握内科护理理论知识的同时，培养学生的临床护理实践能力，为学生未来的临床护理工作打下坚实的基础。本教材主要供高职高专护理专业使用，也可作为临床护理工作者的参考用书。

由于编写时间仓促及编者水平有限，本教材难免有欠缺和不足之处，恳请护理学界同仁和读者批评指正，以使本教材日臻完善。

2023 年 4 月

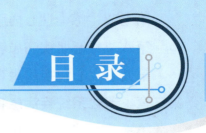

第一部分　理论知识点总结

第一章　呼吸系统疾病患者的护理 3
 第一节　呼吸系统疾病常见症状体征的护理 3
 第二节　急性呼吸道感染患者的护理 5
 第三节　支气管哮喘患者的护理 7
 第四节　慢性阻塞性肺疾病患者的护理 9
 第五节　慢性肺源性心脏病患者的护理 11
 第六节　支气管扩张症患者的护理 14
 第七节　肺炎患者的护理 15
 第八节　肺结核患者的护理 18
 第九节　原发性支气管肺癌患者的护理 21
 第十节　呼吸衰竭患者的护理 24

第二章　循环系统疾病患者的护理 42
 第一节　循环系统疾病常见症状体征的护理 42
 第二节　心力衰竭患者的护理 46
 第三节　心律失常患者的护理 51
 第四节　原发性高血压患者的护理 54
 第五节　冠状动脉粥样硬化性心脏病患者的护理 57
 第六节　心脏瓣膜病患者的护理 61

第七节 感染性心内膜炎患者的护理……………………………………… 63

第八节 心肌疾病患者的护理………………………………………………… 65

第九节 心包疾病患者的护理………………………………………………… 67

第三章 消化系统疾病患者的护理 …………………………………………… 84

第一节 消化系统疾病常见症状体征的护理……………………………… 84

第二节 胃炎患者的护理……………………………………………………… 86

第三节 消化性溃疡患者的护理…………………………………………… 88

第四节 胃癌患者的护理……………………………………………………… 92

第五节 炎症性肠病患者的护理…………………………………………… 94

第六节 肝硬化患者的护理………………………………………………… 97

第七节 原发性肝癌患者的护理…………………………………………… 101

第八节 肝性脑病患者的护理……………………………………………… 104

第九节 急性胰腺炎患者的护理…………………………………………… 107

第十节 上消化道大量出血患者的护理…………………………………… 110

第四章 泌尿系统疾病患者的护理 ………………………………………… 131

第一节 泌尿系统疾病常见症状体征的护理……………………………… 131

第二节 肾小球疾病患者的护理…………………………………………… 134

第三节 尿路感染患者的护理……………………………………………… 138

第四节 肾衰竭患者的护理………………………………………………… 141

第五章 血液系统疾病患者的护理 ………………………………………… 155

第一节 血液系统疾病常见症状体征的护理……………………………… 155

第二节 贫血患者的护理……………………………………………………… 157

第三节 出血性疾病患者的护理…………………………………………… 160

第四节 白血病患者的护理………………………………………………… 164

第六章 内分泌与代谢疾病患者的护理 …………………………………… 171

第一节 内分泌与代谢疾病常见症状体征的护理………………………… 171

第二节 甲状腺疾病患者的护理…………………………………………… 174

第三节 皮质醇增多症患者的护理………………………………………… 179

第四节　糖尿病患者的护理……………………………………… 182

第五节　腺垂体功能减退症患者的护理………………………… 186

第六节　痛风患者的护理………………………………………… 189

第七章　风湿性疾病患者的护理………………………………… 195

第一节　风湿性疾病常见症状体征的护理……………………… 195

第二节　系统性红斑狼疮患者的护理…………………………… 197

第三节　类风湿关节炎患者的护理……………………………… 199

第八章　神经系统疾病患者的护理……………………………… 207

第一节　神经系统疾病常见症状体征的护理…………………… 207

第二节　吉兰－巴雷综合征患者的护理………………………… 211

第三节　急性脑血管疾病患者的护理…………………………… 213

第四节　帕金森病患者的护理…………………………………… 220

第五节　癫痫患者的护理………………………………………… 224

第二部分　护理实践技能

任务一　体位引流…………………………………………………… 241

任务二　呼吸功能训练……………………………………………… 244

任务三　心电监护护理……………………………………………… 247

任务四　非同步电复律技术………………………………………… 250

任务五　射频消融术操作配合与护理……………………………… 253

任务六　冠状动脉造影及支架植入术操作配合与护理…………… 256

任务七　腹腔穿刺术操作配合与护理……………………………… 260

任务八　电子结肠镜检查的操作配合与护理……………………… 263

任务九　电子胃镜检查的操作配合与护理………………………… 266

任务十　血液透析操作规程及护理观察…………………………… 269

任务十一　腹膜透析外接短管的更换……………………………… 273

任务十二　腹膜透析液的更换……………………………………… 276

任务十三　骨髓穿刺术操作配合与护理…………………………… 279

任务十四　简易血糖仪的使用………………………………………281

任务十五　胰岛素笔的使用…………………………………………284

任务十六　胰岛素泵的使用…………………………………………287

任务十七　腰椎穿刺术操作配合与护理……………………………290

任务十八　神经介入治疗的护理……………………………………293

参考文献…………………………………………………………………296

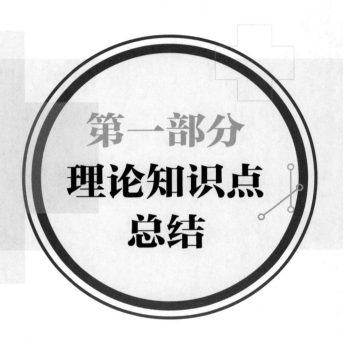

第一章 呼吸系统疾病患者的护理

第一节 呼吸系统疾病常见症状体征的护理

呼吸系统常见症状包括咳嗽、咳痰、肺源性呼吸困难、咯血和胸痛。咳嗽是一种反射性防御动作，可以清除呼吸道内分泌物及气道内异物。咳痰是借助咳嗽将气管、支气管内分泌物从口腔排出体外的动作。肺源性呼吸困难是指患者主观感觉空气不足、呼吸不畅，客观表现为呼吸费力，严重者可有鼻翼扇动、端坐呼吸、发绀，辅助呼吸肌也参与呼吸运动，且有呼吸频率、深度及节律异常。咯血是指喉及其以下呼吸道或肺组织出血经口咯出。胸痛是指胸部的感觉神经纤维受到某些因素（如炎症、缺血、缺氧、物理和化学因素等）刺激后，冲动传至大脑皮质的痛觉中枢而引起的局部疼痛。

一 常见症状、特点及护理诊断

呼吸系统疾病常见症状、特点及护理诊断见表1-1-1。

表1-1-1 呼吸系统疾病常见症状、特点及护理诊断

常见症状	特点	护理诊断
咳嗽、咳痰	咳嗽伴有痰液称为湿性咳嗽，咳嗽无痰或痰量很少称为干咳；咳嗽于清晨起床体位改变时加剧，常见于支气管扩张症、肺脓肿；夜间平卧时出现剧烈咳嗽及明显咳痰，常见于肺结核、左心衰竭；长期慢性咳嗽提示有慢性呼吸系统疾病；咳嗽声音嘶哑，常见于声带或喉部病变；金属音调咳嗽，常见于纵隔肿瘤等压迫气管的疾病；咳嗽声调低微或无声，常由极度虚弱或声带麻痹等所致。急性呼吸道炎症者，常咳浆液或黏液性白痰；肺水肿时，常咳粉红色泡沫样痰；脓痰伴有恶臭气味者，提示有厌氧菌感染	清理呼吸道无效
肺源性呼吸困难	吸气性呼吸困难：吸气过程显著费力，重者出现三凹征（吸气时胸骨上窝、锁骨上窝、肋间隙出现明显凹陷） 呼气性呼吸困难：呼吸费力，呼气时间延长，常伴有哮鸣音 混合性呼吸困难：吸气、呼气均感费力，常伴有呼吸音减弱或消失	气体交换受损
咯血	24 h咯血量＜100 ml为小量，100～500 ml为中等量，500 ml以上或一次咯血量在300 ml以上为大量。咯血突然减少或停止、表情紧张或惊恐、大汗淋漓、双手乱抓或指喉头、发绀、呼吸音减弱或消失，提示发生了窒息，是咯血直接致死的主要原因	有窒息的危险
胸痛	胸膜炎引起的疼痛多在侧胸部，呈隐痛、钝痛或刺痛，常因咳嗽或用力呼吸而加剧	疼痛：胸痛

二 咯血和呕血的主要鉴别点

咯血和呕血的主要鉴别点见表1-1-2。

表1-1-2　咯血与呕血的主要鉴别点

鉴别要点	咯血	呕血
病史	肺结核、支气管扩张症、原发性支气管肺癌、风湿性心脏病二尖瓣狭窄等	消化性溃疡、肝硬化、急性胃黏膜病变、胃癌等
出血前症状	喉部痒、胸闷、咳嗽等	上腹不适、恶心、呕吐等
出血方式	咯出	呕出
血的颜色	鲜红	棕黑色、暗红色、有时鲜红
血中混有物	痰、泡沫	食物残渣、胃液
酸碱性	碱性	酸性
黑粪	无，如咽下可有	有，持续数天
出血后痰的性状	常有痰中带血	无痰

三 协助排痰的护理措施

协助排痰的护理措施见图1-1-1。

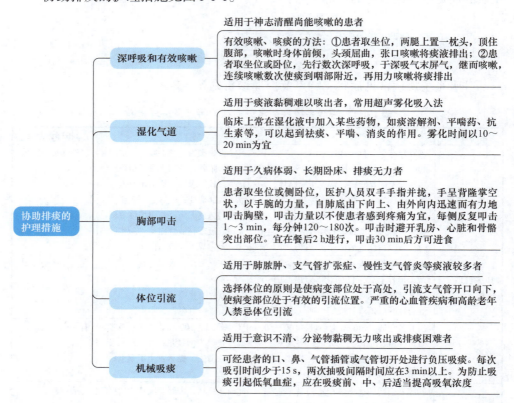

图1-1-1　协助排痰的护理措施

四 咯血患者的护理措施

咯血患者的护理措施见图1-1-2。

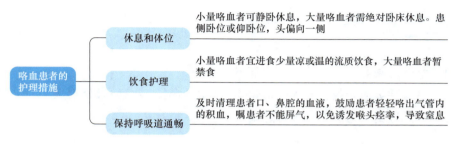

图1-1-2　咯血患者的护理措施

第二节　急性呼吸道感染患者的护理

急性呼吸道感染是指呼吸道黏膜及组织的急性感染性炎症。根据感染的部位分为急性上呼吸道感染和急性气管支气管炎。急性上呼吸道感染是指鼻、咽、喉部急性炎症的总称。急性气管支气管炎是由感染、理化刺激或过敏等因素引起的气管、支气管黏膜的急性炎症。

急性呼吸道感染通常病情较轻、病程短、可自愈，预后良好，但患病率高，不仅影响患者的工作和生活，还会出现严重并发症，且具有一定的传染性，应积极防治。本病通过呼吸道飞沫或被污染的手和用具传播，全年均可发生，冬、春季多发，多为散发，当气候突然变化时，可引起局部地区小规模流行。

一 护理评估重点

急性呼吸道感染患者的护理评估重点为各型呼吸道感染患者的主要鉴别点，具体见表1-1-3。

表1-1-3　各型呼吸道感染患者的主要鉴别点

鉴别要点	普通感冒	病毒性咽炎、喉炎	细菌性咽、扁桃体炎	急性气管支气管炎
病原体	鼻病毒	鼻病毒、腺病毒	多为溶血性链球菌	病毒或细菌
症状	主要为鼻部症状，如打喷嚏、鼻塞、流清水样鼻涕，2～3天后鼻涕变稠，一般5～7天痊愈	咽部发痒、灼热感，咽痛不明显，声嘶，说话困难	明显咽痛，伴畏寒、发热，体温可达39℃以上	咳嗽、咳痰2～3周

续表

鉴别要点	普通感冒	病毒性咽炎、喉炎	细菌性咽、扁桃体炎	急性气管支气管炎
体征	鼻黏膜充血、水肿、有分泌物，咽部轻度充血	咽喉部充血、水肿，颌下淋巴结肿大且有触痛	咽部充血明显，扁桃体肿大充血，表面有黄色脓性分泌物	一般无阳性体征

二 护理诊断

1. **舒适度减弱** 与鼻、咽、喉部感染有关。
2. **清理呼吸道无效** 与呼吸道感染、痰液黏稠、支气管痉挛有关。
3. **体温过高** 与病毒或细菌感染有关。

三 护理措施

急性呼吸道感染患者的护理措施见图1-1-3。

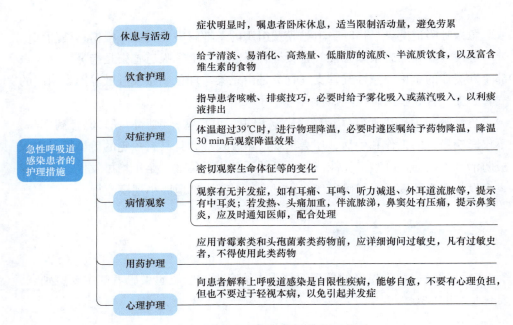

图1-1-3 急性呼吸道感染患者的护理措施

四 健康指导

1. 积极开展体育锻炼，增强机体抵抗能力。坚持冷水浴或冷水洗脸，以提高机体对寒冷的适应能力，预防上呼吸道感染。

2．保持生活规律，避免过度劳累。保持室内空气新鲜、阳光充足。注意个人卫生，勤洗手。避免受凉、淋雨、过度疲劳等诱发因素；戒烟、酒。冬、春季少前往公共场所。注意患者的隔离，防止交叉感染。

3．室内用食醋（5～10 ml/m³）加等量水稀释，关闭门窗加热熏蒸，每天1次，连用3天。

第三节　支气管哮喘患者的护理

支气管哮喘简称"哮喘"，是一种以嗜酸性粒细胞、肥大细胞等多种炎症细胞和细胞因子参与的气道慢性炎症性疾病。气道炎症导致气道高反应性，引起气道痉挛、黏膜水肿和腺体分泌亢进，导致气道可逆性狭窄和气流受限。多数患者可自行缓解或经治疗后缓解，如诊治不及时，随病程的延长，可产生气道不可逆性狭窄和气道重塑。我国哮喘患病率随地区不同而有差异，且呈逐年上升趋势，城市高于农村，儿童高于青壮年，成年男女患病率相近。约40%的患者有家族史。

一　护理评估重点

（一）健康史

1．遗传因素　具有明显的家族聚集现象。
2．环境因素　①吸入物：尘螨、花粉、动物毛屑等各种特异性和非特异性吸入物；②感染：细菌、病毒、原虫、寄生虫等；③食物：蛋类、牛奶、鱼类、虾蟹等；④药物：普萘洛尔、阿司匹林、青霉素等；⑤气候改变；⑥其他：如精神因素、运动、妊娠等。

（二）身体状况

哮喘发作前常有干咳、打喷嚏、流涕、胸闷等先兆症状。典型表现为发作性伴有哮鸣音的呼气性呼吸困难或发作性胸闷、咳嗽，严重时出现端坐呼吸和发绀。哮喘症状可在数分钟内发作，持续时间从数小时至数天，应用支气管舒张药或自行缓解。缓解期无任何症状。哮喘发作时经治疗后不缓解，并持续24 h以上称为哮喘持续状态，又称"重症哮喘"。

（三）辅助检查

1．肺功能检查　发作时第1秒用力呼气容积（forced expiratory volume in one second，FEV_1）、一秒率（forced expiratory volume in one second/forced vital capacity，FEV_1/FVC）、呼气流量峰值（peak expiratory flow，PEF）均减少。

2. 动脉血气分析 严重发作时可有动脉血氧分压（partial pressure of oxygen in arterial blood，PaO_2）降低。

3. 胸部X线检查 发作时双肺透亮度增高，呈过度充气状态。

4. 特异性变应原检测 进行检测和结果分析。

5. 痰液检查 涂片可见嗜酸性粒细胞增多。

6. 血液检查 发作时血嗜酸性粒细胞常增多。

（四）治疗要点

1. 脱离变应原。
2. 药物治疗：①糖皮质激素。控制气道炎症最为有效，常用药物有倍氯米松等；②$β_2$受体激动剂。控制哮喘急性发作的首选药物，常用药物有沙丁胺醇；③茶碱类。目前治疗哮喘的有效药物，常用氨茶碱；④其他。色甘酸钠对预防运动或变应原诱发的哮喘最为有效；酮替酚对轻症哮喘和季节性哮喘有效。

二 护理诊断

1. **低效性呼吸型态** 与支气管痉挛、气道炎症、黏液分泌增加、阻力增加有关。
2. **清理呼吸道无效** 与支气管痉挛、痰液黏稠及气道黏液栓形成有关。
3. **知识缺乏** 缺乏正确使用定量雾化吸入器的相关知识。

三 护理措施

支气管哮喘患者的护理措施见图1-1-4。

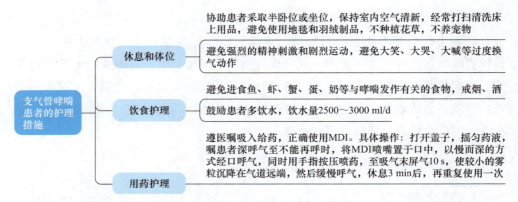

图1-1-4 支气管哮喘患者的护理措施

第一章 呼吸系统疾病患者的护理

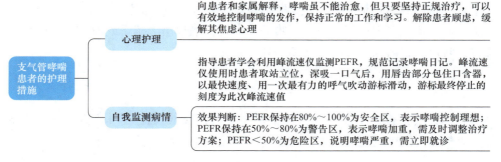

图1-1-4 支气管哮喘患者的护理措施（续）

注：MDI. 定量吸入器；PEFR. 最大呼气峰流速。

第四节 慢性阻塞性肺疾病患者的护理

慢性阻塞性肺疾病（chronic obstructive pulmonary disease，COPD）是以慢性持续性气流阻塞为特征的一组疾病，且支气管和肺组织的损害是不可逆的。COPD在临床上主要指慢性支气管炎和慢性阻塞性肺气肿。慢性支气管炎是指气管、支气管黏膜及其周围组织的慢性非特异性炎症。临床上将咳嗽、咳痰或伴有喘息每年达3个月以上，连续发生2年及以上，并排除其他原因的慢性咳嗽者诊断为慢性支气管炎。慢性阻塞性肺气肿是指终末细支气管远端的气道弹性减退，过度膨胀、充气和肺容积增大或同时伴有气道壁破坏的病理状态。

COPD是呼吸系统疾病的常见病和多发病，其患病率、病死率高，已成为重要的公共卫生问题。COPD在我国死亡原因中居第三位，居农村死因的首位。由于其可引起肺功能进行性减退，严重影响患者的劳动能力和生活质量，给社会和家庭造成巨大的经济负担。

一、护理评估重点

（一）健康史

1. **吸烟** 导致COPD最危险的因素。
2. **感染** 多为病毒和细菌感染。
3. **理化因素** 长时间接触烟雾、粉尘、变应原、工业废气及大气污染中的有害气体。

（二）身体状况

1. **慢性支气管炎** 慢性咳嗽、咳痰（白色黏液或泡沫样），每年发病持续3个月，连续2年或2年以上。

2. 慢性阻塞性肺气肿 在慢性咳嗽、咳痰的基础上，出现逐渐加重的呼吸困难。典型体征有视诊桶状胸、呼吸运动减弱；触觉语颤减弱或消失；叩诊呈过清音；听诊心音遥远，呼吸音减弱，呼气延长。

（三）辅助检查

胸部X线检查：慢性支气管炎早期无异常，反复发作者两肺纹理增粗、紊乱。肺气肿者两肺透亮度增加，肺血管纹理减少，心影狭长。

（四）治疗要点

1. 急性加重期 控制感染是治疗的关键。对症治疗包括祛痰、止咳、平喘，常用药物有盐酸氨溴索、右美沙芬、沙丁胺醇等。

2. 稳定期 长期家庭氧疗（1～2 L/min持续吸氧，时间＞15 h/d），进行呼吸功能锻炼。

二 护理诊断

1. 气体交换受损 与气道阻塞、通气不足、呼吸肌疲劳、分泌物过多及肺泡呼吸面积减少有关。

2. 清理呼吸道无效 与呼吸道分泌物增多而黏稠、气道湿度减低及无效咳嗽有关。

3. 活动无耐力 与疲劳、呼吸困难、缺氧有关。

4. 营养失调：低于机体需要量 与食欲缺乏、摄入减少、腹胀、呼吸困难、痰液增多有关。

5. 潜在并发症 自发性气胸、慢性肺源性心脏病等。

三 护理措施

COPD患者的护理措施见图1-1-5。

四 健康指导

COPD患者需要增加呼吸频率来代偿呼吸困难，多依赖辅助呼吸肌参与呼吸，患者容易疲劳。在疾病的缓解期，应指导患者进行呼吸功能训练（图1-1-6），如缩唇呼气、膈式或腹式呼吸等，以改善呼吸功能。

第一章 呼吸系统疾病患者的护理

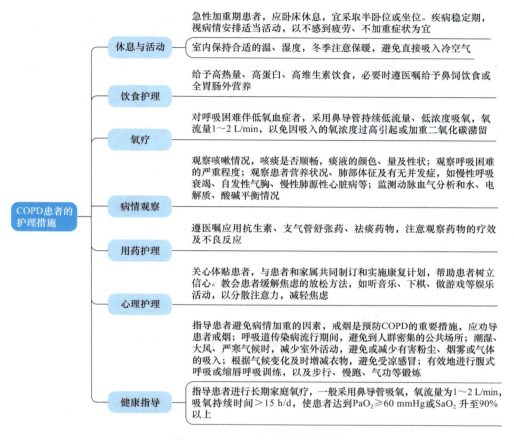

图1-1-5　COPD患者的护理措施

注：COPD. 慢性阻塞性肺疾病；PaO_2. 动脉血氧分压；SaO_2. 动脉血氧饱和度。

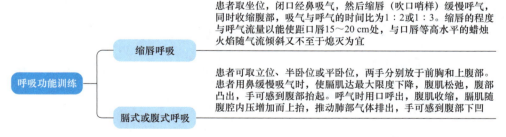

图1-1-6　呼吸功能训练

第五节　慢性肺源性心脏病患者的护理

慢性肺源性心脏病简称"肺心病"，是由肺组织、肺血管或胸廓的慢性病变引起肺组织结构和/或功能异常，产生肺血管阻力增加，肺动脉压力增高，使右心室扩张、肥厚，伴或不伴有右心衰竭的心脏病。

慢性肺源性心脏病是我国呼吸系统的常见病，患病年龄多在40岁以上，随年龄增长患病率增高。寒冷地区患病率高于温暖地区，高原地区患病率高于平原地区，农村患病率高于城市，吸烟者患病率高于不吸烟者。冬、春季和气候骤变时，易出现急性发作。

一　护理评估重点

（一）病因

1. **支气管、肺部疾病**　COPD最多见，其次为支气管哮喘、重症肺结核。
2. **胸廓运动障碍性疾病**　脊椎侧后凸、胸膜广泛粘连等。
3. **肺血管疾病**　肺动脉高压、肺小动脉炎等。

（二）发病机制

1. 肺动脉高压的形成

（1）通气和换气功能障碍，致机体缺氧和二氧化碳潴留，使肺小动脉痉挛、收缩。

（2）肺泡壁破坏造成毛细血管网受损，肺循环阻力增大。

（3）缺氧致继发红细胞增多，血黏度增高；醛固酮分泌增加，导致水钠潴留，加重肺动脉压升高。

2. 右心改变

（1）肺动脉高压加重右心室后负荷，致右心室肥厚、扩张，进而出现右心衰竭。

（2）心肌缺氧等影响心肌血供，促进心力衰竭。

（三）临床表现

慢性肺源性心脏病的临床表现见图1-1-7。

二　护理诊断

1. **气体交换受损**　与缺氧及二氧化碳潴留、肺血管阻力增加有关。
2. **清理呼吸道无效**　与呼吸道感染、痰量增多及黏稠有关。
3. **活动无耐力**　与心、肺功能减退有关。
4. **体液过多**　与心脏负荷增加、心肌收缩力下降、心输出量减少有关。
5. **潜在并发症**　肺性脑病、酸碱失衡及电解质紊乱等。

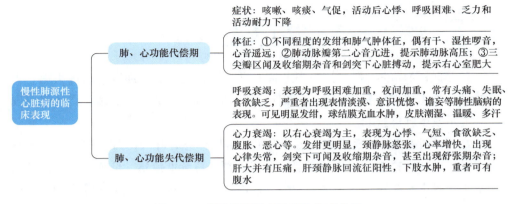

图 1-1-7　慢性肺源性心脏病的临床表现

三　护理措施

慢性肺源性心脏病患者的护理措施见图 1-1-8。

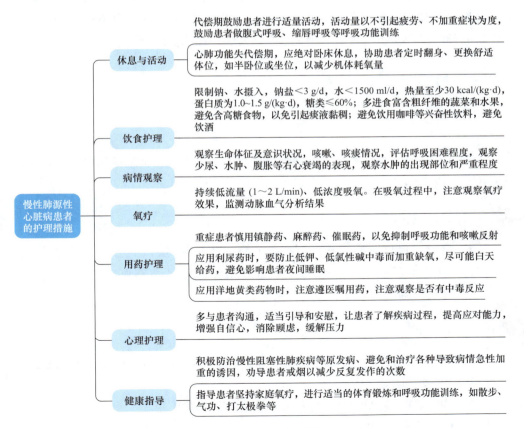

图 1-1-8　慢性肺源性心脏病患者的护理措施

四 肺性脑病的识别及护理措施

1. 肺性脑病的识别 肺心病患者缺氧和二氧化碳潴留加重，出现头痛、表情淡漠、神志恍惚、精神错乱、肌肉震颤、间歇抽搐、谵妄、昏睡、昏迷等表现时，提示发生肺性脑病。

2. 肺性脑病的护理措施 患者应绝对卧床休息，呼吸困难者取半卧位，有意识障碍者加床栏进行保护，必要时专人护理。持续低流量、低浓度吸氧，遵医嘱给予呼吸中枢兴奋剂。慎用镇静药、麻醉药、催眠药，以免抑制呼吸和咳嗽反射，诱发或加重肺性脑病。

第六节　支气管扩张症患者的护理

支气管扩张症是指支气管及其周围肺组织的慢性炎症所导致的支气管壁肌肉和弹性组织破坏，管腔形成不可逆性扩张、变形。近些年来，随着麻疹和百日咳疫苗的预防接种及抗生素的应用等，本病发病率已明显降低。

一 护理评估重点

（一）健康史

幼年有麻疹、百日咳或支气管肺炎迁延不愈的病史，肺结核病史，以及反复发作的呼吸道感染史。

（二）身体状况

1. 症状 慢性咳嗽、咳大量脓痰（静置后分为3层，上层为泡沫，下悬脓性成分，中层为浑浊黏液，下层为坏死组织沉淀物）、反复咯血。

2. 体征 肺部局限性、固定性粗湿啰音。

（三）辅助检查

1. 胸部X线检查 粗乱肺纹理中有多个不规则的蜂窝状透亮阴影或沿支气管分布的卷发状阴影。

2. 胸部CT 管壁增厚的柱状或成串成簇的囊状扩张。

3. 痰液检查 确定致病菌。

（四）治疗要点

1. 控制感染。
2. 保持呼吸道通畅。
3. 手术切除病变肺段或肺叶。

二 护理诊断

1. **清理呼吸道无效** 与痰多黏稠、咳嗽无力等痰液排出不畅有关。
2. **营养失调：低于机体需要量** 与慢性感染导致机体消耗增加有关。
3. **有窒息的危险** 与痰多黏稠、大咯血而不能及时排出有关。

三 护理措施

（一）清理呼吸道无效的护理措施

1. 鼓励患者多饮水，每天不少于1500 ml，以利于稀释痰液。
2. 观察痰液量、颜色、性质、气味及与体位的关系。
3. 做好体位引流的护理，根据病变部位协助患者采取痰液易于流出的体位，引流宜在饭前进行，引流时间从每次5～10 min逐渐增加到每次15～30 min。
4. 遵医嘱应用抗生素、祛痰剂和支气管扩张剂促进排痰，观察疗效及不良反应。

（二）有窒息的危险的护理措施

1. **保持呼吸道通畅** 鼓励患者咯出气道内的血液，不屏气。
2. **大咯血窒息的抢救** 应立即取头低足高45°俯卧位，头偏向一侧，轻拍患者背部以利于血块咯出，并迅速清除口、咽、喉、鼻部的血块，必要时行气管插管或气管切开。

第七节　肺炎患者的护理

肺炎是指发生在终末气道、肺泡和肺间质的炎症，可由病原微生物、理化因素、免疫损伤等引起，是呼吸道的常见病和多发病。临床上常见的感染性肺炎有肺炎球菌肺炎、葡萄球菌肺炎、肺炎支原体肺炎和病毒性肺炎。

一 护理评估重点

临床常见肺炎的鉴别见表1-1-4。

表1-1-4　临床常见肺炎的鉴别

鉴别要点	肺炎球菌肺炎	葡萄球菌肺炎	肺炎支原体肺炎	病毒性肺炎
好发人群	既往健康的青壮年、老年人或婴幼儿	老年人、久病体弱、免疫功能低下者	儿童及青年人	婴幼儿、老年人、孕妇或原有慢性心肺疾病者
起病缓急	起病急	起病急骤	起病较缓	多起病较急
症状	寒战、高热（稽留热）、全身肌肉酸痛、乏力、呼吸困难、咳铁锈色痰、患侧胸痛，重症患者可出现感染性休克	寒战、高热、全身肌肉酸痛、乏力、咳大量脓性痰、胸痛，病情严重者可出现恶心、呕吐、腹泻、烦躁不安、谵妄、昏迷等	低热、乏力、咽痛、阵发性刺激性咳嗽、咳少量黏痰，多无胸痛	发热、头痛、全身肌肉酸痛、乏力等较为突出，逐渐出现咳嗽、咳少量白色黏痰，少有胸痛。重症患者表现为呼吸困难、发绀、嗜睡、休克、呼吸衰竭等
体征	典型肺实变体征，即患侧呼吸运动减弱、语颤增强、叩诊浊音或实音、听诊湿啰音	肺实变体征	无明显异常，咽部中度充血，听诊偶有湿啰音	无明显异常，可出现淋巴结肿大，听诊偶有湿啰音
辅助检查	血常规检查显示，白细胞及中性粒细胞计数增多；胸部X线片可见肺叶或肺段片状均匀高密度影；痰液检查可确定病原体	血常规检查显示，白细胞及中性粒细胞计数增多；胸部X线片可见片状阴影伴空洞及液平面	血液检查结果显示，白细胞计数正常或稍增多，以中性粒细胞为主；冷凝集反应阳性；支原体IgM抗体阳性；胸部X线片呈多种形态的浸润影，呈主节段性分布	血液检查结果显示，白细胞计数正常或稍增多，以淋巴或单核细胞为主；血清抗体阳性；胸部X线片可见肺纹理增多，小片状或广泛浸润，严重时两肺可见弥漫性结节性浸润
治疗	首选青霉素	青霉素，用量大于常规剂量	首选大环内酯类抗生素，如红霉素	选用抗病毒药物，如利巴韦林，同时可选用中草药或生物制剂治疗

二 护理诊断

1. **体温过高**　与细菌或病毒感染有关。
2. **清理呼吸道无效**　与肺部炎症、大量脓痰、咳嗽无力有关。
3. **气体交换受损**　与气道内黏液堆积、肺部感染等因素致呼吸面积减少有关。
4. **潜在并发症**　感染性休克。

三 护理措施

（一）体温过高的护理措施

1. 卧床休息，病室温、湿度适宜。

2. 高热时应采取物理降温，必要时遵医嘱应用药物降温。出汗后及时更换衣物，保持皮肤清洁干燥。

3. 给予足够热量和蛋白质的流质、半流质饮食，鼓励患者多饮水（＞2000 ml/d）。

（二）气体交换受损的护理措施

1. 患者采取半卧位，吸氧2～4 L/min。

2. 观察呼吸、指端皮肤颜色和意识变化。

（三）胸痛的护理措施

1. 协助患者采取患侧卧位。

2. 胸痛剧烈者遵医嘱应用镇静药、止咳药。

（四）感染性休克的护理措施

1. 安置患者在重症监护室，取去枕平卧位或仰卧中凹位，减少搬动，适当保暖。

2. 监测生命体征、尿量和意识状态。

3. 高流量吸氧4～6 L/min。

4. 迅速建立两条静脉通路，遵医嘱扩充血容量、补碱、应用血管活性药和抗生素，观察疗效和不良反应。

四 健康指导

1. **疾病知识指导** 向患者介绍肺炎的基本知识，避免诱因，如受凉、过度劳累、酗酒等。

2. **预防指导** 摄入营养丰富的食物，保证充足的休息和睡眠，以增强机体的抵抗力。注意锻炼身体，尤其要加强耐寒锻炼。老年人及久病卧床的慢性病患者，应根据天气的变化及时增减衣物，积极避免各种诱因，预防呼吸道感染，必要时进行预防接种。

第八节　肺结核患者的护理

　　肺结核是由结核分枝杆菌引起的肺部慢性传染病，是严重危害人类健康的呼吸道传染病，其潜伏期长，多呈慢性过程。自20世纪80年代中期以来，结核病出现全球性恶化趋势，我国是全球22个结核病流行严重的国家之一，同时也是全球27个耐药结核病流行严重的国家之一，结核病呈现高感染率、高患病率、高耐药率、死亡人数多及地区患病率差异大的特点。近年来，我国结核病总的患病率虽有明显下降，但流行形势仍然严峻。

　　结核分枝杆菌分为人型、牛型、非洲型和鼠型4类，其中引起人类发病的主要类型是人型结核分枝杆菌，具有以下特点：①生长缓慢。结核分枝杆菌为需氧菌，生长相当缓慢，在实验室一般需培养4周才能形成1 mm左右的菌落。②菌体结构复杂。结核分枝杆菌菌体成分主要是类脂质、蛋白质及多糖类。类脂质与结核病的组织坏死、干酪液化、空洞发生及结核变态反应有关；菌体蛋白质是结核菌素的主要成分，可诱发皮肤变态反应；多糖类参与血清反应等免疫应答。③抗酸性。结核分枝杆菌耐酸染色呈红色，可抵抗盐酸酒精的脱色作用，故又称"抗酸杆菌"。④抵抗力较强。结核分枝杆菌能耐寒、耐干燥、耐潮湿、耐酸碱，在干燥环境中存活数月或数年，在阴暗潮湿处存活数月，但对热、光照、紫外线照射敏感。煮沸5 min、烈日下暴晒2～7 h或10 W紫外线灯照射30 min均有明显杀菌作用。在常用杀菌剂中，以70%酒精为最佳，接触2 min即可杀菌。肺结核常见的临床类型共有5型，见表1-1-5。

表1-1-5　肺结核临床类型

类型	好发人群	临床特点	胸部X线片
原发性肺结核（Ⅰ型）	儿童或未感染过结核分枝杆菌的成年人	多有结核病接触史，症状轻微而短暂，原发病灶吸收较快，不留任何痕迹	表现为"哑铃状"阴影
血型播散型肺结核（Ⅱ型）	急性多见于儿童和青少年	急性起病急，全身中毒症状重；亚急性和慢性起病缓慢，全身中毒症状较轻	急性可见双肺满布粟粒状阴影，分布均匀、大小相等、密度一致；亚急性和慢性出现双肺斑点状阴影，大小不等、密度不一
继发性肺结核（Ⅲ型）	成年人最常见的类型	浸润性肺结核多发生于肺尖和锁骨下；空洞性肺结核经常痰中带菌；结核球病变吸收后周围被纤维组织包裹；干酪样肺炎多发生于双肺中、下部；纤维空洞性肺结核空洞长期不愈合	浸润性肺结核可见点状、片状或絮状阴影；空洞性肺结核可见单个或多个薄壁空腔；结核球直径<3 cm，内见钙化灶或空洞；干酪样肺炎可见磨玻璃状、片状或絮状阴影；纤维空洞性肺结核可见一个或多个厚壁空洞和广泛纤维增生，肺纹理呈垂柳状

续表

类型	好发人群	临床特点	胸部X线片
结核性胸膜炎（Ⅳ型）	—	包括结核性干性胸膜炎、结核性渗出性胸膜炎和结核性脓胸	—
其他肺外结核（Ⅴ型）	—	根据发生部位和脏器命名，如骨关节结核、脊柱结核、肾结核、肠结核等	—

注：—. 无内容。

一 护理评估重点

（一）健康史

肺结核密切接触史、卡介苗接种史、是否高危人群。

（二）身体状况

1. **全身症状** 长期午后低热、盗汗、乏力、体重减轻等。
2. **呼吸道症状** 咳嗽、咳痰、咯血、胸痛、呼吸困难等。

（三）流行病学

1. **传染源** 痰中带菌的肺结核患者。
2. **传播途径** 呼吸道飞沫。
3. **易感人群** 免疫力低下者；生活贫困、居住拥挤、营养不良者；偏远地区的进城农民、学生。

（四）辅助检查

1. **痰结核菌检查** 确诊最可靠的方法。
2. **胸部X线检查** 确定病变部位、范围、性质等，可早期发现病变。
3. **结核菌素试验** 流行病学指标、卡介苗接种结果验证。

（五）治疗要点

1. **化学治疗原则** 早期、联合、适量、规律、全程。
2. **抗结核化疗** 常用药物有异烟肼、利福平、链霉素、吡嗪酰胺、乙胺丁醇、对氨基水杨酸。

二 护理诊断

1. **活动无耐力** 与机体消耗增加、食欲缺乏有关。

2. **营养失调：低于机体需要量** 与机体消耗增加、食欲缺乏有关。
3. **知识缺乏** 缺乏结核病治疗的相关知识。
4. **体温过高** 与结核分枝杆菌感染有关。
5. **有孤独的危险** 与传染性隔离有关。

三、护理措施

肺结核患者的护理措施见图1-1-9。

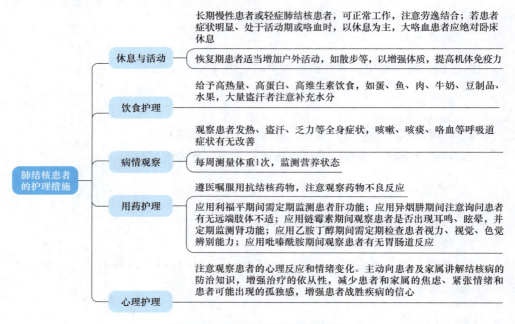

图1-1-9 肺结核患者的护理措施

四、健康指导

（一）生活指导

长期慢性患者、轻症患者、开放性结核患者经治疗痰菌转阴后，可参与正常的家庭和社会生活，避免劳累和重体力劳动，保证充足的睡眠和休息。进食高热量、高蛋白、富含维生素的食物，补充机体消耗及增强修复能力。

（二）用药指导

向患者和家属强调化学治疗原则的重要性，介绍药物的剂量、用法、不良反应及注意事项，督导用药，提高患者对治疗的依从性，定期随诊，做胸部X线检查和肝肾功能检查，以便及时了解病情和治疗效果。

（三）预防指导

早期发现患者进行呼吸道隔离，长期随访。养成良好的卫生习惯，禁止随地吐痰，患者用过的痰纸或敷料应焚烧，接触痰液后双手用流动水清洗，餐具煮沸 5 min 后再洗涤，被褥、书籍在强光下暴晒至少 2 h。医疗器械用酒精浸泡，与他人同桌共餐时使用公筷。保持室内空气流通，病室内每天用紫外线灯照射 1 h。外出时做好必要的呼吸道防护。未被结核分枝杆菌感染的人群，如新生儿，应及时接种卡介苗，使机体对结核分枝杆菌产生获得性免疫力。密切接触者定期到医院检查，必要时进行预防性治疗，高危人群如人类免疫缺陷病毒（human immunodeficiency virus，HIV）感染者，应进行预防性化疗。

第九节　原发性支气管肺癌患者的护理

原发性支气管肺癌简称"肺癌"，是起源于支气管黏膜和腺体的恶性肿瘤，也是常见的肺部原发性恶性肿瘤。肺癌的发病率随年龄增长有升高趋势，多发生于 40 岁以上的人群。男性发病率高于女性，为（3~5）:1。目前肺癌是男性癌症死亡的最主要原因。肺癌已经超过乳腺癌成为发达国家女性死亡的首要原因。肺癌的预后差，80% 以上的患者在确诊后 5 年内死亡。肺癌的分类见图 1-1-10。

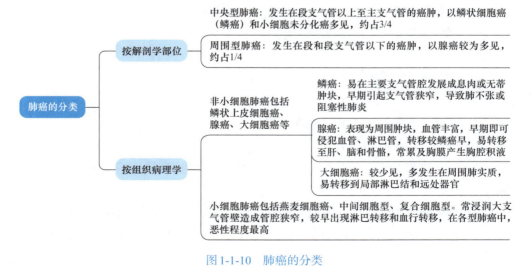

图 1-1-10　肺癌的分类

一、护理评估重点

（一）健康史

吸烟、空气污染、职业接触史、电离辐射、家族史。

（二）身体状况

1. 原发肿瘤表现 刺激性干咳（呛咳）、血痰、喘鸣、胸闷、气短、发热、消瘦、恶病质。

2. 肿瘤局部扩展表现 胸痛、呼吸困难、咽下困难、声音嘶哑、上腔静脉阻塞综合征、霍纳综合征。

3. 肺外转移表现（小细胞肺癌居多） 脑转移（头痛、呕吐、眩晕、共济失调、复视、偏瘫等）；肝转移（食欲缺乏、肝区疼痛、腹水等）；骨转移（肋骨、脊柱、骨盆多见，表现为局部疼痛和压痛）；淋巴结转移（锁骨上淋巴结多见）。

4. 肺外表现 见于小细胞肺癌，又称副癌综合征，肿瘤产生内分泌物质，引起非转移性全身症状。

（三）辅助检查

1. 胸部X线和CT检查 是发现和诊断肺癌最重要的检查。
2. 脱落细胞检查 痰中或胸腔积液找到癌细胞的检查。
3. 纤维支气管镜检查 中央型肺癌的诊断率高。

（四）治疗要点

1. 小细胞肺癌 以化疗为主，放疗和手术为辅。
2. 鳞癌和腺癌 以手术治疗为主。

二 护理诊断

1. 疼痛 与肿瘤压迫和浸润周围组织、手术创伤等有关。
2. 恐惧 与担心预后有关。
3. 气体交换受损 与肺组织病变、手术切除肺组织引起通气/血流比例失调有关。
4. 清理呼吸道无效 与肿瘤阻塞支气管、术后伤口疼痛、咳嗽无力有关。
5. 潜在并发症 低氧血症、出血、肺部感染、肺不张、支气管胸膜瘘、心律失常。

三 护理措施

1. 肺癌患者的护理措施见图1-1-11。

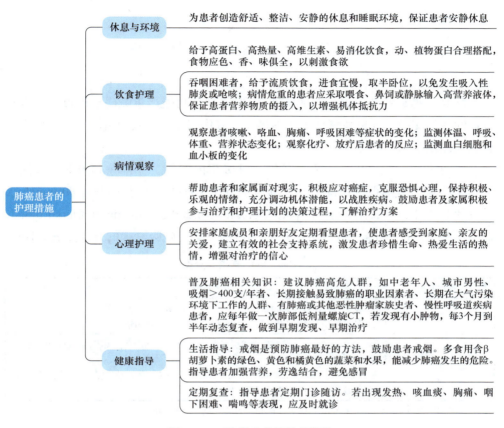

图 1-1-11　肺癌患者的护理措施

2. 放射治疗患者的护理措施见图 1-1-12。

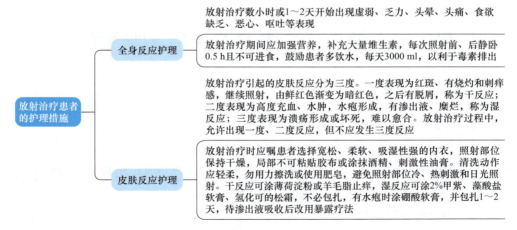

图 1-1-12　放射治疗患者的护理措施

第十节　呼吸衰竭患者的护理

呼吸衰竭是各种原因引起的肺通气和/或换气功能严重障碍，以致不能进行有效的气体交换，导致缺氧伴（或不伴）二氧化碳潴留，从而引起一系列生理功能和代谢紊乱的临床综合征。

在海平面大气压下，于静息条件下呼吸室内空气，并排除心内解剖分流和原发于心输出量降低等情况后，动脉血氧分压（PaO_2）低于 8 kPa（60 mmHg），或者伴有动脉血二氧化碳分压（partial pressure of carbon dioxide in arterial blood, $PaCO_2$）高于 6.65 kPa（50 mmHg），即为呼吸衰竭。呼吸衰竭的分类见表1-1-6。

表1-1-6　呼吸衰竭的分类

项目	类型
根据动脉血气分析	Ⅰ型：缺氧（PaO_2<60 mmHg）无CO_2潴留（$PaCO_2$正常或低于正常） Ⅱ型：缺氧伴CO_2潴留（PaO_2<60 mmHg，$PaCO_2$>50 mmHg）
根据起病急缓	急性呼吸衰竭：由于某些突发因素引起通气和/或换气功能严重损害，在短时间内引起呼吸衰竭 慢性呼吸衰竭：多由于慢性呼吸系统或神经肌肉系统疾病，导致呼吸功能损害逐渐加重，经过较长时间发展为呼吸衰竭

注：PaO_2. 动脉血氧分压；$PaCO_2$. 动脉血二氧化碳分压；CO_2. 二氧化碳。

一　护理评估重点

（一）健康史

1. **诱因**　呼吸道感染、高浓度吸氧、手术、创伤、使用麻醉药等。
2. **病因**　慢性阻塞性肺疾病、严重肺结核等。

（二）身体状况

1. **呼吸困难**　最早、最突出的症状。
2. **发绀**　缺氧的典型表现。
3. **精神神经症状**　多有智力或定向功能障碍，严重时可出现肺性脑病（烦躁不安、神志恍惚或淡漠、间歇抽搐、昏睡、昏迷）。
4. **心血管系统症状**　早期心率增快、血压升高，后期心率减慢、血压降低、心律失常、肺动脉高压、右心衰竭；二氧化碳潴留时，外周浅静脉充盈、皮肤红润、温暖多汗、球结膜充血水肿。

（三）辅助检查

动脉血气分析是诊断呼吸衰竭的重要依据，当 PaO_2＜60 mmHg、$PaCO_2$＞50 mmHg、动脉血氧饱和度（oxygen saturation in arterial blood，SaO_2）＜75%时，可确诊。

（四）治疗要点

1. **保持呼吸道通畅** 是基本的、最重要的措施，呼吸困难者可取半卧位。
2. **氧疗** Ⅰ型呼吸衰竭高浓度（＞35%）吸氧；Ⅱ型呼吸衰竭低流量（1～2 L/min）低浓度（28%～30%）持续吸氧。
3. **控制感染** 抗生素的应用。
4. **呼吸中枢兴奋药** 如尼可刹米（可拉明）。
5. **机械通气** 必要时行机械通气。

二 护理诊断

1. **气体交换受损** 与肺顺应性降低、呼吸肌无力、气道分泌物过多等有关。
2. **清理呼吸道无效** 与并发肺内感染、分泌物多而黏稠及无效咳嗽等有关。
3. **急性意识障碍** 与缺氧和二氧化碳潴留引起的中枢神经系统抑制有关。
4. **潜在并发症** 电解质紊乱、消化道出血、心力衰竭、休克等。

三 护理措施

1. 呼吸衰竭患者的护理措施见图1-1-13。

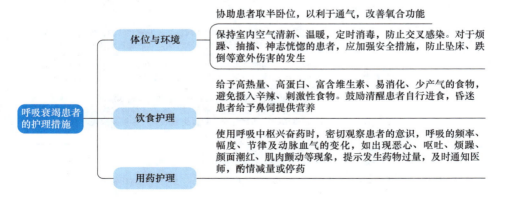

图1-1-13 呼吸衰竭患者的护理措施

清除口咽部、呼吸道分泌物或胃内反流物，预防呕吐物反流入气管

保持呼吸道通畅

鼓励患者多饮水，应用雾化吸入湿化气道；对于咳嗽无力者，定时协助翻身、拍背促进排痰，遵医嘱给予口服祛痰药或间歇向气管内滴入0.9%氯化钠溶液或蒸馏水，以稀释痰液；昏迷患者应及时行机械吸痰

低氧血症伴高碳酸血症患者，应低流量（1~2L/min）、低浓度（28%~30%）持续给氧，原因是缺氧伴高碳酸血症者，维持呼吸主要依靠缺氧对颈动脉窦和主动脉体化学感受器的兴奋作用，若吸入高浓度氧，PaO_2迅速上升，外周化学感受器失去了低氧血症的刺激，导致呼吸变慢、变浅，肺泡通气量下降，$PaCO_2$随即迅速升高，严重时引起二氧化碳麻醉状态而加重病情

合理氧疗

低氧血症不伴高碳酸血症的患者，应高浓度吸氧（>35%）。使PaO_2提高到60 mmHg以上或SaO_2达90%以上。其主要病变是氧合障碍，由于通气量正常，吸入高浓度氧后，不会引起二氧化碳潴留

在给氧过程中，若呼吸频率正常、心率减慢、发绀减轻、尿量增多、意识清晰、皮肤转暖，提示组织缺氧改善，氧疗有效。当患者发绀消失、意识清晰、精神好转、PaO_2>60 mmHg，$PaCO_2$<50 mmHg时，可考虑终止氧疗。停止吸氧前必须间断吸氧，直至完全停止氧疗

体液失衡：呼吸衰竭中常见的酸碱失衡包括呼吸性酸中毒、呼吸性酸中毒合并代谢性酸中毒、呼吸性酸中毒合并代谢性碱中毒。通过给氧和改善通气纠正呼吸性酸中毒，可遵医嘱静脉输入5%碳酸氢钠，治疗代谢性酸中毒；采取适当补氯、补钾等措施，缓解代谢性碱中毒

呼吸衰竭患者的护理措施

预防并发症

上消化道出血：遵医嘱服用胃黏膜保护剂，如硫糖铝，以预防和控制上消化道出血。观察呕吐物和粪便的性质，当出现黑粪时，给予小量温凉流质饮食；出现呕血时，应暂时禁食

感染：加强皮肤护理，定时翻身，防止发生压疮；采取拍背、胸壁叩击、湿化气道和吸痰等措施，促进痰液引流，预防肺部感染；对神志不清、昏迷的患者做好口腔护理；留置尿管者，保持尿路通畅，每天清洁尿道口，定期进行膀胱冲洗，防止尿路感染

心理护理

机械通气患者普遍存在紧张、恐惧、抑郁、绝望和依赖等心理问题，应主动与患者交谈，教会患者用非语言的交流方式表达需求，适当安排家人或关系密切者探视，缓解患者焦虑、恐惧等不良心理反应

向患者及家属讲解疾病的发病机制、发展和转归，告知患者若咳嗽、咳痰加重，痰量增多，出现脓性痰，气急加重或伴发热，应及时就医

健康指导

教会患者缩唇呼吸、腹式呼吸等呼吸功能训练的方法，促进康复，延缓肺功能的恶化；指导患者有效咳嗽、胸部叩击等排痰方法

指导患者适当进行体育锻炼和冷水洗脸等耐寒锻炼，增强体质，预防呼吸道感染，避免吸入刺激性气体等各种诱发因素。鼓励患者改善膳食结构，加强营养。劝告患者戒烟；尽量少到人群密集的公共场所，减少与感冒患者的接触

图1-1-13　呼吸衰竭患者的护理措施（续）

注：PaO_2. 动脉血氧分压；SaO_2. 动脉血氧饱和度；$PaCO_2$. 动脉血二氧化碳分压。

2. 机械通气患者的护理措施见图1-1-14。

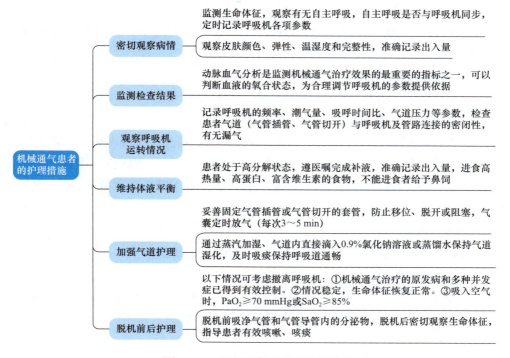

图1-1-14 机械通气患者的护理措施

注：PaO_2. 动脉血氧分压；SaO_2. 动脉血氧饱和度。

课 后 习 题

1. 急性上呼吸道感染最常见的病原体是
   A. 肺炎球菌　　　　　　B. 葡萄球菌
   C. 革兰氏阴性菌　　　　D. 病毒
   E. 支原体

2. 急性上呼吸道感染的主要治疗措施是
   A. 对症治疗　　　　　　B. 抗生素治疗
   C. 免疫治疗　　　　　　D. 生物治疗
   E. 抗病毒治疗

3. 痰液黏稠不易咳出的患者，其适宜的促进排痰措施是
   A. 指导有效咳嗽　　　　B. 湿化呼吸道
   C. 胸部叩击　　　　　　D. 体位引流
   E. 机械吸痰

4. 对急性上呼吸道感染患者进行有关预防措施指导时，下列说法中不妥的是
   A. 避免过度劳累　　　　B. 避免到人多拥挤的场所

C. 保持环境整洁、空气清新　　D. 坚持规律体育锻炼

E. 接种疫苗后可产生终身免疫力

5. 患者，女性，32岁。近日诊断为急性上呼吸道感染，为防止交叉感染，应做好

A. 服用抗生素预防　　　　　B. 多休息、多饮水

C. 室内食醋熏蒸　　　　　　D. 中医中药预防

E. 呼吸道隔离

6. 患者，男性，20岁。1天前因受凉出现寒战，高热，咽部疼痛，吞咽食物、饮水时疼痛加重，咳少量白色黏痰，头痛，食欲缺乏。护理体检：体温39.7℃，咽部充血，扁桃体肿大，有脓性分泌物。诊断为急性上呼吸道感染，该患者的首要护理诊断是

A. 体温过高　　　　　　　　B. 气体交换受损

C. 清理呼吸道无效　　　　　D. 有窒息的危险

E. 低效性呼吸型态

7. 患者，男性，58岁。咳嗽、咳黄色黏痰2天。护理体检：双肺呼吸音粗糙。吸烟史35年，目前诊断为急性气管支气管炎。该患者曾多次出现类似情况，目前恰当的健康指导是

A. 不宜使用冷水洗脸　　　　B. 戒烟

C. 多参加剧烈运动　　　　　D. 环境宜温暖干燥

E. 大量应用抗生素

8. 患者，男性，45岁。咳嗽、咳痰，痰液黏稠，不易咳出，该患者目前的主要护理诊断是

A. 活动无耐力　　　　　　　B. 气体交换受损

C. 清理呼吸道无效　　　　　D. 低效性呼吸型态

E. 营养失调

9. 患者，女性，15岁。因鼻塞、流涕、咽痛3天就诊。护理体检：体温36.9℃，脉搏70次/分，呼吸频率18次/分，血压120/80 mmHg，咽部充血，余无异常。患者恢复期间出现眼睑水肿、腰部酸痛等表现，须警惕出现的并发症是

A. 心肌炎　　　　　　　　　B. 鼻窦炎

C. 中耳炎　　　　　　　　　D. 肾小球肾炎

E. 关节炎

10. 患者，女性，22岁。因鼻塞、流涕、咽痛2天就诊。护理体检：体温36.5℃，脉搏72次/分，呼吸频率18次/分，血压120/80 mmHg，咽部充血，余无异常。下列护理措施中错误的是

A. 遵医嘱对症治疗　　　　　B. 多饮水

C. 发病期间需坚持冷水浴　　D. 保持室内空气流通

E. 避免交叉感染

11. 哮喘的主要致病原因是

A. 精神因素　　　　　　　B. 感染因素

C. 过敏因素　　　　　　　D. 职业因素

E. 运动因素

12. 哮喘发作时的典型表现是

A. 胸闷、气短　　　　　　B. 发绀

C. 吸气性呼吸困难　　　　D. 咳嗽、咳痰

E. 反复发作性呼气性呼吸困难

13. 哮喘发作时首选的药物是

A. β_2受体激动剂　　　　　B. 氨茶碱

C. 孟鲁司特　　　　　　　D. 糖皮质激素

E. 抗胆碱药

14. 哮喘吸入激素的常见不良反应是

A. 骨质疏松　　　　　　　B. 口腔真菌感染

C. 水钠潴留　　　　　　　D. 精神神经症状

E. 停药病情反复

15. 有关重症哮喘的处理方法，错误的是

A. 去除诱因　　　　　　　B. 控制感染

C. 纠正脱水　　　　　　　D. 高浓度、高流量吸氧

E. 保持呼吸道通畅

16. 哮喘患者吸入沙丁胺醇过量会出现

A. 食欲缺乏、恶心、呕吐　B. 心动过缓、腹泻

C. 血压升高、心动过速　　D. 皮疹、发热

E. 肝肾功能异常

17. 对哮喘患者进行健康教育，错误的是

A. 室内放置花束，美化环境

B. 不宜用羊毛毯、羽毛枕

C. 避免食用牛奶、鱼、虾等食物

D. 戒烟、酒

E. 保持乐观情绪

18. 哮喘持续状态是指严重哮喘持续时间达

A. 6 h　　　　　　　　　　B. 12 h

C. 24 h　　　　　　　　　　D. 48 h

E. 72 h

19. 下列重症哮喘患者的护理措施中，不正确的是
    A. 取坐位或半卧位
    B. 勿勉强进食
    C. 限制水钠摄入
    D. 给予低流量吸氧
    E. 痰多黏稠者采用雾化吸入

20. 患者，女性，35岁。到一新开业商场购物，进商场不久即出现打喷嚏、流涕、咳嗽，接着出现呼吸困难，目前应该采取的主要措施是
    A. 加强心理护理
    B. 马上离开商场
    C. 吸氧
    D. 应用平喘药物
    E. 应用糖皮质激素

21. 患者，男性，20岁。哮喘发作，极度呼吸困难，一口气不能完整说一句话，伴发绀、大汗，对该患者首先应采取的护理措施是
    A. 专人护理，准备抢救物品
    B. 帮助患者口服平喘药
    C. 防止情绪激动
    D. 避免食用诱发哮喘的食物
    E. 采血做血气分析

22. 患者，女性，35岁。春季易出现哮喘发作，昨天看电影时屏幕上出现春色满园的画面，患者突然哮喘发作，此时应对患者采取的护理措施是
    A. 休息
    B. 氧气吸入
    C. 心理护理
    D. 使用色甘酸钠
    E. 静脉滴注氨茶碱

23. 患者，男性，30岁。反复哮喘发作，准备给予糖皮质激素治疗，其给药途径最好采用
    A. 气雾吸入
    B. 口服
    C. 肌内注射
    D. 皮下注射
    E. 静脉滴注

24. 患者，男性，32岁。哮喘病史9年。2周前哮喘反复发作，自行反复使用β_2受体激动剂未见缓解入院。护理体检：呼吸急促，呼气延长，双肺少许哮鸣音。对患者进行健康指导时应告知
    A. 该药不宜长期使用
    B. 该药应经常使用
    C. 必须单一使用
    D. 吸入后必须立即漱口
    E. 该药仅限于急性发作期使用

25. 患者，男性，20岁。多次于郊外春游时出现胸闷、窒息感，呼气性呼吸困难，两肺可闻及哮鸣音，回家休息后好转，最可能的诊断为
    A. 气管异物
    B. 支气管扩张症
    C. 哮喘
    D. 支气管炎

E. 肺气肿

26．患者，女性，35岁。哮喘病史6年，外出旅游时突然哮喘发作，应采取的措施是

    A．休息   B．湿化呼吸道

    C．心理护理   D．吸入支气管舒张剂

    E．吸氧

27．患者，女性，30岁。患重症哮喘，突然出现胸痛、极度呼吸困难、发绀、大汗淋漓、四肢湿冷。护理体检：左侧肺部哮鸣音消失，考虑并发了

    A．休克   B．呼吸衰竭

    C．心力衰竭   D．肺不张

    E．自发性气胸

28．患者，男性，16岁。因发作性呼气性呼吸困难1 h入院。既往有类似病史。护理体检：呼吸频率28次/分，脉搏96次/分，双肺布满哮鸣音。现在应首选的药物是

    A．地塞米松   B．色甘酸钠

    C．抗生素   D．沙丁胺醇

    E．酮替酚

29．患者，女性，25岁。诊断哮喘入院。2 min前患者哮喘急性发作。护士应立即协助患者采取的体位是

    A．去枕平卧位   B．中凹卧位

    C．屈膝俯卧位   D．侧卧位

    E．端坐位

30．患者，男性，75岁。哮喘患者。因受凉后出现胸闷、呼气性呼吸困难，双肺布满哮鸣音入院。既往上呼吸道感染后有类似发作史。对其健康教育最重要的是

    A．清淡饮食   B．不饲养宠物

    C．避免接触花草   D．保持乐观情绪

    E．预防呼吸道感染

31．慢性支气管炎发生发展的重要因素是

    A．感染   B．长期吸烟

    C．大气污染   D．过敏因素

    E．气候寒冷

32．慢性支气管炎的主要诊断依据是

    A．血液检查   B．胸部X线检查

    C．肺功能检查   D．痰液涂片检查

E. 病史和临床表现

33. 慢性支气管炎最常见的并发症是
   A. 哮喘
   B. 肺结核
   C. 慢性阻塞性肺疾病
   D. 胸膜炎
   E. 呼吸衰竭

34. 慢性支气管炎咳痰的特点，错误的是
   A. 常为白色泡沫样痰
   B. 合并感染时转为黏液脓性痰
   C. 清晨时痰量较多
   D. 常转为粉红色泡沫样痰
   E. 体位变动可刺激排痰

35. 预防慢性支气管炎的首要措施是
   A. 戒烟
   B. 预防感冒
   C. 参加体育活动
   D. 增强体质
   E. 保持心情愉快

36. 慢性阻塞性肺疾病的标志性症状是
   A. 咳嗽
   B. 咳痰
   C. 气短或呼吸困难
   D. 咯血
   E. 心悸

37. 为改善肺功能进行缩唇呼气训练时，要求蜡烛火焰距离患者口唇的距离是
   A. 5～10 cm
   B. 15～20 cm
   C. 25～30 cm
   D. 35～40 cm
   E. 45～50 cm

38. 患者，男性，66岁。咳嗽、咳痰伴喘息8年，近3年发作频繁，每年持续3个月以上，最可能的诊断是
   A. 哮喘
   B. 阻塞性肺气肿
   C. 慢性支气管炎
   D. 支气管扩张症
   E. 肺结核

39. 患者，女性，58岁。患慢性阻塞性肺疾病多年，现体重下降明显，应给予
   A. 高热量、低蛋白、高脂肪饮食
   B. 低热量、高蛋白、高维生素饮食
   C. 高热量、高蛋白、高维生素饮食
   D. 高热量、低蛋白、高维生素饮食
   E. 低热量、低蛋白、高维生素饮食

40. 患者，女性，62岁。患慢性支气管炎多年，今日呼吸道感染后出现咳嗽、咳痰加重，痰液黏稠不易咳出，目前最主要的护理诊断/问题是

A. 活动无耐力　　　　　　　B. 清理呼吸道无效

C. 营养失调：低于机体需要量

D. 气体交换受损　　　　　　E. 体液过多

41. 患者，男性，58岁。慢性支气管炎、肺气肿病史25年，今日在家中抬重物时，突感右侧胸部刺痛，逐渐加重，伴气急、发绀。最可能出现了

A. 自发性气胸　　　　　　　B. 急性心肌梗死

C. 胸膜炎　　　　　　　　　D. 肺栓塞

E. 支气管肺癌

42. 患者，女性，66岁。咳喘10年，2天前上呼吸道感染后病情加重，昨夜咳嗽严重，痰量增多。护理体检：意识清晰，口唇轻度发绀，桶状胸，双肺叩诊呈过清音，呼吸音低。动脉血气分析：PaO_2 70 mmHg，$PaCO_2$ 40 mmHg，经治疗后缓解。健康教育时应嘱患者回家后坚持进行

A. 定量步行锻炼　　　　　　B. 参加娱乐活动

C. 长期进行家庭氧疗　　　　D. 避免吸入有害气体

E. 保持室内通风

43. 患者，男性，60岁。慢性阻塞性肺疾病5年，近日咳嗽加重，咳大量脓性黏痰。护理体检：体温37.5℃，气促伴喘息，听诊可闻及湿啰音。目前最主要的护理诊断/问题是

A. 清理呼吸道无效　　　　　B. 气体交换受损

C. 体温过高　　　　　　　　D. 低效性呼吸型态

E. 活动无耐力

44. 患者，女性，55岁。诊断为慢性阻塞性肺疾病，经治疗后缓解。改善患者肺功能的最佳方法是

A. 有效咳嗽　　　　　　　　B. 胸部理疗

C. 雾化吸入　　　　　　　　D. 缩唇腹式呼吸

E. 氧疗

45. 诱发肺心病失代偿期最常见的原因是

A. 呼吸道感染　　　　　　　B. 过度劳累

C. 补液过快　　　　　　　　D. 摄盐太多

E. 心律失常

46. 肺心病呼吸衰竭时吸氧要求是

A. 高流量间断吸氧　　　　　B. 按需吸氧

C. 低浓度持续吸氧　　　　　D. 低浓度间断吸氧

E. 高流量持续吸氧

47. 下列不属于肺心病常见并发症的是

A. 肺性脑病   B. 酸碱失衡及电解质紊乱

C. 心律失常   D. 自发性气胸

E. 休克和弥散性血管内凝血

48. 患者，女性，70岁。咳嗽、咳痰伴喘息25年，诊断为慢性阻塞性肺疾病。护理体检：桶状胸，剑突下可见心脏搏动。提示该患者出现了

A. 左心室肥大   B. 右心室肥大

C. 心包积液   D. 左心房肥大

E. 右心房肥大

49. 患者，男性，67岁。咳嗽、咳痰伴喘息32年，加重1年。4天前受凉后出现咳嗽加重，咳大量脓痰，双下肢轻度水肿，尿量减少，诊断为慢性肺源性心脏病。此时该患者较少出现

A. 尿少   B. 肝大

C. 下肢水肿   D. 颈静脉扩张

E. 咳粉红色泡沫样痰

50. 患者，女性，35岁。肺心病史6年，入院时咳嗽，咳黄痰，呼吸困难，双下肢水肿，次日出现嗜睡，球结膜水肿。引起该患者双下肢水肿的主要因素是

A. 左心衰竭   B. 右心衰竭

C. 全心衰竭   D. 血浆胶体渗透压下降

E. 低蛋白血症

51. 支气管扩张症病变部位在肺下叶背部，体位引流时应采取的体位是

A. 俯卧位、头低足高   B. 平卧位

C. 仰卧位、头低足高   D. 半坐卧位

E. 头低足高位

52. 大咯血患者最重要的潜在并发症是

A. 肺部感染   B. 窒息

C. 心输出量减少   D. 营养失调

E. 组织灌注无效

53. 大咯血时首选的止血药物是

A. 酚磺乙胺   B. 垂体后叶素

C. 卡巴克洛   D. 维生素K

E. 6-氨基己酸

54. 支气管扩张症最重要的护理措施是

A. 促进排痰   B. 补充营养

C. 保证休息   D. 注意口腔卫生

E. 保持情绪稳定

55．最有利于支气管扩张症患者排痰的措施是
  A．机械吸痰   B．使用祛痰剂
  C．指导有效咳嗽   D．体位引流
  E．雾化吸入

56．协助患者体位引流时，下列措施不妥的是
  A．引流前测量生命体征 B．让病灶部位处于高处
  C．引流过程中密切观察排痰情况
  D．遵医嘱应用镇咳药物 E．引流过程中进行胸部叩击

57．护士巡视发现某咯血患者出现表情恐怖、张口瞪目、两手乱抓等现象，首先应采取的措施是
  A．准备抢救用品   B．行人工呼吸
  C．使用呼吸中枢兴奋药 D．使用镇咳药
  E．立即置患者头低足高俯卧位

58．患者，男性，76岁。以支气管扩张症入院。目前患者咳嗽、咳痰无力，听诊右下肺湿啰音明显。下列护理措施错误的是
  A．遵医嘱给予雾化吸入 B．经鼻腔吸痰
  C．吸痰前适当调高吸氧浓度
  D．每天饮水1500 ml以上 E．采取右侧卧位进行体位引流

59．患者，女性，45岁。咳嗽、咳大量脓性痰伴反复咯血，咳痰量每天约150 ml，咯血量每天约5 ml，幼年时曾患过麻疹，目前该患者最主要的护理诊断/问题是
  A．气体交换受损   B．低效性呼吸型态
  C．清理呼吸道无效   D．营养失调：低于机体需要量
  E．知识缺乏

60．患者，女性，63岁。咳嗽、咳大量脓性痰伴反复咯血，近日患者出现咯血量增多，医嘱给予垂体后叶素治疗，有关用药护理错误的是
  A．静脉滴注速度应快
  B．冠状动脉粥样硬化性心脏病（以下简称"冠心病"）患者禁用
  C．用药期间应密切监测血压
  D．女性患者会出现腹痛
  E．可收缩小动脉，减少肺血流量

61．社区获得性肺炎最常见的病原体是
  A．金黄色葡萄球菌   B．白假丝酵母菌
  C．克雷伯杆菌   D．铜绿假单胞菌
  E．肺炎球菌

62. 有关支原体肺炎不正确的是
　　A. 咳嗽多为阵发性刺激性呛咳
　　B. 体征多不明显　　　　　C. 耳镜可见鼓膜充血
　　D. 首选青霉素控制感染　　E. 冷凝集试验阳性

63. 与肺炎球菌肺炎发病无关的因素是
　　A. 受凉　　　　　　　　　B. 淋雨
　　C. 过度劳累　　　　　　　D. 醉酒
　　E. 长期卧床

64. 判断休克性肺炎患者病情好转，最可靠的指标是
　　A. 尿量增多　　　　　　　B. 心率减慢
　　C. 血压回升　　　　　　　D. 体温接近正常
　　E. 神志清楚

65. 患者，男性，35岁。淋雨后突然高热4天，伴寒战，咳铁锈色痰。护理体检：体温40℃，脉搏102次/分，呼吸22次/分，急性病容，呼吸急促，右下肺语颤增强，叩诊浊音，听诊呼吸音减弱，可闻及支气管呼吸音及湿啰音。胸部X线片显示右下肺大片密度均匀阴影。该患者目前首要的护理诊断/问题是
　　A. 体温过高　　　　　　　B. 气体交换受损
　　C. 组织灌注异常　　　　　D. 舒适的改变
　　E. 皮肤完整性受损

66. 患者，男性，86岁。以肺炎入院。平素体弱，抵抗力弱。入院后经抗感染及一般治疗2天，病情未见明显好转。为防病情变化，应特别注意观察
　　A. 体温升高　　　　　　　B. 血压变化
　　C. 呼吸系统症状　　　　　D. 肺部体征变化
　　E. 外周血中白细胞变化

67. 患者，女性，65岁。慢性支气管炎病史20余年。咳嗽伴高热4天来诊，痰呈砖红色、胶冻状。护理体检：右下肺叩诊浊音，可闻及支气管呼吸音及湿啰音。胸部X线片显示右下肺片状实变阴影。诊断为右下肺炎。最可能的病原体是
　　A. 肺炎球菌　　　　　　　B. 克雷伯杆菌
　　C. 支原体　　　　　　　　D. 葡萄球菌
　　E. 病毒

68. 患者，男性，38岁。受凉后突发高热、寒战伴右侧胸痛1天，胸部X线片显示右中肺大片浅淡阴影，诊断为右下肺炎，给予抗生素治疗，正确的疗程是
　　A. 4天　　　　　　　　　　B. 3天

C. 6天   D. 7天

E. 8天

69. 患者，男性，48岁。突然高热、寒战6天，少尿1天。护理体检：口唇干燥，四肢湿冷，血压80/60 mmHg，中心静脉压5 cmH₂O。胸部X线片显示左上肺大片致密阴影。下列护理措施中错误的是

A. 热水袋体表保暖   B. 取中凹卧位

C. 立即建立静脉通路   D. 高流量吸氧

E. 输液应先快后慢

70. 患者，男性，32岁。突发寒战、高热、咳嗽、右下胸痛1天。今日出现恶心、呕吐、意识模糊。护理体检：体温37.1 ℃，脉率110次/分，呼吸28次/分，血压80/50 mmHg，面色苍白，口唇发绀，右下肺叩诊呈浊音，可闻及少量湿啰音。应首先考虑的诊断是

A. 肺炎球菌肺炎   B. 葡萄球菌肺炎

C. 胸膜炎   D. 肺脓肿

E. 休克性肺炎

71. 判定结核菌素试验结果最主要的根据是

A. 局部有无瘙痒   B. 局部有无坏死

C. 硬结大小   D. 局部有无水疱

E. 红斑直径

72. 结核病最主要的传染源是

A. 浸润性肺结核患者   B. 原发性肺结核患者

C. 结核性胸膜炎患者   D. 血行播散型肺结核患者

E. 开放性肺结核患者

73. 肺结核患者痰菌检查连续多次阴性，提示

A. 空洞愈合   B. 可恢复正常工作

C. 病变痊愈   D. 可解除隔离

E. 可停用抗结核药物

74. 成年人肺结核最常见的类型是

A. 浸润性肺结核   B. 血行播散型肺结核

C. 原发性肺结核   D. 结核性胸膜炎

E. 慢性纤维空洞性肺结核

75. 服用异烟肼的主要不良反应是

A. 末梢神经炎   B. 听力障碍

C. 视神经炎   D. 关节疼痛

E. 胃肠道反应

76. 处理肺结核患者的痰纸最简便的方法是
   A. 煮沸
   B. 酒精消毒
   C. 焚烧
   D. 深埋
   E. 等量1%含氯消毒剂浸泡

77. 肺结核患者大咯血时的护理措施，不妥的是
   A. 静卧休息
   B. 暂时禁食
   C. 心理安慰
   D. 屏气以止血
   E. 取患侧卧位

78. 切断肺结核传播途径最有效的措施是
   A. 积极开展爱国卫生运动
   B. 在全国范围内进行科普宣传
   C. 帮助患者与防治肺结核机构沟通
   D. 全民接种卡介苗
   E. 隔离并治疗痰菌涂片阳性的患者

79. 患者，女性，23岁。午后低热、咳嗽、痰中带血2个月，伴食欲缺乏、乏力、消瘦，消炎镇咳药无效。以"肺结核"为诊断收入院。今日患者出现咯血，量约500 ml，患者在咯血过程中，突然出现咯血中断、烦躁不安、表情恐怖、张口瞪目、双手乱抓、大汗淋漓、唇指发绀。该患者目前首要的护理诊断/问题是
   A. 恐惧
   B. 有窒息的危险
   C. 知识缺乏
   D. 营养失调：低于机体需要量
   E. 气体交换受损

80. 患者，男性，42岁。午后低热、咳嗽、痰中带血1个月，伴食欲缺乏、乏力、消瘦，以"肺结核"为诊断收入院。今日患者出现咯血，量约600 ml，患者在咯血过程中，突然出现咯血中断、表情恐怖、张口瞪目、双手乱抓、大汗淋漓、唇指发绀。该患者目前首先应采取的护理措施是
   A. 准备抢救用品
   B. 行人工呼吸
   C. 使用呼吸中枢兴奋药
   D. 使用镇咳药
   E. 置患者头低足高位

81. 发生支气管肺癌最重要的危险因素是
   A. 大气污染
   B. 长期吸烟
   C. 职业性致病因素
   D. 慢性肺部疾病
   E. 遗传因素

82. 肺癌放疗期间保护照射野皮肤的做法，正确的是
   A. 嘱患者选择紧身衣服
   B. 用力擦洗
   C. 使用肥皂进行擦洗
   D. 照射部位皮肤粘黏胶布或涂抹酒精
   E. 避免照射部位冷、热刺激和日光直射

83. 支气管肺癌的早期表现是
   A. 刺激性咳嗽
   B. 吞咽困难

C. 声音嘶哑　　　　　　　D. 霍纳综合征

E. 恶病质

84. 肺癌患者在化疗期间应注意的是

A. 尿量变化　　　　　　　B. 心率变化

C. 血压下降　　　　　　　D. 体温升高

E. 多饮水，3000 ml/d

85. 早期肺癌首选的治疗方法是

A. 药物治疗　　　　　　　B. 放射治疗

C. 放疗加化疗　　　　　　D. 手术治疗

E. 免疫疗法

86. 患者，男性，49岁。咳嗽1个月，胸部X线检查发现右肺门旁有一类圆形阴影，疑诊肺癌，首选的检查方法是

A. 血癌胚抗原测定　　　　B. 放射性核素肺扫描

C. 痰液脱落细胞检查　　　D. 胸部CT检查

E. 经皮肺组织活检

87. 患者，女性，49岁。刺激性咳嗽5个月，视物不清3天。胸部X线片显示，左肺上叶尖段直径9 cm不规则块状阴影。目前考虑出现了霍纳综合征，此病变不可能出现的临床表现是

A. 面部无汗　　　　　　　B. 瞳孔缩小

C. 眼球内陷　　　　　　　D. 声音嘶哑

E. 上眼睑下垂

88. 患者，男性，57岁。因肺癌进行放射治疗，较少出现的不良反应是

A. 骨髓抑制　　　　　　　B. 胃肠道反应

C. 免疫功能低下　　　　　D. 骨质疏松

E. 局部皮肤的损伤

89. 患者，男性，31岁。因刺激性咳嗽1个月，头痛10天入院。胸部X线片显示左肺门块状阴影，颅脑CT发现颅内占位性病变。考虑肺癌脑转移，该患者肺内原发癌最可能的病理类型是

A. 鳞癌　　　　　　　　　B. 腺癌

C. 大细胞癌　　　　　　　D. 小细胞未分化癌

E. 上皮细胞癌

90. 患者，男性，50岁。吸烟史30年，刺激性咳嗽、痰中带血丝3周。胸部X线片显示，右肺门处阴影增大，纵隔增宽，上叶不张，右肺尖部致密影。该患者最可能的诊断是

A. 肺炎　　　　　　　　　B. 肺结核

C. 肺水肿　　　　　　　　D. 支气管肺癌

E. 肺栓塞

91. 导致慢性呼吸衰竭急性发作的最主要诱因是
　　A. 呼吸道感染　　　　　　B. 摄盐过多
　　C. 紧张焦虑　　　　　　　D. 吸烟
　　E. 外伤

92. 对于缺氧伴高碳酸血症的慢性呼吸衰竭患者，最适宜的吸氧浓度是
　　A. 15%～20%　　　　　　B. 28%～30%
　　C. 35%～40%　　　　　　D. 45%～50%
　　E. ＞50%

93. 引起慢性呼吸衰竭患者发生肺性脑病最常见的原因是
　　A. 肺炎　　　　　　　　　B. 肺结核
　　C. 自发性气胸　　　　　　D. 慢性阻塞性肺疾病
　　E. 支气管肺癌

94. 慢性呼吸衰竭患者发生肺性脑病的先兆表现是
　　A. 呼吸频率加快　　　　　B. 心律不齐
　　C. 神志和精神状态异常　　D. 血压下降
　　E. 瞳孔缩小

95. 患者，男性，65岁。因慢性阻塞性肺疾病史20年，加重1周入院。血气分析：PaO_2 50 mmHg，$PaCO_2$ 70 mmHg。吸入氧气后，出现呼之不应。急查血气分析显示，PaO_2 85 mmHg，$PaCO_2$ 100 mmHg。该患者出现意识障碍的原因可能是
　　A. 感染加重　　　　　　　B. 气道阻力增加
　　C. 暂时性脑缺血　　　　　D. 脑血管意外
　　E. 呼吸中枢受到抑制

96. 患者，女性，68岁。慢性肺源性心脏病病史5年，3天前出现咳嗽、咳黄色脓性痰、心悸、气短。护理体检：意识清晰，呼吸急促，唇指发绀，下肢水肿，听诊可闻及三尖瓣区吹风样舒张期杂音。为确定该患者有无慢性呼吸衰竭，此时应做的检查是
　　A. 血常规　　　　　　　　B. 心电图
　　C. 血气分析　　　　　　　D. 超声心动图
　　E. 肝功能

97. 患者，女性，58岁。慢性肺源性心脏病病史1年，最近因受凉病情加重，呼吸困难，昼睡夜醒，表情淡漠，该患者可能并发了
　　A. 自发性气胸　　　　　　B. 急性呼吸衰竭
　　C. 肺性脑病　　　　　　　D. 右心衰竭
　　E. 急性肺部感染

98. 患者，男性，60岁。因慢性阻塞性肺疾病、肺部感染、呼吸衰竭入院。

护理体检：意识清晰，气短而不能平卧，痰黏稠，呈黄色，不易咳出。血气分析：PaO_2 50 mmHg，$PaCO_2$ 70 mmHg。该患者氧疗时适宜的氧流量是

  A．2 L/min   B．4 L/min

  C．5 L/min   D．6 L/min

  E．8 L/min

  99．患者，女性，78岁。慢性咳嗽、咳痰20余年，近5年来活动后气急，1周前感冒后痰量增多，气急加剧，近2天来嗜睡。血液检查：血常规显示，白细胞计数$18.6×10^9$/L，中性粒细胞百分比90%；动脉血气分析显示，pH 7.29，PaO_2 48 mmHg，$PaCO_2$ 80 mmHg。今日患者出现头部胀痛、神志恍惚、躁狂、谵妄。首先考虑的是

  A．呼吸性酸中毒   B．肺性脑病

  C．窒息先兆   D．休克早期

  E．脑疝

  100．患者，男性，73岁。慢性咳嗽、咳痰20余年，近3年来活动后气急，1周前感冒后痰量增多，气急加剧，近3天来嗜睡。血液检查：血常规显示，白细胞计数$13.7×10^9$/L，中性粒细胞百分比80%；动脉血气分析显示，pH 7.29，PaO_2 50 mmHg，$PaCO_2$ 60 mmHg。今日患者出现神志恍惚、躁狂、谵妄。遵医嘱给予呼吸兴奋剂，若经药物治疗无效，患者自主呼吸停止，应立即给予的措施是

  A．平卧体位   B．清理呼吸道

  C．气管插管＋机械通气   D．高浓度吸氧

  E．胸外心脏按压

课后习题答案

1．D 2．A 3．B 4．E 5．C 6．A 7．B 8．C 9．D 10．C

11．C 12．E 13．A 14．B 15．D 16．C 17．A 18．C 19．C 20．B

21．A 22．C 23．A 24．A 25．C 26．D 27．E 28．D 29．E 30．E

31．B 32．E 33．C 34．D 35．A 36．C 37．B 38．C 39．C 40．B

41．A 42．C 43．A 44．C 45．A 46．C 47．E 48．B 49．B 50．B

51．A 52．B 53．B 54．A 55．D 56．D 57．B 58．E 59．B 60．A

61．E 62．D 63．E 64．C 65．A 66．B 67．B 68．C 69．A 70．E

71．C 72．E 73．D 74．A 75．A 76．C 77．D 78．E 79．B 80．E

81．B 82．E 83．A 84．E 85．D 86．B 87．B 88．D 89．B 90．D

91．A 92．B 93．D 94．C 95．E 96．C 97．C 98．A 99．B 100．C

（闫瑞芹）

第二章 循环系统疾病患者的护理

第一节 循环系统疾病常见症状体征的护理

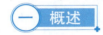

一 概述

循环系统疾病包括心脏和血管疾病,合称心血管病。《中国心血管健康与疾病报告2020概要》显示,2018年,心血管病死亡占我国城乡居民总死亡原因的首位,农村为46.66%,城市为43.81%。推算心血管病现患人数约为3.30亿,其中脑卒中1300万、冠心病1139万、肺源性心脏病500万、心力衰竭890万、心房颤动487万、风湿性心脏病250万、先天性心脏病200万、下肢动脉疾病4530万,以及高血压2.45亿。由于不健康饮食、身体活动不足、吸烟等生活方式危险因素的广泛流行,我国患有高血压、血脂异常、糖尿病和肥胖的绝对人数还在不断攀升,这将进一步推高我国心血管病的发病率和病死率。

心血管病的危险因素包括高血压、血脂异常、糖尿病、慢性肾脏病、空气污染等。目前心血管病负担日益加重,成为重要的公共卫生问题,加强心血管病的防治刻不容缓。

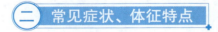

(一)心源性呼吸困难

心源性呼吸困难是指由于各种心血管病引起患者呼吸费力,并有呼吸频率、深度与节律的异常。最常见的病因是左心衰竭,亦见于右心衰竭、心包积液、心脏压塞。心源性呼吸困难的特点见表1-2-1。

表1-2-1 心源性呼吸困难的特点

分型	临床特点
劳力性呼吸困难	特点是在体力活动时发生或加重,休息后缓解或减轻。引起呼吸困难的活动包括上楼、步行、穿衣、洗漱、吃饭、讲话等

续表

分型	临床特点
夜间阵发性呼吸困难	患者在夜间入睡后因胸闷、气急而突然憋醒，惊恐不安，被迫采取坐位。重者高度气喘、发绀、大汗，伴哮鸣音，咳粉红色泡沫样痰，两肺底有较多湿啰音，心率增快，有奔马律。此种呼吸困难又称为"心源性哮喘"
端坐呼吸	为严重的心功能不全表现。患者在静息状态下仍自觉呼吸困难，不能平卧，被迫采取高枕卧位、半坐卧位或端坐位，甚至需双下肢下垂

（二）心源性水肿

心源性水肿是心血管病引起的水肿，由于心功能不全引起体循环静脉淤血，致使机体组织间隙有过多的液体积聚。

1. 病因 右心衰竭或全心衰竭、浆液性心包炎或缩窄性心包炎。

2. 发病机制 因水钠潴留和静脉淤血使毛细血管压升高所致。

3. 临床特点 早期出现在身体下垂部位，为凹陷性水肿。长期卧床时在背部、骶尾部、会阴或阴囊部出现，非卧床者出现在足踝部、胫前。用指端加压水肿部位，局部出现凹陷，称为凹陷性水肿。重者水肿延及全身，出现胸腔积液、腹水。此外，还伴有尿量减少、体重增加等。

（三）心悸

心悸是指患者自觉心跳或心慌，伴心前区不适感。

1. 病因

（1）心律失常，如心动过速、心动过缓、期前收缩等。

（2）各种器质性心血管病的心功能代偿期。

（3）全身性疾病，如甲状腺功能亢进症（简称"甲亢"）、贫血、发热、低血糖症等，心脏搏动增强出现心悸。

（4）心血管神经症。

2. 临床特点

（1）生理性心悸：常见于剧烈活动或精神过度紧张，大量饮酒、咖啡、浓茶；应用某些药物，如麻黄碱、氨茶碱、阿托品等。生理性心悸持续时间较短，可伴有胸闷等不适，一般不影响正常活动。

（2）病理性心悸：常见于各种原因所致的主动脉瓣关闭不全、高血压性心脏病、心肌病等导致左心室肥大的循环系统疾病，也见于引起心输出量增加的其他疾病，如甲亢、发热、贫血、低血糖症等。病理性心悸持续时间长或反复发作，常伴有胸闷、气急、心前区疼痛、晕厥等表现。

（四）心前区疼痛

心前区疼痛是由于各种原因引起的心前区的疼痛不适。常见于各类型的心绞痛、急性心肌梗死、急性主动脉夹层动脉瘤、急性心包炎、心血管神经症等。不同疾病所致的心前区疼痛部位、性质、诱因、持续时间、缓解方式等不同。各种疾病所致的心前区疼痛的特点如表1-2-2所示。

表1-2-2　常见心前区疼痛的特点

病因	特点
心绞痛	位于胸骨后，呈阵发性压榨样痛，体力活动或情绪激动时诱发，经休息或舌下含服硝酸甘油后症状可缓解
急性心肌梗死	剧烈而持久的胸骨后或心前区压榨样痛，休息或舌下含服硝酸甘油不能缓解，常伴恐惧或濒死感，伴心律（率）、血压改变
急性主动脉夹层动脉瘤	胸骨后或心前区撕裂性剧痛或烧灼痛，向背部放射
急性心包炎	因咳嗽或深呼吸而胸痛加剧
心血管神经症	刺痛、闷痛或持续性隐痛，活动后减轻，与精神因素有关

三 常见症状体征的护理要点

心源性呼吸困难患者的护理要点见图1-2-1，心源性水肿患者的护理要点见图1-2-2，心前区疼痛患者的护理要点见图1-2-3。

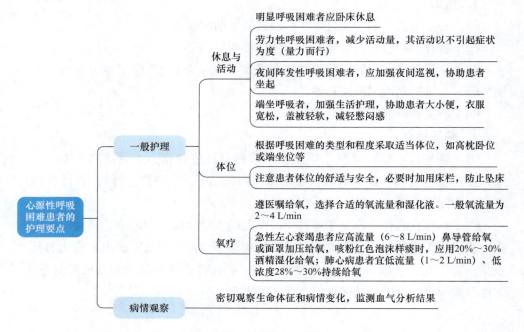

图1-2-1　心源性呼吸困难患者的护理要点

第二章 循环系统疾病患者的护理 45

心源性呼吸困难患者的护理要点
├─ 增强活动耐力
│   ├─ 活动计划按照循序渐进的原则制订，如卧床休息→床边活动→病室内活动→病室外活动→上下楼梯
│   ├─ 监测活动过程中的反应
│   └─ 卧床期间协助生活自理
│   ├─ 加强床上主动或被动的肢体活动
│   ├─ 为患者自理活动提供方便
│   ├─ 协助患者使用病房中的辅助设备
│   └─ 指导患者保存体力、减少耗氧量的技巧
└─ 心理护理
    └─ 积极与患者沟通，适时安慰，稳定情绪，给患者精神支持，帮助患者增强战胜疾病的信心

图 1-2-1　心源性呼吸困难患者的护理要点（续）

心源性水肿患者的护理要点
├─ 休息与体位
│   └─ 嘱患者卧床休息，抬高下肢，伴胸腔积液或腹水的患者宜采取半卧位
├─ 饮食护理
│   └─ 给予低盐低钠、高蛋白、易消化饮食。限制钠盐，每天摄入量<5 g，含钠高的食物也要限制，告诉患者及家属低盐饮食的重要性
├─ 保护皮肤
│   ├─ 保持床褥柔软、干燥、整洁，严重水肿者可使用气垫褥
│   ├─ 定时协助或指导患者更换体位
│   ├─ 给患者翻身、使用便盆时动作轻柔，勿强行推、拉，防止擦伤皮肤
│   └─ 保持皮肤清洁，嘱患者穿柔软、宽松的衣服
├─ 用药护理
│   └─ 根据患者水肿情况，必要时遵医嘱使用利尿药，使用利尿药期间注意监测有无电解质失衡
└─ 病情观察
    ├─ 严格记录24 h液体出入量，每天测体重
    └─ 观察水肿部位、范围、程度

图 1-2-2　心源性水肿患者的护理要点

心前区疼痛患者的护理要点
├─ 一般护理
│   ├─ 避免心前区疼痛的诱因，减少发作次数
│   ├─ 疼痛发作时停止活动，卧床休息，协助患者采取舒适体位
│   ├─ 安慰患者，解除紧张不安情绪，减少心肌耗氧量
│   └─ 保持大便通畅，避免增加腹压，必要时使用轻导泻药
├─ 病情观察
│   ├─ 密切观察疼痛发作的时间、性质及伴随症状等
│   ├─ 必要时进行心电监护，描记疼痛时心电图
│   └─ 严密监测心率、心律、血压变化，发现异常及时通知医师
└─ 疼痛护理
    ├─ 休息：除了心血管神经症患者外，疼痛发作时应立即卧床休息，以减轻疼痛
    └─ 避免诱因
        ├─ 心绞痛患者应避免劳累、情绪激动、寒冷刺激、用力排便等易引起心绞痛的因素
        └─ 心肌梗死者，避免重体力劳动、饱餐（尤其是进食多量高脂肪餐）、情绪激动等诱发因素

图 1-2-3　心前区疼痛患者的护理要点

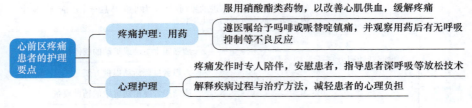

图1-2-3 心前区疼痛患者的护理要点（续）

第二节 心力衰竭患者的护理

心力衰竭是由各种心脏疾病导致心功能不全的一种综合征，是指心脏舒缩功能障碍或负荷过重使心输出量不能满足机体代谢的需要，器官、组织血液灌注不足，同时伴有肺循环和/或体循环淤血的表现。心力衰竭的分类如图1-2-4所示。

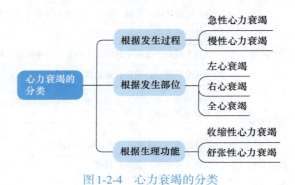

图1-2-4 心力衰竭的分类

一、护理评估重点

（一）慢性心力衰竭的病因

慢性心力衰竭的病因如表1-2-3所示。

表1-2-3 慢性心力衰竭的病因

病因	特点
原发性心肌损害	缺血性心肌损伤：冠心病心肌缺血和/或心肌梗死是引起心力衰竭最常见的原因之一
	心肌炎和心肌病：临床上最常见的是病毒性心肌炎和扩张型心肌病
	心肌代谢障碍性疾病：以糖尿病心肌病最常见
心室压力负荷（后负荷）过重	左心室负荷过重，如高血压、主动脉瓣狭窄、梗阻性心肌病等
	右心室负荷过重，如肺动脉瓣狭窄、肺动脉高压、肺栓塞等
心室容量负荷（前负荷）过重	主动脉瓣关闭不全、二尖瓣关闭不全、左右心或动静脉分流性的各种先天性心血管病等，使心室舒张期容量增加，前负荷加重
	伴有慢性贫血、甲亢等全身血容量增多或循环血量增多的疾病

（二）慢性心力衰竭的诱因

慢性心力衰竭的诱因如图1-2-5所示。

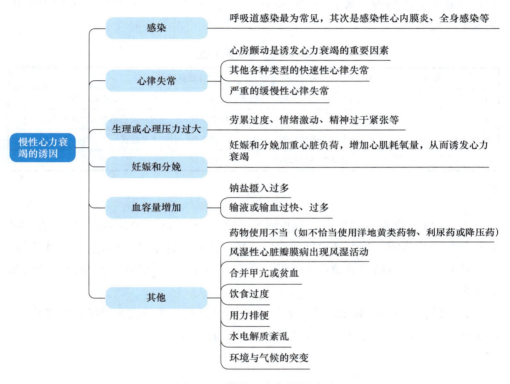

图1-2-5　慢性心力衰竭的诱因

（三）左心衰竭和右心衰竭的症状和体征

左心衰竭和右心衰竭的症状和体征见表1-2-4。

表1-2-4　左心衰竭和右心衰竭的症状和体征

	左心衰竭	右心衰竭
症状	呼吸困难	胃肠道及肝脏淤血的表现
	咳嗽、咳痰、咯血	尿少、夜尿增多
	心输出血量减少症状	
体征	心尖部可闻及舒张早期奔马律 肺动脉瓣区第二心音亢进	颈静脉充盈
		肝大
		水肿
		右心室增大或全心增大
		三尖瓣区可闻及收缩期吹风样杂音

（四）心功能分级

1928年，美国纽约心脏病协会（New York Heart Association，NYHA）按诱发心力衰竭的活动程度将心功能的受损状况分为4级（表1-2-5），该分级方法在临床上沿用至今。

表1-2-5　心功能分级

分级	分级标准
Ⅰ级	体力活动不受限制，一般活动不引起疲乏、心悸、呼吸困难或心绞痛
Ⅱ级	体力活动轻度限制，休息时无自觉症状，但平时一般活动下可出现上述症状
Ⅲ级	体力活动明显受限，小于平时一般活动即引起上述症状
Ⅳ级	不能从事任何体力活动，休息时有症状

（五）急性心力衰竭的临床表现

1. 症状　患者突然发病，极度呼吸困难，呼吸频率30~40次/分，端坐呼吸；频繁剧烈咳嗽、咳大量粉红色泡沫样痰。重者大汗淋漓、面色青灰、口唇发绀、皮肤湿冷，因脑缺氧而神志模糊。严重者出现心源性休克，甚至出现晕厥和心搏骤停。

2. 体征　心率、脉搏增快，血压先升高后降低。两肺满布湿啰音及哮鸣音，心尖区可听到舒张期奔马律，肺动脉瓣区第二心音亢进。

二　护理诊断

1. **气体交换受损**　与左心衰竭致肺淤血有关。
2. **体液过多**　与右心衰竭致体循环淤血、水钠潴留有关。
3. **活动无耐力**　与心输出量下降有关。
4. **潜在并发症**　洋地黄中毒。

三　护理措施

（一）慢性心力衰竭患者的休息与活动指导

保证身心充分休息，可以降低慢性心力衰竭患者的基础代谢率，减少骨骼肌耗氧，增加肾血流量，利于排钠排水、减轻心脏容量负荷。护士要根据心功能分级情况确定患者活动量，并制订切实可行的活动计划，如表1-2-6所示。

表1-2-6 慢性心力衰竭患者的活动计划

心功能分级	活动计划
Ⅰ级	不限制日常活动，但应避免过重的体力劳动
Ⅱ级	适当限制体力活动，增加休息时间，但不影响轻体力工作和家务劳动
Ⅲ级	限制日常活动，以卧床休息为主
Ⅳ级	绝对卧床休息，日常生活由他人照顾，可在床上做肢体被动运动

（二）使用洋地黄类药物的护理

1. 用药注意事项

（1）洋地黄药物治疗量与中毒量很接近，易发生过量而中毒，应按时、按医嘱剂量给药。

（2）洋地黄用量的个体差异很大，老年人，心肌缺血缺氧患者，如冠心病、低钾血症、高钙血症、肝肾功能不全等对洋地黄较敏感者，须谨慎应用，并加强观察。

（3）避免与奎尼丁、普罗帕酮、维拉帕米、胺碘酮、钙剂等药物合用，以免增加药物毒性。

（4）静脉给药时，用葡萄糖液稀释后缓慢静脉注射15 min，边推注边观察心率、心律等变化。

（5）给药前后询问患者有无恶心、呕吐、乏力、色视等，听心率、心律，测脉搏。

2. 观察药物毒性反应

（1）各类心律失常：常见室性期前收缩，多表现为二联律或三联律。

（2）胃肠道反应：如恶心、呕吐。

（3）中枢神经的症状：如视物模糊、黄视、倦怠等。

3. 药物毒性反应处理

（1）立即停用是治疗的关键。

（2）补充钾盐，口服或静脉补充氯化钾，停用排钾利尿药。

（3）纠正心律失常，快速性心律失常者首选苯妥英钠或利多卡因；缓慢性心律失常者用阿托品。

（三）使用利尿药的护理

利尿药是慢性心力衰竭治疗中最常用的药物，主要是通过抑制肾小管不同部位对钠的重吸收，减轻肺循环和体循环淤血所致的临床症状。使用利尿药的护理见表1-2-7。

表1-2-7 使用利尿药的护理

药物类型	药物	注意事项	预防
排钾	氢氯噻嗪	低钾血症、高尿酸血症、高血糖	监测电解质，补钾
	呋塞米	低钾血症	
保钾	螺内酯（安体舒通）、氨苯蝶啶	高钾血症	监测电解质，不宜服钾盐

（四）急性心力衰竭患者的抢救

急性心力衰竭患者的抢救流程如图1-2-6所示。

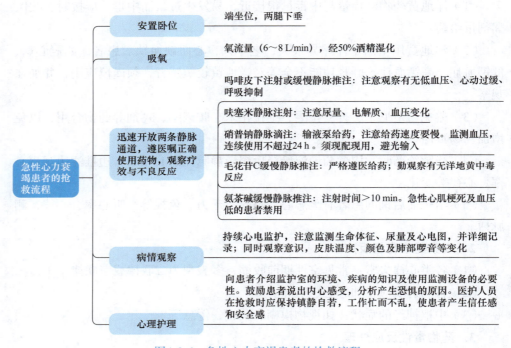

图1-2-6 急性心力衰竭患者的抢救流程

四 健康指导

心力衰竭患者的健康指导包括疾病知识指导、饮食指导、运动指导和用药指导4个部分，具体内容见图1-2-7。

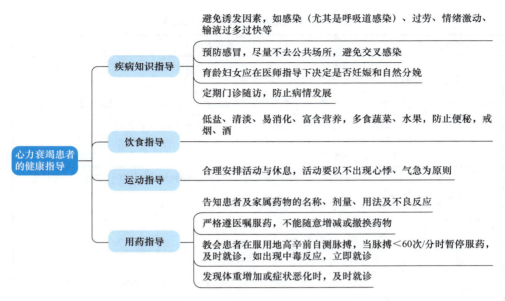

图 1-2-7　心力衰竭患者的健康指导

第三节　心律失常患者的护理

心律失常是指心脏冲动的频度、节律、起源部位、传导速度与激动次序的异常。当心脏传导系统的自律性和传导性发生异常改变或存在异常传导组织时，可发生心律失常。常见心律失常的分类如图 1-2-8 所示。

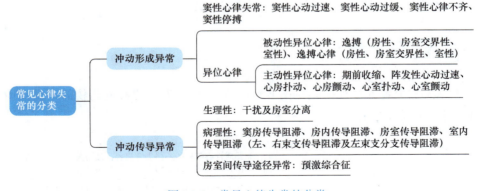

图 1-2-8　常见心律失常的分类

一　护理评估重点

常见心律失常的心电图表现如表 1-2-8 所示。

表1-2-8　常见心律失常的心电图表现

心律失常类型	心电图表现
窦性心动过速	成年人窦性心律的频率>100次/分,心率为100～150次/分,P波正常,每一个P波后均有QRS波
窦性心动过缓	成年人窦性心律<60次/分,常伴有窦性心律不齐(即不同PP间期之间的差异>0.12 s)
室性期前收缩	提前出现的宽大畸形的QRS波群,时限>0.12 s,其前无相关P波出现 ST段及T波方向常与QRS波方向相反 通常有完全性代偿间歇
阵发性室性心动过速	连续出现3次或3次以上的室性期前收缩,宽大畸形的QRS波群(时间>0.12 s),频率在100～250次/分 T波与QRS主波方向相反 P波与QRS波群无关 可见心室夺获和/或室性融合波
心房扑动	呈现规律的锯齿样的扑动波(F波),频率为250～300次/分
心房颤动	P波消失,代之以小而不规则的等电位线波动,形态与振幅均变化不定的f波,频率为350～600次/分
心室颤动	QRS-T波完全消失 出现形态不同、大小各异、极不均匀的颤动波

二 护理诊断

1. **活动无耐力**　与心律失常导致的心悸或心输出量减少有关。
2. **有受伤的危险**　与心律失常引起的头晕、晕厥有关。
3. **潜在并发症**　猝死。
4. **恐惧**　与心律失常反复发作、疗效欠佳有关。

三 护理措施

心律失常患者的护理措施见图1-2-9,治疗心律失常的常见药物的不良反应及注意事项见表1-2-9。

心律失常患者的护理措施 → 一般护理 → 休息与活动 →

- 无器质性心脏病的心律失常患者,鼓励其正常工作和生活,建立健康的生活方式,劳逸结合
- 持续性室性心动过速、窦性停搏、二度Ⅱ型或三度房室传导阻滞等严重心律失常患者,应绝对卧床休息
- 当患者心律失常发作导致胸闷、心悸、头晕等不适时,嘱患者采取高枕卧位、半卧位或其他舒适体位,尽量避免左侧卧位
- 必要时,遵医嘱给予镇静药,保证患者充分的休息与睡眠

图1-2-9　心律失常患者的护理措施

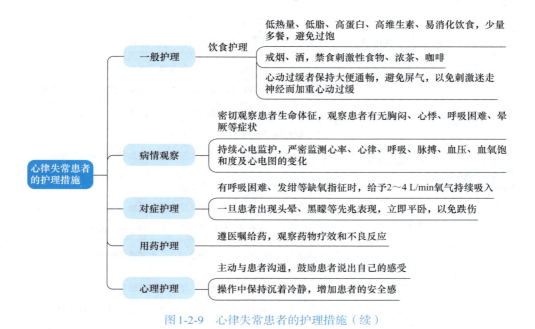

图 1-2-9　心律失常患者的护理措施（续）

表 1-2-9　治疗心律失常的常见药物的不良反应及注意事项

药物	主要不良反应	注意事项
奎尼丁	心脏的毒性反应较严重，可致窦性停搏、房室传导阻滞等	每次给药前仔细观察心律和血压的改变。避免夜间给药
利多卡因	房室传导阻滞、眩晕、感觉异常、意识模糊、谵妄、昏迷	过敏、肝肾功能障碍者禁用
β受体阻断剂	心动过缓、低血压	观察血压、心率变化 普萘洛尔、阿替洛尔通过乳汁分泌，故哺乳期妇女慎用
普罗帕酮	胃肠道不适、眩晕、视物模糊、房室传导阻滞、诱发和加重心力衰竭	老年人用药后可引起血压下降，应注意观察
胺碘酮	心动过缓、肺纤维化	静脉给药时选择大血管，且浓度不宜过高 用药期间注意肺功能检查

四、健康指导

心律失常的健康指导包括疾病知识指导、生活指导、用药指导和监测病情指导4个方面，如图1-2-10所示。

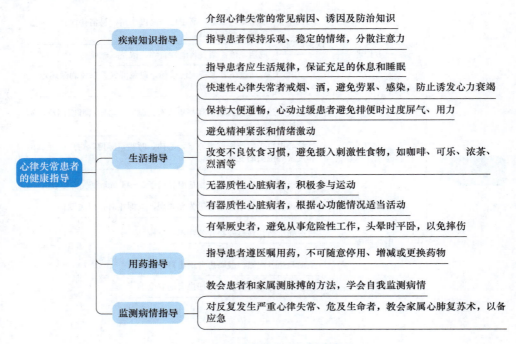

图1-2-10　心律失常患者的健康指导

第四节　原发性高血压患者的护理

原发性高血压（primary hypertension）是一种常见的以体循环动脉压升高为主要表现的临床综合征，又称"高血压病"。高血压病是最常见的慢性病之一，高血压病常与其他心血管病危险因素共存，是心脑血管疾病最重要的危险因素，可损伤心、脑、肾等重要脏器的结构与功能，最终导致这些器官功能衰竭。在血压升高的患者中，5%～10%为继发性高血压，即由某些确定疾病或病因引起的血压升高。

一、护理评估重点

（一）原发性高血压的病因

原发性高血压的病因为多因素，是遗传因素和环境因素相互作用的结果。一般认为遗传因素约占40%，环境因素约占60%。原发性高血压的病因如图1-2-11所示。

（二）高血压患者心血管风险分层

高血压患者心血管风险分层见表1-2-10。

第二章 循环系统疾病患者的护理

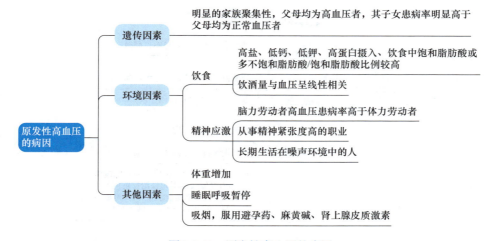

图 1-2-11　原发性高血压的病因

表 1-2-10　高血压患者心血管风险分层

其他危险因素和病史	1级高血压	2级高血压	3级高血压
无其他危险因素	低危	中危	高危
有 1~2 个危险因素	中危	中危	很高危
≥3 个危险因素或有靶器官损害	高危	高危	很高危
有临床并发症或合并糖尿病	很高危	很高危	很高危

二、护理诊断

1. **疼痛**　头痛与血压升高有关。
2. **知识缺乏**　缺乏非药物治疗、药物治疗及自我监控血压的相关知识。
3. **焦虑**　与血压控制不满意、已发生并发症有关。
4. **潜在并发症**　高血压急症。

三、护理措施

高血压急症是指高血压患者在诱因的作用下，血压突然和显著升高（一般可超过 180/120 mmHg），同时伴有进行性心、脑、肾等重要靶器官功能不全的表现。高血压急症包括高血压脑病、颅内出血、脑梗死、急性心力衰竭、急性冠脉综合征、主动脉夹层动脉瘤、子痫等。如果血压未及时控制在合理范围内，会对脏器功能产生严重影响，甚至危及生命。高血压急症的护理流程如图 1-2-12 所示。

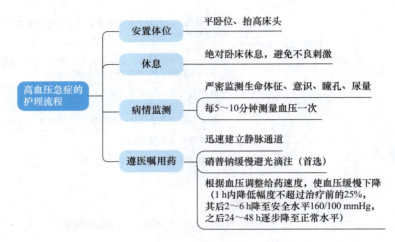

图1-2-12　高血压急症的护理流程

四、健康指导

（一）疾病知识指导

向患者及家属解释引起原发性高血压的生理、心理、社会因素及高血压对机体的危害，以引起高度重视，坚持长期的饮食、运动、药物治疗。强调终身治疗的重要性。

（二）饮食与运动指导

控制体重、低盐饮食、限酒戒烟、运动疗法。指导患者坚持低盐、低脂、低胆固醇饮食，限制动物脂肪、内脏、甲壳类食物等，补充适量蛋白质，多食新鲜蔬菜、水果，避免过饱，少量多餐，防止便秘。肥胖者控制体重，减少每天总热量的摄入。根据患者的年龄和血压水平选择合适的运动，如慢跑、打太极拳、做体操等有氧运动，学会自我心理平衡调整，保持乐观情绪。

（三）用药指导

告诉患者及家属有关降压药的名称、剂量、用法、作用及不良反应。强调规律服药的重要性。教育患者服药剂量必须按医嘱执行，不可随意增减药量或突然撤换药物。提醒患者注意药物的不良反应。

（四）定期复查

定期门诊复查，教会患者及家属定时测量血压并记录。若有异常，及时就诊。

第五节 冠状动脉粥样硬化性心脏病患者的护理

冠状动脉粥样硬化性心脏病是指冠状动脉硬化使血管腔狭窄或阻塞，导致心肌缺血缺氧或坏死而引起的心脏病，与冠状动脉功能性改变（痉挛）所致者统称为冠状动脉性心脏病，简称"冠心病"。

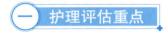

一、护理评估重点

（一）冠心病的病因

冠心病的病因迄今尚未完全明确，目前认为是多种危险因素作用于不同环节所致，具体如图1-2-13所示。

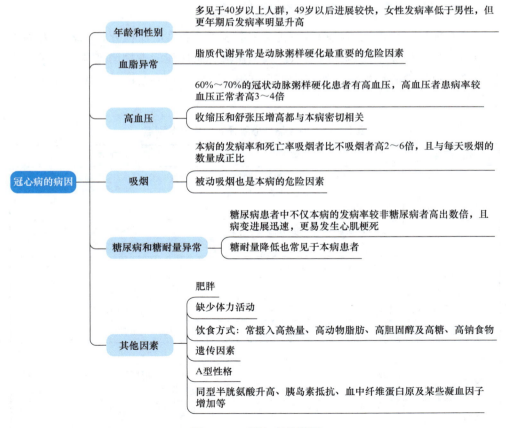

图1-2-13 冠心病的病因

（二）心绞痛和心肌梗死的定义

心绞痛与心肌梗死是冠心病最常见的两种类型。心绞痛分为稳定型心绞痛和不稳定型心绞痛。心绞痛和心肌梗死的定义如表1-2-11所示。

表1-2-11　心绞痛和心肌梗死的定义

类型		定义
心绞痛	稳定型心绞痛	亦称劳力性心绞痛，是在冠状动脉固定性严重狭窄基础上，由于某些诱因使心脏负荷突然增加，导致心肌急剧、暂时的缺血缺氧，引起以发作性胸痛或胸部不适为主要表现的临床综合征
	不稳定型心绞痛	由于冠状动脉内不稳定的粥样斑块继发斑块内出血、斑块纤维帽出现裂隙、斑块表面有血小板聚集和/或刺激冠状动脉痉挛等，使局部的心肌供血明显下降，导致缺血性心绞痛，虽然也因劳力负荷诱发，但劳力负荷终止后胸痛并不缓解
心肌梗死		心肌的缺血性坏死，是在冠状动脉病变的基础上，发生冠状动脉血供急剧减少或中断，使相应的心肌严重、持久地缺血而导致的心肌坏死

（三）心绞痛和心肌梗死的主要鉴别点

心绞痛以发作性胸痛或胸部不适为主要表现。急性心肌梗死临床表现为持久的胸骨后剧烈疼痛、发热，白细胞计数和血清心肌坏死标志物增高及心电图进行性改变，可导致心律失常、休克或心力衰竭。心绞痛与心肌梗死的主要鉴别点如表1-2-12所示。

表1-2-12　心绞痛与心肌梗死的主要鉴别点

鉴别要点		心绞痛	心肌梗死
疼痛	部位	位于胸骨体中、上段或心前区，常放射至左肩、左臂内侧达环指和小指，或达咽、颈、下颌部等	与心绞痛相似
	性质	压迫性或紧缩性，偶伴濒死感觉	常呈难以忍受的压榨、窒息或烧灼样，伴有大汗、烦躁不安、恐惧及濒死感
	诱因	体力活动或情绪激动而诱发	与心绞痛相似，但常发生于安静或睡眠时
	时间	3～5 min	疼痛持续时间长达数小时或数日
	缓解方式	休息或含服硝酸甘油后可迅速缓解	休息和含服硝酸甘油多不能缓解
休克		少见	见于约20%的患者
心力衰竭		少见	发生率为32%～48%
并发症		少见	常见，如心肌梗死后综合征、栓塞、心脏破裂等
心电图表现		ST段压低（≥0.1 mV，T波倒置）	病理性Q波，ST段呈弓背向上明显抬高及T波倒置
心肌坏死标志物		正常	增高

二 护理诊断

（一）心绞痛患者的护理诊断

1. **急性疼痛：胸痛** 与心肌缺血、缺氧有关。
2. **活动无耐力** 与心肌氧的供需失调有关。
3. **潜在并发症** 心肌梗死。
4. **知识缺乏** 缺乏预防心绞痛发作的知识。

（二）心肌梗死患者的护理诊断

1. **急性疼痛：胸痛** 与心肌缺血坏死有关。
2. **活动无耐力** 与心肌氧的供需失调有关。
3. **恐惧** 与发作时的濒死感、监护室陌生环境及担心预后等有关。
4. **潜在并发症** 猝死、心力衰竭、心律失常等。

三 护理措施

心绞痛患者的护理措施如图1-2-14所示，心肌梗死患者的护理措施如图1-2-15所示。

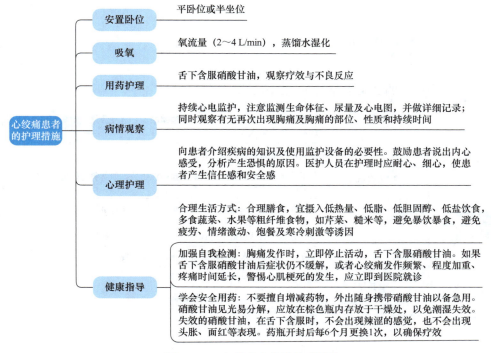

图1-2-14 心绞痛患者的护理措施

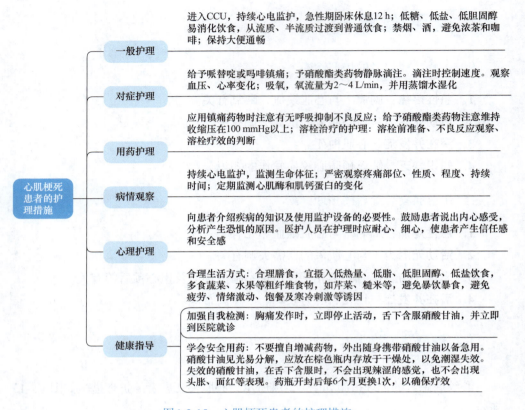

图 1-2-15　心肌梗死患者的护理措施

注：CCU. 冠心病监护病房。

四 健康指导

心绞痛患者的健康指导如图 1-2-16 所示。

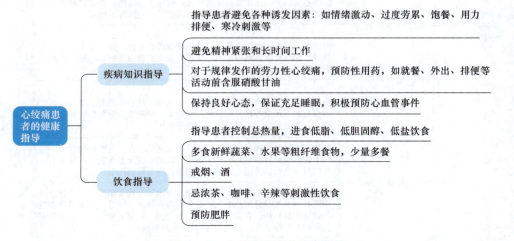

图 1-2-16　心绞痛患者的健康指导

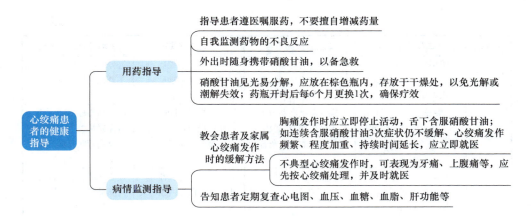

图 1-2-16 心绞痛患者的健康指导（续）

第六节 心脏瓣膜病患者的护理

心脏瓣膜病（valvular heart disease）是由炎症、缺血性坏死、退行性改变、创伤、黏液样变性、先天性畸形等原因引起的单个或多个瓣膜功能或结构异常，导致瓣口狭窄和/或关闭不全。二尖瓣最常受累，其次为主动脉瓣，三尖瓣和肺动脉瓣病变者少见。瓣膜损害多为单个，如二尖瓣狭窄、主动脉瓣关闭不全等；亦可表现为多瓣膜病变，如二尖瓣狭窄伴主动脉瓣关闭不全、二尖瓣狭窄伴主动脉瓣狭窄等。

心脏瓣膜病是临床上常见的心脏病之一。风湿性心脏病（rheumatic valvular heart disease），简称"风心病"，是风湿热引起的风湿性心脏炎症所致的心瓣膜损害，主要累及40岁以下人群，2/3为女性。我国风心病的人群患病率虽然近年来有所下降，但仍是最常见的心脏瓣膜病。

一 护理评估重点

二尖瓣狭窄、二尖瓣关闭不全、主动脉瓣狭窄、主动脉瓣关闭不全的鉴别要点见表1-2-13。

表1-2-13 4种心脏瓣膜病的鉴别要点

鉴别点	二尖瓣狭窄	二尖瓣关闭不全	主动脉瓣狭窄	主动脉瓣关闭不全
病理生理	左心房至左心室流出道狭窄，左心房压升高→肺静脉和肺毛细血管压升高，肺循环淤血	左心室部分血液反流入左心房，导致肺淤血，甚至肺水肿	左心室收缩压明显升高，最终导致左心衰竭	主动脉内血液在舒张期反流入左心室，最终导致左心衰竭

续表

鉴别点	二尖瓣狭窄	二尖瓣关闭不全	主动脉瓣狭窄	主动脉瓣关闭不全
临床表现	呼吸困难、咯血、咳嗽、声嘶（左心衰竭临床表现）	严重反流有心输出量减少，首先出现的突出症状是疲乏、无力	呼吸困难、心绞痛和晕厥为典型主动脉瓣狭窄常见的三联征	心悸、心前区不适、头部动脉搏动感
体征	"二尖瓣面容"，听诊心尖部可闻及局限性舒张期隆隆样杂音	心尖冲动呈高动力型，心尖区可闻及全收缩期吹风样的高调杂音	胸骨右缘第2肋间可闻及粗糙而响亮的吹风样收缩期杂音	心尖抬举样搏动。胸骨左缘第3、4肋间可闻及高调叹气样舒张期杂音；周围血管征
并发症	心房颤动、急胜肺水肿、血栓栓塞、右心衰竭、肺部感染、感染性心内膜炎	与二尖瓣狭窄相似	心律失常、心脏性猝死、感染性心内膜炎等	左心衰竭、感染性心内膜炎等

二 护理诊断

1. **活动无耐力** 与心输出量减少有关。
2. **体温过高** 与风湿活动、并发感染有关。
3. **潜在并发症** 心力衰竭、心律失常、血栓栓塞、感染性心内膜炎等。
4. **知识缺乏** 缺乏风心病的预防保健知识。

三 护理措施

心脏瓣膜病患者的护理措施如图1-2-17所示。

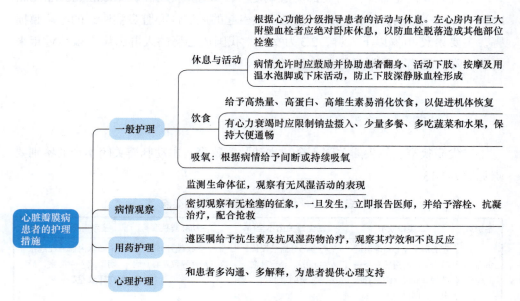

图1-2-17 心脏瓣膜病患者的护理措施

四 健康指导

心脏瓣膜病患者的健康指导如图1-2-18所示。

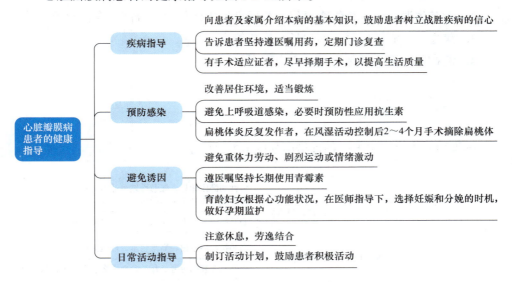

图1-2-18　心脏瓣膜病患者的健康指导

第七节　感染性心内膜炎患者的护理

感染性心内膜炎是微生物感染所致的心内膜和邻近的大动脉内膜炎症，其特征是心瓣膜上赘生物形成。赘生物是大小不等、形状不一的血小板和纤维素团块，内含大量微生物和少量炎性细胞。

一 护理评估重点

根据临床病程感染性心内膜炎分为急性感染性心内膜炎和亚急性感染性心内膜炎，其护理评估重点为两者之间的鉴别（表1-2-14）。

表1-2-14　亚急性与急性感染性心内膜炎的鉴别

鉴别点	亚急性感染性心内膜炎	急性感染性心内膜炎
致病菌	草绿色链球菌最常见	金黄色葡萄球菌
起病	较缓	急骤，进展迅速
发热	弛张性低热	高热、寒战
周围体征	瘀点、指（趾）甲下线状出血、Osler结节、Roth斑、Janeway损害

二 护理诊断

1. **体温过高** 与感染有关。
2. **营养失调：低于机体需要量** 与感染致机体代谢率升高、食欲缺乏有关。
3. **焦虑** 与病情反复、病程长及发热等有关。
4. **潜在并发症** 动脉栓塞、心力衰竭等。

三 护理措施

感染性心内膜炎患者的护理措施如图1-2-19所示。

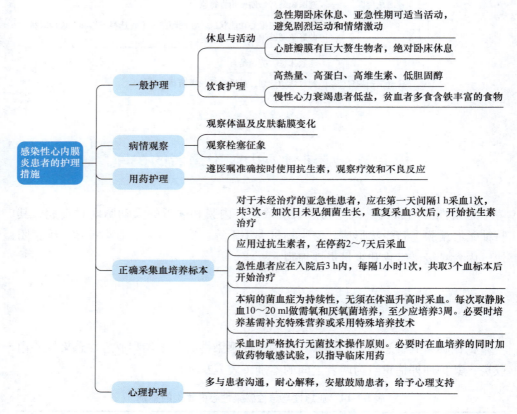

图1-2-19 感染性心内膜炎患者的护理措施

四 健康指导

感染性心内膜炎患者的健康指导见图1-2-20。

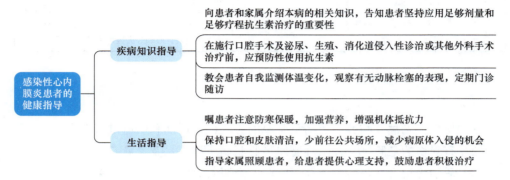

图 1-2-20　感染性心内膜炎患者的健康指导

第八节　心肌疾病患者的护理

心肌病是一组异质性心肌疾病，由不同病因（遗传性疾病较多见）引起的心肌病变导致心肌机械和/或心电功能障碍，常表现为心室肥厚或扩张。

一 护理评估重点

（一）病因

1. 扩张型心肌病　病因与发病机制尚未明确，可能与遗传、感染、非感染性炎症、中毒、内分泌和代谢紊乱、精神创伤等因素有关。

2. 肥厚型心肌病　为常染色体显性遗传，具有遗传异质性。还与修饰基因和环境因素有关。研究认为，儿茶酚胺代谢异常、高血压和高强度体力活动可能是本病的促进因素。

（二）临床表现

扩张型心肌病是一类以左心室或双心室扩大伴收缩功能障碍为特征的心肌病。肥厚型心肌病是一种遗传性心肌病，以心室非对称性肥厚为特征。两者的临床表现见表1-2-15。

表1-2-15 扩张型心肌病和肥厚型心肌病的临床表现

鉴别点	扩张型心肌病	肥厚型心肌病
主要特征	一侧或双侧心腔扩大，心室收缩功能减退	心室肌肥厚、心室腔缩小
临床表现	充血性心力衰竭的表现，可伴有各种心律失常，合并脑、肾和肺等部位栓塞	劳力性呼吸困难、心绞痛、劳力性晕厥、乏力、心悸
体征	可闻及奔马律、颈静脉怒张及肝颈静脉回流征阳性、水肿	心脏轻度增大，胸骨左缘3~4肋间可闻及喷射性收缩期杂音或和心尖区可听到收缩期杂音

二 护理诊断

1. **疼痛：胸痛** 与劳力负荷下肥厚的心肌耗氧增加和供血供氧下降有关。
2. **有受伤的危险** 与梗阻性肥厚型心肌病所致头晕及晕厥有关。
3. **活动无耐力** 与劳力负荷下肥厚的心肌对氧的供需失调有关。
4. **恐惧** 与疾病本身预后较差，且有猝死的危险有关。
5. **潜在并发症** 心力衰竭、栓塞、心律失常、猝死。

三 护理措施

心肌病患者的护理措施如图1-2-21所示。

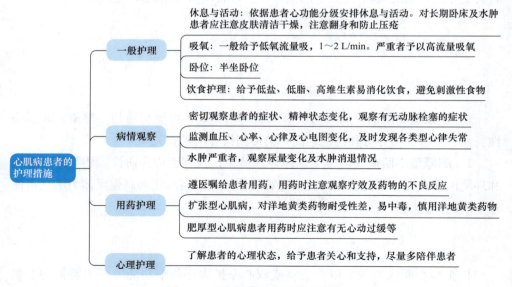

图1-2-21 心肌病患者的护理措施

四 健康指导

心肌病患者的健康指导见图1-2-22。

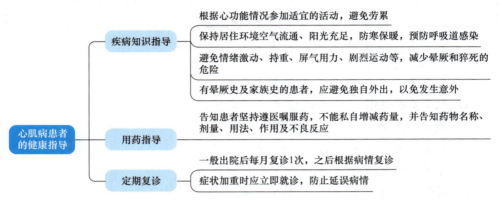

图1-2-22 心肌病患者的健康指导

第九节 心包疾病患者的护理

心包疾病是由感染、代谢性疾病、尿毒症、自身免疫病、外伤等引起的心包病理性改变。临床上可按病程分为急性（病程<6周）、亚急性（病程6周至6个月）及慢性（病程>6个月），按病因分为感染性、非感染性、过敏性或免疫性。

一 护理评估重点

急性心包炎和缩窄性心包炎的鉴别是护理评估的重点。急性心包炎是心包脏层和壁层的急性炎症性疾病。缩窄性心包炎是指心脏被致密厚实的纤维化或钙化心包所包围，使心室舒张期充盈受限而产生的一系列循环障碍的疾病。急性心包炎和缩窄性心包炎的鉴别见表1-2-16。

表1-2-16 急性心包炎和缩窄性心包炎的鉴别

鉴别点	急性心包炎	缩窄性心包炎
病因	病毒感染常见	以结核性心包炎最常见
发病机制	心包内大量纤维蛋白渗出液，最终出现心脏压塞	心包的脏层与壁层粘连，致使心脏舒张期充盈受限，回心血量减少，出现体循环和肺循环淤血的表现

续表

鉴别点	急性心包炎	缩窄性心包炎
症状	心前区痛、心脏压塞	劳累性呼吸困难，疲乏等
体征	纤维蛋白性心包炎：心包摩擦音是其特征性表现 渗液性心包炎：心尖冲动减弱甚至消失，心浊音界向两侧增大，心率快，心音低钝遥远。脉压变小	心尖冲动不明显，心音减低。胸骨左缘第3、4肋间闻及心包叩击音。可出现奇脉

二 护理诊断

1. **气体交换受损**　与心包积液致心脏受压、肺淤血有关。
2. **疼痛：胸痛**　与心包炎性渗出有关。
3. **体液过多**　与渗出性心包炎有关。
4. **体温过高**　与心包炎症有关。
5. **活动无耐力**　与心输出量减少有关。

三 护理措施

心包疾病患者的护理措施见图1-2-23。

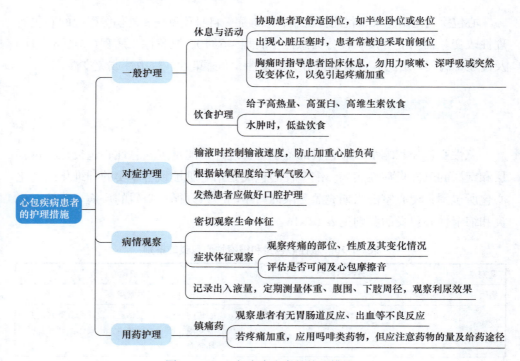

图1-2-23　心包疾病患者的护理措施

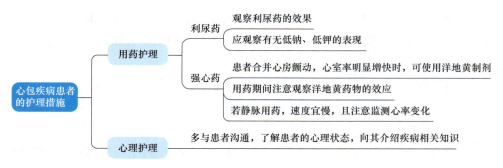

图 1-2-23　心包疾病患者的护理措施（续）

四 健康指导

心包疾病患者的健康指导见图 1-2-24。

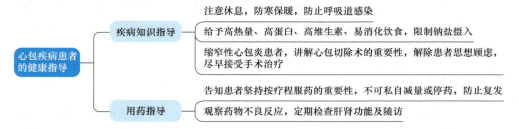

图 1-2-24　心包疾病患者的健康指导

课　后　习　题

1. 右心衰竭长期卧床的患者，最易发生水肿的部位是
   A. 眼睑　　　　　　　　　B. 腰骶部
   C. 胫前部　　　　　　　　D. 足踝部
   E. 胸腔积液

2. 严重左心衰竭时，患者常取的卧位是
   A. 端坐位　　　　　　　　B. 平卧位
   C. 中凹卧位　　　　　　　D. 俯卧位
   E. 头低足高位

3. 患者，男性，50岁。诊断为慢性左心衰竭，目前口服地高辛、呋塞米治疗，今日出现恶心、呕吐，测血清钾为 2.2 mmol/L，首要的护理措施是
   A. 监测脉搏　　　　　　　B. 口服氯化钾
   C. 静脉补钾　　　　　　　D. 静脉注射苯妥英钠
   E. 立即停用地高辛

4. 患者，男性，70岁。以"慢性右心衰竭"收入院。患者目前水肿严重伴呼吸困难，主诉平时饮食未加以注意，向护士询问。护士应告知患者以下食物中患者可以食用的是

    A. 罐头   B. 挂面

    C. 方便面   D. 火腿肠

    E. 豆腐

5. 患者，男性，65岁。高血压病史20年。最近1个月上一层楼即出现呼吸困难，下肢轻度水肿。医嘱给予氢氯噻嗪20 mg，隔日1次，口服。患者可能出现的不良反应是

    A. 高钾血症   B. 低钾血症

    C. 低钙血症   D. 高钠血症

    E. 低钠血症

6. 患者，男性，76岁。3天前出现上呼吸道感，今天突发严重的呼吸困难，发绀，以"急性肺水肿"收入院。护士迅速给予氧气吸入，应将氧流量调节至

    A. 1～2 L/min   B. 2～3 L/min

    C. 3～4 L/min   D. 4～6 L/min

    E. 6～8 L/min

7. 患者，女性，72岁。心脏病史10年，2 h前突发严重的呼吸困难，端坐呼吸，极度烦躁，频频咳嗽，咳粉红色泡沫样痰。此时患者最主要的护理诊断是

    A. 焦虑   B. 急性意识障碍

    C. 气体交换受损   D. 清理呼吸道无效

    E. 潜在的并发症：高血压脑病

8. 患者，女性，42岁。患风湿性心脏病二尖瓣狭窄、心房颤动8年。前3天感冒后，穿衣、吃饭即出现心悸、乏力、气促。护士应立即准备的药物是

    A. 呋塞米、硝酸甘油、酚妥拉明

    B. 多巴胺、硝酸甘油、呋塞米

    C. 硝酸甘油、硝普钠、地塞米松

    D. 毛花苷C、硝普钠、呋塞米

    E. 毛花苷C、硝酸甘油、硝普钠

9. 患者，女性，45岁。风湿性心脏病二尖瓣狭窄8年。今日凌晨患者睡觉时突然憋醒，被迫采取端坐位，喘憋、发绀、咳嗽、咳粉红色泡沫样痰，心率130次/分，两肺布满湿啰音、哮鸣音。为减轻呼吸困难护士应首先给予患者采取的措施是

    A. 立即协助患者取端坐位双腿下垂

    B. 低流量吸氧   C. 口服地高辛

    D. 口服螺内酯   E. 皮下注射吗啡

第二章 循环系统疾病患者的护理 71

10．患者，女性，75岁。高血压15年并发心力衰竭，医嘱应用药物呋塞米口服治疗，护士病情观察时应警惕的不良反应为

  A．心率过快   B．低钾血症

  C．低血糖   D．心律失常

  E．低钠血症

11．患者，女性，65岁。诊断为风湿性心脏病、慢性心力衰竭，进行了强心、利尿、扩血管的治疗。使用前需要测心率的药物是

  A．氢氯噻嗪   B．地高辛

  C．卡托普利   D．硝苯地平

  E．呋塞米

12．患者，男性，70岁。慢性右心衰竭，长期卧床，有骶尾部水肿伴皮肤破损，双下肢水肿，体质虚弱，消瘦。对患者进行饮食指导的原则是

  A．低脂肪、高蛋白、高维生素

  B．低脂肪、低蛋白、高维生素

  C．高热量、低蛋白、低盐

  D．高蛋白、低盐、高维生素

  E．高热量、高蛋白、高盐

13．患者，男性，36岁。心慌、气短2 h入院。护士为其进行心电监护，显示阵发性室上性心动过速。护士在指导其卧位时应嘱患者避免

  A．头高位   B．右侧卧位

  C．左侧卧位   D．头低足高位

  E．半坐卧位

14．患者，女性，68岁。主诉心悸、乏力，心脏有漏跳感，来医院检查。心电图显示频发房性期前收缩，医师给予普萘洛尔治疗。该药物的主要不良反应是

  A．心率降低   B．呼吸兴奋

  C．血压上升   D．头晕

  E．面色潮红

15．患者，女性，30岁。溺水后意识丧失，脉搏触不到，血压测不出。护士迅速为患者进行心电监护，显示QRS-T波群消失，出现形态不同、大小各异、极不均匀的颤动波。护士首先判断患者出现了

  A．心房颤动   B．心室颤动

  C．心房扑动   D．室性心动过速

  E．室上性心动过速

16．患者，女性，70岁。冠心病病史8年，3 h前心前区剧烈疼痛，大汗淋漓，伴濒死感、恐惧感，以"急性心肌梗死"收入院治疗，住院期间病情不稳定，进

行心电监护。出现下列哪种情况时需警惕心室颤动的发生

    A. 心房颤动　　　　　　　B. 窦性心动过速

    C. 二度房室传导阻滞　　　D. 阵发性室性心动过速

    E. 阵发性室上性心动过速

17. 患者，女性，30岁。主诉熬夜工作后突然心慌、胸闷，听诊心率195次/分，心律齐，血压125/88 mmHg，第一心音强度一致。护士考虑该患者的心律失常属于

    A. 窦性心动过速　　　　　　B. 心房颤动

    C. 心室颤动　　　　　　　　D. 阵发性室性心动过速

    E. 阵发性室上性心动过速

18. 患者，女性，53岁。因"风心病二尖瓣狭窄、心房颤动、右侧肢体偏瘫"收入院。护士为其测量心率、脉率的正确方法是

    A. 先测心率，再测右侧脉率

    B. 先测左侧脉率，再测心率

    C. 一人同时测心率和脉率，共测 2 min

    D. 一人测心率，一人测右侧脉率，同时测 1 min

    E. 一人测心率，一人测左侧脉率，同时测 1 min

19. 患者，男性，65岁。以"二度Ⅱ型房室传导阻滞"收入院。护士嘱其避免用力排便等屏气用力的动作，其目的是

    A. 防止心力衰竭　　　　B. 防止发生心动过速

    C. 防止加重心动过缓　　D. 防止诱发脑梗死

    E. 防止血压增高

20. 患者，女性，75岁。糖尿病病史12年，高血压病史12年。血压波动在160～175/90～100 mmHg，患者主诉平时没有自觉症状，所以间断服用降压药。患者今日突然出现头痛、呕吐、多汗、面色苍白、视物模糊，测血压220/110 mmHg，入院急诊。考虑患者出现了

    A. 呼吸衰竭　　　　　　B. 高血压危象

    C. 脑梗死　　　　　　　D. 高血压脑病

    E. 心力衰竭

21. 患者，男性，68岁。高血压病史10年。血压波动在180～195/100～110 mmHg，平时偶尔服药。今日与女儿吵架后出现严重头痛、呕吐，3 h前出现意识不清、呼之不应，入院诊断为高血压脑病，护士首先准备的药物是

    A. 地高辛　　　　　　　B. 硝普钠

    C. 硝酸甘油　　　　　　D. 卡托普利

    E. 链激酶

22. 患者，男性，65岁。近1个月来因精神紧张总感觉头晕、头痛，遂来院

检查。体检发现血压170/100 mmHg,给予药物治疗。下列健康指导错误的是

    A. 避免精神紧张   B. 多做剧烈运动

    C. 沐浴时水温不宜过高   D. 避免突然改变体位

    E. 增加卧床休息的时间

23. 高血压的诊断标准为:未服抗高血压药的情况下

    A. 收缩压≥150 mmHg和/或舒张压≥80 mmHg

    B. 收缩压≥140 mmHg和/或舒张压≥90 mmHg

    C. 收缩压≥140 mmHg和舒张压≥90 mmHg

    D. 收缩压≥130和舒张压≥80 mmHg

    E. 收缩压超过年龄组标准,舒张压<90 mmHg

24. 患者,女性,58岁。单位体检时发现高血压,血压165/95 mmHg。患者体重超重,平时喜吃油腻饮食。下列食物中建议患者食用的是

    A. 动物肝脏   B. 蛋黄

    C. 火腿   D. 蘑菇

    E. 蛋糕

25. 患者,男性,47岁,企业高管。近2个月因工作负担较重,常感头痛、头晕、失眠,充分休息后尚能逐渐缓解。查体:血压165/96 mmHg,心肺听诊未见异常,查尿常规、心电图及眼底也无特殊发现。医嘱口服卡托普利,下列用药指导正确的是

    A. 可以间断服药   B. 避免直立性低血压

    C. 症状消失后停药   D. 漏服药后须补服一次

    E. 可以自行调节剂量

26. 患者,女性,66岁。高血压病史10年。今晨感觉头晕不适,未测量血压。自服硝苯地平控释片(拜新同)50 mg未缓解,遂又服用了1次。2 h前突然感到眩晕、恶心,来院就诊。护士考虑该患者发生了

    A. 低血压   B. 高血压脑病

    C. 心力衰竭   D. 急进性高血压

    E. 高血压危象

27. 患者,女性,78岁。糖尿病病史15年,高血压病史12年。血压波动在160~170/90~100 mmHg,伴有头晕、头痛,经常忘记服用降压药。本次因高血压危象收入院,血压降至160/95 mmHg。对患者最重要的健康指导是

    A. 注意休息   B. 低盐饮食

    C. 增加运动量   D. 保持情绪稳定

    E. 坚持按时服药

28. 患者,男性,78岁。有高血压病史15年,间断服药。3 h前与人争吵后血

压升至200~210/110~115 mmHg。入院后积极治疗，血压降至140/80 mmHg，心率100次/分。患者主诉尿量减少明显，无明显气急，能平卧。患者可能的并发症是

  A．心力衰竭   B．高血压脑病

  C．恶性高血压   D．高血压眼病

  E．高血压肾病

29．患者，女性，63岁。诊断为高血压5年，间断服药，血压时高时低，近1周头痛、头晕。门诊检查：血压170/100 mmHg。X线检查、心电图、B超检查正常。针对该患者进行健康教育最重要的是

  A．避免剧烈运动   B．低钠低脂饮食

  C．坚持规律用药   D．以卧床休息为主

  E．控制饮食总热量

30．急性心肌梗死24 h内避免使用

  A．呋塞米   B．糖皮质激素

  C．哌替啶   D．洋地黄制剂

  E．硝酸甘油

31．患者，男性，62岁。近1周常在体力劳动后感心前区疼痛，休息后缓解，诊断为心绞痛。护士对患者的健康指导正确的是

  A．高盐饮食   B．饱餐后洗澡

  C．保持大便通畅   D．经常打羽毛球

  E．发作时可口服硝酸甘油

32．患者，女性，67岁。以"冠心病心绞痛"收入院。患者主诉平时爱吃咸的食物，护士对患者进行饮食指导，正确的是

  A．每天4 g食盐   B．每天5 g食盐

  C．每天6 g食盐   D．每天7 g食盐

  E．每天8 g食盐

33．患者，男性，56岁。常感到心前区闷痛，持续3~5 min，休息时好转，诊断为冠心病，出院后仍继续应用硝酸甘油，护士在指导患者应用硝酸甘油时，正确的是

  A．餐后口服   B．睡前服用

  C．舌下含服   D．餐前服用

  E．服药后0.5 h内不可饮水

34．患者，男性，80岁。以"急性心肌梗死"收入院。医嘱给予链激酶治疗，其作用在于

  A．缓解疼痛   B．降低血压

  C．抗心律失常   D．改善心肌微循环

E. 溶解冠状动脉内的血栓

35．患者，女性，78岁。以"冠心病"收入院。本次入院诊断为心肌梗死，准备给予冠脉再通治疗，患者最可能发病的时间为

    A．6 h内   B．9 h内

    C．12 h内   D．24 h内

    E．48 h内

36．患者，女性，65岁。心绞痛。在体力劳动时突然感到心前区闷痛，立即含服硝酸甘油0.6 mg，2 min后出现头晕、心悸。应马上采取

    A．吸氧   B．平卧位

    C．继续活动   D．站立不动

    E．再次含服硝酸甘油

37．患者，女性，66岁。以"心肌梗死"收入院。7 h后患者突然出现烦躁不安、面色苍白、皮肤湿冷、脉细而快、大汗淋漓、意识模糊，测血压80/40 mmHg，护士判断患者出现了

    A．心力衰竭   B．心室颤动

    C．休克   D．心脏破裂

    E．乳头肌功能失调

38．患者，男性，67岁。冠心病、心绞痛病史5年。心前区剧烈疼痛3 h，伴恐惧感、濒死感。急诊以"急性心肌梗死"收入院。对患者的心理护理正确的是

    A．不与患者交流   B．让患者独处

    C．告知患者病情很危急   D．在患者面前讨论病情

    E．解释不良情绪对本病的影响

39．患者，男性，58岁。反复发作性胸痛2年，高血压病史8年。晚餐进食了大量高脂食物，并且大量饮酒。2 h前突然感到心前区压榨样闷痛，并向左肩、左小指放射，伴濒死感、窒息感。患者入院治疗后病情好转，拟明日出院，对患者的健康指导正确的是

    A．高热量饮食   B．高脂饮食

    C．可进行剧烈运动   D．防止便秘

    E．绝对卧床休息

40．患者，男性，78岁。患者晨起后出现胸骨后剧烈疼痛，含服硝酸甘油后不缓解。以"急性心肌梗死"收入院。最有助于诊断急性心肌梗死的心电图表现是

    A．T波倒置   B．ST段压低

    C．ST段弓背样抬高   D．出现病理性Q波

    E．QRS波消失

41. 患者，女性，63岁。冠心病病史3年。2 h前突感胸骨后压榨性疼痛，伴濒死感、恐惧感，含服硝酸甘油3次后仍不能缓解。护士判断患者可能出现了

    A. 心肌炎   B. 高血压危象

    C. 高血压性心脏病   D. 急性心肌梗死

    E. 充血性心力衰竭

42. 患者，女性，61岁。冠心病病史3年，高血压病史10年。晚餐后突然感到心前区压榨样闷痛，并向左肩放射，伴濒死感、窒息感。患者今日晨起出现严重呼吸困难，呼吸37次/分，咳嗽、咳粉红色泡沫样痰，考虑患者出现了

    A. 急性左心衰竭   B. 心源性休克

    C. 急性呼吸衰竭   D. 心室颤动

    E. 脑动脉栓塞

43. 患者，女性，73岁。主诉胸骨后压榨性疼痛伴窒息感、濒死感8 h，以"急性心肌梗死"收入院，下列活动指导正确的是

    A. 绝对卧床休息   B. 床旁活动

    C. 可以上楼梯   D. 病房走廊活动

    E. 床上活动肢体

44. 患者，女性，56岁。冠心病病史5年，高血压病史8年。心前区压榨性疼痛8 h，伴恐惧感、濒死感，既往心绞痛病史5年，急诊以"急性心肌梗死"收入院。护士必须迅速采取的措施不包括

    A. 吸氧   B. 进行心电监护

    C. 准备急救用品   D. 准备溶栓药物

    E. 嘱患者绝对卧床休息

45. 患者，男性，67岁。反复发作性胸痛3年，高血压病史10年。情绪激动后突然感到心前区压榨样闷痛，并向左肩放射，伴濒死感、窒息感。根据患者目前的情况，首要的护理诊断是

    A. 便秘   B. 疼痛

    C. 恐惧   D. 活动无耐力

    E. 气体交换受损

46. 患者，女性，69岁。心前区剧烈疼痛，伴大汗淋漓、濒死感入院。心电图显示$V_1 \sim V_5$导联出现Q波，且ST段弓背向上抬高。应用尿激酶治疗，其作用在于

    A. 溶解冠状动脉内血栓   B. 排钾利尿剂

    C. 抗炎抗免疫   D. 增强心肌收缩力

    E. 减轻心肌前负荷

47. 患者，女性，67岁。冠心病病史3年，高血压史10年。2 h前突发心前区剧烈疼痛伴有胸闷、气急。心电图示：Ⅱ、Ⅲ、aVF导联出现宽而深的Q波，

且ST段抬高。此患者首要护理诊断/问题是

    A. 有受伤的危险   B. 自理能力缺陷

    C. 疼痛   D. 恐惧

    E. 焦虑

48. 患者，男性，71岁。突然出现心前区疼痛伴大汗3 h，急诊就医，心电图显示，Ⅱ、Ⅲ、aVF导联出现宽而深的Q波，且ST段抬高。诊断为心肌梗死，心电监护显示频发室性期前收缩，应首选的药物是

    A. 胺碘酮   B. 奎尼丁

    C. 苯妥英钠   D. 阿托品

    E. 利多卡因

49. 下列致病菌与风心病二尖瓣狭窄关系最密切的是

    A. 病毒   B. 支原体

    C. 大肠埃希菌   D. 真菌

    E. 链球菌

50. 主动脉瓣第一听诊区闻及粗糙而响亮的喷射性收缩期吹风样杂音提示

    A. 二尖瓣关闭不全   B. 主动脉瓣关闭不全

    C. 二尖瓣狭窄   D. 主动脉瓣狭窄

    E. 三尖瓣狭窄

51. 患者，女性，39岁。患风湿性心脏瓣膜病。2天前因"上呼吸道感染、心功能Ⅲ级"而入院。给予抗感染和抗心力衰竭治疗。现病情平稳，准备出院，护士给患者做健康指导，告之预防该病复发最佳的方法是

    A. 防止呼吸道感染   B. 绝对卧床休息

    C. 坚持限制钠盐饮食   D. 减轻心理压力

    E. 定期复查

52. 患者，女性，35岁。主诉活动后心悸、气促2年。诊断为风湿性心脏病。近来症状明显加重，1个月前患者发现双下肢水肿，近日因水肿加重来院就诊。护士判断患者可能并发了

    A. 休克   B. 右心衰竭

    C. 肺部感染   D. 下肢深静脉血栓

    E. 急性肺水肿

53. 患者，女性，38岁。活动后心悸、气短2年，未给予重视。近1周夜间经常因呼吸困难被迫坐起，难以入睡。查体：二尖瓣面容，心尖部可触及舒张期震颤，心脏听诊可闻及心尖部第一心音亢进、开瓣音及低调的舒张期隆隆样杂音。X线片显示，肺动脉段突出，心影呈梨形，有肺淤血征象。护士考虑患者可能发生了

    A. 二尖瓣狭窄   B. 二尖瓣关闭不全

C. 主动脉瓣狭窄   D. 主动脉瓣关闭不全

E. 肺动脉瓣关闭不全

54. 患者，男性，65岁。风心病主动脉瓣狭窄3年。2周前受凉后夜间常憋醒，被迫坐起才能入睡，心绞痛频繁发作，自服硝酸甘油效果不佳，入我院治疗。护士应加强巡视并警惕发生

A. 冠心病   B. 心肌炎

C. 心力衰竭   D. 心源性猝死

E. 心脏压塞

55. 患者，女性，36岁。风心病二尖瓣狭窄伴心房颤动。查体可见二尖瓣面容。2周前由于呼吸道感染诱发急性心力衰竭。现病情平稳，准备出院。护士在出院指导时告知患者要注意预防呼吸道感染，下列指导错误的是

A. 禁止拔牙   B. 注意口腔卫生

C. 注意防寒保暖   D. 必要时切除扁桃体

E. 避免去人群聚集的地方

56. 患者，女性，45岁。风心病二尖瓣狭窄5年，慢性心房颤动2年。遵医嘱给予华法林口服，该药物的药理作用是

A. 利尿药   B. 强心剂

C. 呼吸兴奋剂   D. 扩血管药

E. 抗凝剂

57. 患者，女性，55岁。因胸闷、咳嗽、咳痰、尿少就诊，既往有风湿性心脏病病史。初步考虑患者出现了相关并发症，其最常见的诱发因素是

A. 摄入高钠盐   B. 呼吸道感染

C. 严重脱水   D. 劳累过度

E. 精神紧张

58. 患者，女性，35岁。反复发生扁桃体炎、关节疼痛。近来出现心慌、胸闷，诊断为慢性风湿性心脏瓣膜病，慢性左心衰竭，二尖瓣狭窄。该病最早出现的症状是

A. 胸痛   B. 咳嗽、咯血

C. 劳力性呼吸困难   D. 恶心、呕吐

E. 下肢水肿

59. 患者，女性，41岁。因反复发生扁桃体炎、关节疼痛10余年。近1年活动后心慌、气短，入院治疗。与此病发病有密切关系的细菌是

A. 金黄色葡萄球菌   B. 大肠埃希菌

C. 肺炎球菌   D. 革兰氏阴性杆菌

E. 乙型溶血性链球菌

60．患者，女性，69岁。风湿性心脏病二尖瓣狭窄伴心房颤动2年。清晨起床如厕时摔倒，家人发现口角歪斜，自诉左侧上肢麻木。入院时神志清楚，左侧偏瘫，颅脑CT可见低密度影。护士判断患者可能发生了

  A．急性肺水肿   B．脑梗死

  C．急性心肌梗死   D．急性肾衰竭

  E．呼吸衰竭

61．亚急性感染性心内膜炎最重要的检查方法是

  A．心电图   B．血常规

  C．心脏超声   D．胸部X线检查

  E．血培养

62．引起急性感染性心内膜炎的主要致病菌为

  A．肺炎球菌   B．草绿色链球菌

  C．金黄色葡萄球菌   D．溶血性链球菌

  E．大肠埃希菌

63．患者，女性，26岁。先天性心脏病病史20年，未进行治疗。2周前拔牙后一直发热，体温在37.6~38.5℃，3天前感到心悸、气促，四肢、皮肤及睑结膜、口腔黏膜出现瘀点、瘀斑。手指、足趾末节掌面出现稍高于表面的压痛性的紫色结节。考虑该患者发生了

  A．急性心力衰竭   B．心包炎

  C．病毒性心肌炎   D．急性感染性心内膜炎

  E．亚急性感染性心内膜炎

64．患者，女性，42岁。急性感染性心内膜炎。目前高热、寒战、乏力、呼吸急促，体温39.8℃，对患者的护理措施正确的是

  A．鼓励患者下地活动 B．每天测体温2次

  C．高蛋白饮食   D．高胆固醇饮食

  E．进行剧烈运动

65．患者，女性，53岁。2周前曾拔牙。近1周出现乏力、畏寒、出汗、盗汗。入院检查发现指甲下线状出血，诊断为亚急性感染性心内膜炎。给予抗生素治疗的原则为

  A．早期、小剂量联合给药 B．早期、单一、长疗程给药

  C．间断给药   D．用药时间要短

  E．早期、大剂量、联合给药

66．患者，男性，60岁。亚急性感染性心内膜炎。主诉乏力、盗汗、活动后气短2周。1个月前曾做过口腔手术。查体：体温38.4℃，脉搏102次/分，呼吸22次/分。自诉担心病情会影响工作，每天入睡困难，睡眠时间3 h。该患者最首

要的护理诊断是

    A．活动无耐力　　　　　　　B．体温过高

    C．睡眠型态紊乱　　　　　　D．焦虑

    E．自理能力缺陷

67．患者，女性，50岁。亚急性感染性心内膜炎。查体：体温38.5℃，脉搏112次/分，呼吸26次/分。患者今天突然出现左下肢肢体苍白、皮肤温度降低、疼痛、动脉搏动减弱，护士考虑患者发生了

    A．脑栓塞　　　　　　　　　B．肾栓塞

    C．肺栓塞　　　　　　　　　D．心肌梗死

    E．下肢动脉栓塞

68．患者，男性，57岁。诊断为亚急性感染性心内膜炎。主诉乏力、盗汗、活动后气短2周。查体：体温38.3℃，脉搏102次/分，呼吸22次/分。患者视网膜有卵圆形出血斑，其中心呈白色。患者入院后突然出现严重呼吸困难、端坐呼吸、咳嗽、咳粉红色泡沫样痰，考虑患者发生了

    A．休克　　　　　　　　　　B．脑栓塞

    C．左心衰竭　　　　　　　　D．肾栓塞

    E．急性心肌梗死

69．患者，男性，45岁。诊断为亚急性感染性心内膜炎。全身散在瘀点，指甲下线状出血，住院治疗期间突然出现左侧腰部疼痛，随即出现肉眼血尿，该患者发生了

    A．休克　　　　　　　　　　B．左心衰竭

    C．脑梗死　　　　　　　　　D．肾栓塞

    E．肺部感染

70．患者，女性，34岁。诊断为风湿性心脏病，二尖瓣狭窄2年。患者咳嗽，咳大量白色泡沫样痰，主诉胸闷、气促、不能平卧，遵医嘱给予氢氯噻嗪口服治疗。该药物的最佳给药时间是

    A．早晨　　　　　　　　　　B．中午

    C．下午　　　　　　　　　　D．傍晚

    E．夜间

71．患者，男性，29岁。已确诊为肥厚型心肌病。其母亲在40岁时因心脏病而去世，患者通过查文献得知，此病与遗传性因素有关，死亡率很高，因此不愿配合治疗，对生活失去信心。针对此患者，护士首先应该做的事是

    A．与患者建立有效的沟通　　B．全面评估患者的身心状况

    C．将此情况报告主管医师　　D．让患者不要相信文献

    E．不予理会

72．患者，女性，60岁。患扩张型心肌病5年。今日情绪激动后突然发生左侧肢体运动障碍、失语，护士考虑发生了

    A．肺水肿   B．肾栓塞

    C．脑栓塞   D．下肢栓塞

    E．心源性休克

73．患者，女性，41岁。1天前发生一过性晕厥，既往体健。入院检查，超声心动图显示室间隔的非对称肥大，诊断为肥厚型心肌病。患者有家庭史。目前患者最主要的护理问题是

    A．自理能力缺陷   B．有受伤的危险

    C．活动无耐力   D．气体交换受损

    E．疼痛

74．患者，女性，56岁。因急性心包炎入院。其心包积液量＞250 ml时，立位时可见心脏影

    A．呈靴形   B．呈梨形

    C．向左侧增大   D．向右侧增大

    E．呈烧瓶形

75．患者，女性，45岁。因急性心包炎收入院。主诉心前区尖锐样疼痛，难以忍受。听诊有心包摩擦音，坐立前倾时明显。下列护理措施正确的是

    A．让患者多下床活动

    B．告知患者吗啡等镇痛药会上瘾

    C．嘱患者深呼吸来缓解疼痛

    D．和患者多聊天，嘱患者听一些轻音乐

    E．嘱患者经常转换体位

76．患者，男性，61岁。1年前曾患急性心包炎，经治疗后好转。近1个月感劳累后呼吸困难，加重1周，诊断为缩窄性心包炎。对该患者目前最好的治疗方法是

    A．地高辛口服   B．溶栓治疗

    C．给予抗生素治疗   D．心包剥离术

    E．持续高流量吸氧

77．患者，男性，52岁。诊断为急性心包炎。超声心动检查有心包积液，心电图示：QRS波群低电压群，无病理性Q波。体检发现患者心尖冲动消失，心浊音界向两侧增大，心率快，心音低钝遥远。护士判断患者可能出现了

    A．心脏压塞   B．心肌梗死

    C．心室颤动   D．急性心力衰竭

    E．缩窄性心包炎

78．患者，男性，60岁。主诉心前区尖锐性疼痛1天，加重2 h，来院治疗，

超声心动图显示有心包积液，诊断为急性心包炎。患者心电图可能出现的表现为

  A．T波倒置   B．窦性心动过速

  C．QRS波群宽大畸形 D．ST段呈向上型弓背抬高

  E．ST段呈向下型弓背抬高

79．患者，男性，62岁。诊断为急性心包炎。超声心动图显示心包积液。患者突然出现严重呼吸困难、面色苍白、发绀。查体发现心尖冲动消失，心浊音界向两侧增大，心率快，心音低钝遥远。护士首先要准备的是

  A．溶栓药物   B．气管插管

  C．毛花苷C   D．简易呼吸器

  E．心包穿刺包

80．患者，男性，53岁。患者突发心前区疼痛，深呼吸时加重，诊断为急性心包炎。经积极治疗后目前病情稳定，医嘱出院。向护士咨询饮食方面的问题，护士告知患者应避免下列饮食中的

  A．高蛋白饮食   B．高维生素饮食

  C．低盐饮食   D．高脂肪饮食

  E．高糖饮食

81．患者，女性，29岁。因劳力性呼吸困难、胸痛、心悸入院。诊断为肥厚型心肌病。护士应警惕患者可能出现的最严重并发症是

  A．晕厥   B．猝死

  C．心室颤动   D．心房颤动

  E．室性心动过速

82．急性心包炎疼痛的特点是

  A．烧灼痛   B．撕裂样剧痛

  C．阵发性剧痛   D．持续性隐痛

  E．可因呼吸或咳嗽而加剧

83．患者，女性，45岁。主诉心前区尖锐性疼痛、胸闷、气促6 h，急诊以"急性纤维蛋白性心包炎"收入院。护士查体时最可能发现的是

  A．心音遥远   B．心包摩擦音

  C．水冲脉   D．心包叩击音

  E．心尖冲动消失

（84～85题共用题干）

患者，男性，25岁。发热、胸痛1天，4 h前突发呼吸困难、发绀，血压迅速降至84/55 mmHg，颈静脉怒张，心音遥远，肺部无啰音。

84．护士判断患者可能发生了

  A．急性心力衰竭   B．急性呼吸窘迫综合征

C．心脏压塞　　　　　　　　D．心室颤动

E．急性心肌梗死

85．护士协助医师进行心包穿刺，抽出积液350 ml，判断患者穿刺前的心影为

A．烧瓶形　　　　　　　　　B．梨形

C．靴形　　　　　　　　　　D．左侧增大

E．正常

（86～87题共用题干）

患者，女性，21岁。发热2天，突发心前区尖锐性疼痛，伴胸闷、气促，咳嗽或深呼吸时胸痛加重。

86．下列体征对诊断最有意义的是

A．脉搏短绌　　　　　　　　B．水冲脉

C．心音遥远　　　　　　　　D．血压上升

E．心包摩擦音

87．护士在巡视病房时发现患者突然呼吸困难、端坐呼吸、血压明显下降，判断患者最可能出现了

A．肺梗死　　　　　　　　　B．急性肺水肿

C．纤维蛋白性心包炎　　　　D．心肌炎

E．心包积液

课后习题答案

1．B　2．A　3．E　4．E　5．B　6．E　7．C　8．D　9．A　10．B

11．B　12．D　13．C　14．A　15．B　16．D　17．E　18．E　19．C　20．B

21．B　22．B　23．B　24．D　25．B　26．A　27．E　28．E　29．C　30．D

31．C　32．A　33．C　34．E　35．A　36．F　37．D　38．E　39．D　40．E

41．D　42．A　43．A　44．D　45．A　46．A　47．C　48．E　49．E　50．D

51．A　52．B　53．A　54．D　55．A　56．F　57．E　58．C　59．E　60．B

61．E　62．C　63．E　64．C　65．E　66．E　67．E　68．C　69．E　70．A

71．A　72．C　73．B　74．E　75．D　76．D　77．A　78．E　79．E　80．D

81．B　82．E　83．B　84．C　85．A　86．E　87．E

（王燕燕）

第三章　消化系统疾病患者的护理

第一节　消化系统疾病常见症状体征的护理

一　概述

消化系统疾病为临床常见疾病，食管、胃、肠、肝、胆、胰腺等各个脏器都可能发生病变，可为器质性或功能性疾病，病变可局限于消化系统或累及其他系统，而其他系统疾病或全身性疾病也可引起消化系统的症状和体征。多数消化系统疾病呈慢性过程，易导致严重的消化吸收障碍，在某些诱因作用下，容易引起出血、穿孔甚至器官功能衰竭等，从而危及生命。消化系统最主要的生理功能是将人体摄取的食物进行消化、吸收，分解为小分子物质，并吸收营养成分，经肝脏加工，成为体内自身物质供给全身组织利用。由于消化道直接开口于体外，接触病原体、致癌物质、毒性物质的机会较多，因而容易发生感染、炎症和损伤等。正常的胃肠道结构和功能对维持人体健康状况、抵御外来微生物侵害具有重要意义。

二　常见症状体征、特点及护理诊断

消化系统常见症状分别是恶心与呕吐、腹痛、便秘与腹泻和黄疸，表1-3-1为不同症状的特点及相应的护理诊断。

表1-3-1　消化系统疾病常见症状特点与护理诊断

症状	特点	护理诊断
恶心、呕吐	恶心为上腹部不适、紧迫欲吐的感觉，伴有迷走神经兴奋的症状，如皮肤苍白、出汗、流涎、血压降低、心动过缓等。呕吐是通过胃的强烈收缩，迫使胃或部分小肠的内容物经食管、口腔而排出体外的现象	有体液不足的危险 潜在并发症：窒息
腹痛	腹部的感觉神经纤维受到炎症、缺血、损伤及理化因子等因素刺激后，产生冲动传至痛觉中枢所产生的疼痛感。一般按起病急缓和病程长短，将腹痛分为急性腹痛和慢性腹痛	疼痛：腹痛 焦虑

续表

症状	特点	护理诊断
便秘、腹泻	便秘是指排便次数少或排便困难、不畅，粪便干结、粪质硬、量少，是一种常见的症状，严重者影响患者的生活质量。腹泻是指排便次数多于平日习惯的频率，且粪质稀薄	便秘 腹泻 有体液不足的危险
黄疸	由于血清中胆红素浓度增高，巩膜、皮肤、黏膜及其他组织和体液发生黄染的现象	有皮肤完整性受损的危险 自我形象紊乱

三 呕吐特点

表1-3-2为消化系统常见疾病呕吐的特点。

表1-3-2 消化系统常见疾病呕吐特点

常见疾病	特点
上消化道出血	呕吐物呈咖啡色甚至鲜红色
急性胰腺炎	频繁剧烈的呕吐，吐出胃内容物甚至胆汁
幽门梗阻	餐后发生呕吐，呕吐物含酸性发酵宿食
低位肠梗阻	呕吐物带粪臭味

四 腹痛特点

腹痛（abdominal pain）多由腹部脏器疾病引起，但腹腔外疾病及全身性疾病也可引起。腹痛的性质可表现为隐痛、钝痛、灼痛、胀痛、刀割样痛、钻痛或绞痛等，可为持续性或阵发性疼痛，其部位、性质和程度常与疾病有关。消化系统常见疾病腹痛特点见表1-3-3。

表1-3-3 消化系统常见疾病腹痛特点

部位/疾病	特点
胃、十二指肠疾病	中上腹部隐痛、灼痛或不适感
小肠疾病	脐部或脐周，伴有腹泻、腹胀
大肠病变	下腹部一侧或双侧疼痛
急性腹膜炎	弥漫性全腹疼痛，腹肌紧张，有压痛、反跳痛
急性胰腺炎	中上腹持续性剧痛，持续性钝痛、钻痛或绞痛，并向腰背部呈带状放射

五 腹泻特点

表1-3-4为消化系统常见疾病的腹泻特点。

表1-3-4　消化系统常见疾病的腹泻特点

常见疾病	特点
急性感染性腹泻	每天排便次数可达10次以上
慢性腹泻	每天排便次数增多，可为稀便，也可带黏液脓血
细菌感染	常有黏液血便或脓血便
阿米巴痢疾	粪便呈暗红色或果酱样
小肠疾病	粪便呈糊状或水样，可含有未完全消化的食物成分
结肠疾病	粪便中含较多黏液，量少、次数较多

第二节　胃炎患者的护理

胃炎（gastritis）指任何病因引起的胃黏膜炎症，常伴有上皮损伤和细胞再生，是最常见的消化道疾病之一。根据临床发病缓急和病程长短，一般将其分为急性胃炎（acute gastritis）和慢性胃炎（chronic gastritis）；根据病变部位分为胃窦胃炎、胃体胃炎和全胃炎；根据病因可分为幽门螺杆菌相关性胃炎、自身免疫性胃炎、应激性胃炎、特殊类型胃炎；根据病理改变分为浅表性胃炎、萎缩性胃炎。

一　护理评估重点

急性胃炎是由多种病因引起的急性胃黏膜炎症。临床上急性发病，主要表现为上腹部症状。内镜检查可见胃黏膜充血、水肿、出血、糜烂及浅表溃疡等病变。急性胃炎包括3种：①幽门螺杆菌感染引起的急性胃炎；②除幽门螺杆菌之外的病原体感染引起的急性胃炎；③急性糜烂性出血性胃炎。

慢性胃炎是由各种病因引起的胃黏膜慢性炎症。其发病率随年龄增长而升高，在各种胃病中居首位。目前，我国采用国际上新悉尼系统的分类方法，将慢性胃炎分为浅表性、萎缩性和特殊类型3类。

急、慢性胃炎的病因见表1-3-5。

表1-3-5　胃炎的病因

类型	病因
急性胃炎	药物：最常引起胃黏膜炎症的药物是非甾体抗炎药
	急性应激状态：严重脏器疾病、严重创伤、大面积烧伤、大手术、颅脑病变、休克及精神心理因素
	其他：急性感染、大量长期饮酒、胆汁和胰液反流、胃内异物及肿瘤放疗后的物理性损伤

第三章　消化系统疾病患者的护理　87

续表

类型	病因
慢性胃炎	幽门螺杆菌感染：目前认为最主要病因
	饮食：高盐饮食，长期饮浓茶、酒、咖啡，食物过冷、过热、过于粗糙会损伤胃黏膜
	自身免疫：自身免疫性胃炎患者血液中存在壁细胞抗体和内因子抗体
	理化因素：服用大量非甾体类抗炎药及各种原因引起的十二指肠反流

二 护理诊断

1. **疼痛：腹痛**　与胃黏膜炎性病变有关。
2. **营养失调：低于机体需要量**　与食欲缺乏和消化吸收不良等有关。

三 护理措施

护理胃炎患者时，护士要指导患者休息和活动，注意饮食护理，避免诱发因素，及时发现病情变化，指导患者减轻腹痛的方法，观察药物疗效与不良反应，进行心理护理。

（一）饮食护理

适宜的饮食可以促进疾病的恢复，表1-3-6为胃炎患者的饮食护理。

表1-3-6　胃炎患者的饮食护理

类型	护理措施
急性胃炎	定时、规律，避免辛辣、刺激食物 一般进少渣、温凉半流质饮食，少量多餐，每天5~7次 如有少量出血可给予牛奶、米汤等流质饮食，以中和胃酸，有利于胃黏膜的修复 急性大出血或呕吐频繁时应禁食
慢性胃炎	定时进餐、少量多餐、细嚼慢咽，戒除烟酒 胃酸分泌量多者应禁食浓肉汤、多脂肪及酸性食品，胃酸低者可食用刺激胃酸分泌的食物 保持口腔清洁舒适，促进食欲

（二）用药护理

针对病因和原发疾病采取防治措施。治疗原则是消除病因、缓解症状、控制感染、防治癌前病变。幽门螺杆菌感染引起的胃炎，遵医嘱使用根除幽门螺杆菌的常用药物，其不良反应和相应护理措施见表1-3-7，观察药物疗效及不良反应；由非甾体抗炎药引起的，应停药，并给予抗酸药；胆汁反流者，服用氢氧化铝凝胶，或者服用硫糖铝及胃动力药物以中和胆盐，防止反流；自身免疫性胃炎伴有恶性贫血者，遵医嘱应用维生素B_{12}。急性应激者，在积极治疗原发病的同时，给予抑制胃酸分泌、保护胃黏膜的常用药物，其不良反应和相应护理措施见表1-3-8；上消化道大出血时，采取综合性抢救治疗措施。

表1-3-7 根除幽门螺杆菌的常用药物、不良反应和相应护理措施

常用药物	不良反应	护理措施
克拉霉素	周围神经炎和溶血性贫血	观察下肢皮肤颜色、温度和尿色
阿莫西林	皮疹	用药前询问有无青霉素过敏史
甲硝唑	恶心、呕吐等胃肠道反应	餐后0.5 h服用

表1-3-8 保护胃黏膜的常用药物、不良反应和相应护理措施

药物类型	常用药物	不良反应	护理措施
胃黏膜保护剂	硫糖铝	便秘、口干、皮疹、眩晕、嗜睡	宜在餐前1 h服用；不能与多酶片同服，以免降低两者效价
前列腺素类药物	米索前列醇	腹泻、子宫收缩	孕妇忌用
胶体铋	枸橼酸铋钾	舌苔发黑、便秘、粪便呈黑色、神经毒性	餐前0.5 h口服，吸管直接吸入；不宜长期使用

四 健康指导

胃炎患者的健康指导分为疾病知识指导、生活习惯指导、用药知识指导三大部分，具体的健康指导见图1-3-1。

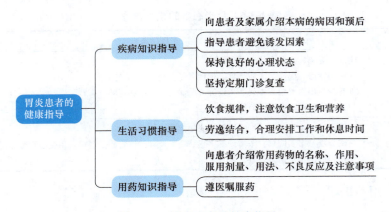

图1-3-1 胃炎患者的健康指导

第三节 消化性溃疡患者的护理

消化性溃疡（peptic ulcer）主要指发生在胃和十二指肠的慢性溃疡，即胃溃

疡（gastric ulcer，GU）和十二指肠溃疡（duodenal ulcer，DU），因溃疡形成与胃酸/胃蛋白酶的消化作用有关，故称为消化性溃疡。临床特点为慢性过程、周期性发作、节律性上腹部疼痛，其发作有明显的季节性，秋冬季和冬春季之交发病较常见。临床上十二指肠溃疡较胃溃疡多见。

一 护理评估重点

消化性溃疡具有慢性过程、周期性发作和节律性上腹部疼痛的特点，胃溃疡和十二指肠溃疡上腹痛的特点见表1-3-9。多数患者上腹部疼痛长期反复发作，可达数年至数十年。此外，常伴有嗳气、反酸、上腹胀、食欲缺乏等消化不良症状，以及失眠、缓脉、多汗等自主神经功能失调的表现。消化性溃疡患者的临床表现见图1-3-2。

表1-3-9　胃、十二指肠溃疡上腹痛特点的比较

鉴别点	胃溃疡	十二指肠溃疡
疼痛部位	中上腹或剑突下偏左	中上腹或中上腹右
疼痛时间	常在餐后约1 h内发生，称为"饭后痛"	常在两餐之间，至下次进餐后缓解，称为"空腹痛"或"夜间痛"
疼痛性质	多呈灼痛、胀痛或饥饿样不适感	多呈灼痛、胀痛或饥饿样不适感
疼痛节律	进食—疼痛—缓解	疼痛—进食—缓解

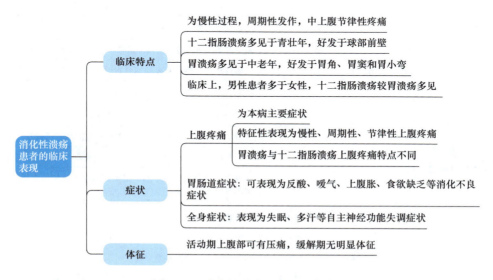

图1-3-2　消化性溃疡患者的临床表现

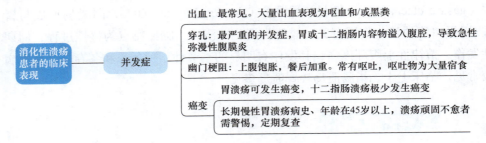

图1-3-2 消化性溃疡患者的临床表现（续）

二 护理诊断

1. **疼痛：腹痛**　与胃酸刺激溃疡面引起化学性炎症反应有关。
2. **营养失调：低于机体需要量**　与疼痛致摄入量减少及消化吸收障碍有关。
3. **潜在并发症**　上消化道出血、穿孔、幽门梗阻、癌变。

三 护理措施

消化性溃疡患者的护理措施主要包括一般护理、病情观察、并发症护理、用药护理、心理护理五大方面的内容，具体护理措施见图1-3-3，用药指导见表1-3-10。

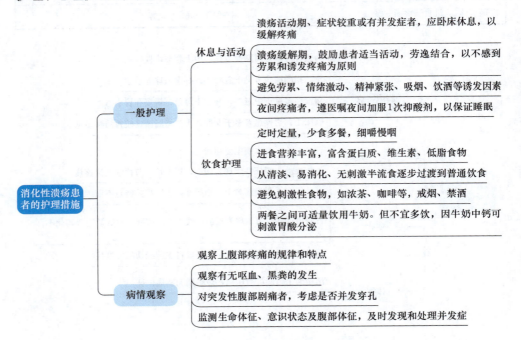

图1-3-3 消化性溃疡患者的护理措施

第三章 消化系统疾病患者的护理

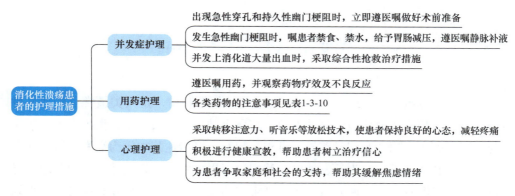

图 1-3-3　消化性溃疡患者的护理措施（续）

表 1-3-10　消化性溃疡患者的用药指导

药物类型	常用药物	注意事项
碱性抗酸剂	氢氧化铝	餐后 1 h 和睡前服用，避免与奶制品同服。服用片剂时应嚼服，乳剂给药前应充分摇匀
H_2 受体拮抗剂	西咪替丁 雷尼替丁	餐中或餐后即刻服用，或将一日剂量在睡前服用，与抑酸药联用时，两药间隔 1 h 以上。静脉给药应控制速度，避免低血压和心律失常
其他	奥美拉唑 硫糖铝 枸橼酸铋钾	避免从事高度集中注意力的工作 进餐前 1 h 服用，糖尿病患者应慎用 不得与牛奶、强酸药物同服，餐前 0.5 h 服用

四　健康指导

消化性溃疡患者的健康指导主要包括疾病知识指导、生活方式指导及用药指导，具体指导内容见图 1-3-4。

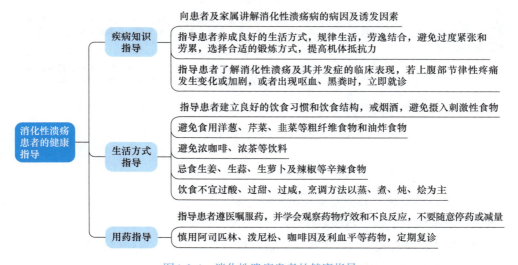

图 1-3-4　消化性溃疡患者的健康指导

第四节　胃癌患者的护理

胃癌（gastric cancer）是起源于胃上皮的恶性肿瘤，是人类最常见的恶性肿瘤之一，发病率居消化道肿瘤的首位，在所有肿瘤中居第二位。世界上不同国家与地区胃癌的发病率有明显差异。日本、智利、哥斯达黎加等为高发地区，北美洲、澳大利亚、新西兰为低发地区。我国属于胃癌发病率较高地区，但各地差异较大，以青海省、宁夏回族自治区、甘肃省高发；男性的胃癌发病率与死亡率均高于女性。发病年龄以中老年居多，高发年龄为55～70岁。近30年，我国部分地区胃癌发病率有逐年下降的趋势。

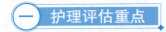

（一）病因和发病机制

正常情况下，胃黏膜上皮细胞的增殖和凋亡之间保持动态平衡，这种平衡的维持有赖于癌基因、抑癌基因及一些生长因子的共同调控。多种因素共同影响上述平衡，参与胃癌的发生。图1-3-5为胃癌的病因、分类及常见转移途径。

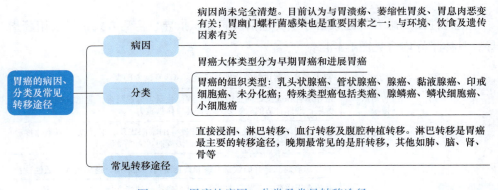

图1-3-5　胃癌的病因、分类及常见转移途径

（二）胃癌患者常见辅助检查措施

1. **血常规检查**　多数患者有缺铁性贫血。
2. **粪便隐血试验**　持续阳性。
3. **X线钡餐检查**　主要表现为充盈缺损、腔内龛影、胃壁僵直失去蠕动等。
4. **纤维胃镜和黏膜活检**　目前最可靠的诊断手段。

二 护理诊断

1. **疼痛：腹痛** 与癌细胞浸润有关。
2. **营养失调：低于机体需要量** 与吞咽困难、消化吸收障碍等有关。
3. **预感性悲哀** 与患者预感疾病的预后不良有关。

三 护理措施

胃癌患者的护理要点主要包括一般护理、病情观察、用药护理、心理护理、健康指导五大方面的内容，具体见图1-3-6。

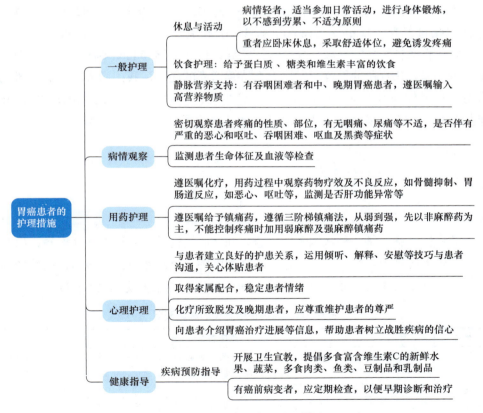

图1-3-6 胃癌患者的护理措施

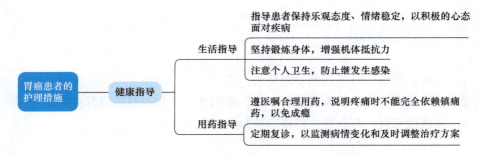

图1-3-6　胃癌患者的护理措施（续）

第五节　炎症性肠病患者的护理

炎症性肠病（inflammatory bowel disease，IBD）专指病因未明的炎症性肠病，包括溃疡性结肠炎（ulcerative colitis，UC）和克罗恩病（Crohn disease，CD）。IBD的发病率有明显的地域差异及种族差异，以北美洲和北欧地区最高，亚洲较低。近年来，IBD在世界范围发病率有持续增高的趋势，我国尚无流行病学研究报道。我国UC较CD多，但较欧洲和美洲少见，且病情一般较轻。IBD发病高峰年龄为15～25岁，亦可见于儿童或老年人，男女发病率无明显差异。

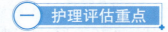
一　护理评估重点

（一）溃疡性结肠炎

溃疡性结肠炎是一种病因不明的直肠和结肠慢性非特异性炎症性疾病，病变主要限于大肠黏膜与黏膜下层，临床表现为腹泻、黏液脓血便和腹痛，病情轻重不一，呈反复发作的慢性病程，多见于20～40岁。临床表现见表1-3-11。

表1-3-11　溃疡性结肠炎的临床表现

部位	临床表现
消化系统表现	腹泻：典型者呈黏液或黏液脓血便。大便次数和便血程度反映病情严重程度，轻者每天排便2～4次，粪便呈糊状，可混有黏液、脓血，便血轻或无。大量脓血，甚至呈血水样。大多伴有里急后重，为直肠炎症刺激所致
	腹痛：轻者或缓解期患者多无腹痛或仅有腹部不适，活动期有轻度或中度腹痛，为左下腹或下腹阵痛。呈疼痛—便意—便后缓解的规律
	其他症状：腹胀、食欲缺乏、恶心、呕吐
全身症状	中、重型患者活动期有低热或中等度发热，高热多提示有并发症或见于急性暴发型重症患者可出现衰弱、低蛋白血症、水和电解质平衡紊乱等表现
肠外表现	口腔黏膜溃疡、结节性红斑、外周关节炎、坏疽性脓皮病
其他	3%患者可出现抑郁、失眠及自主神经功能失调等精神神经症状

第三章 消化系统疾病患者的护理 95

（二）克罗恩病

克罗恩病是一种病因未明的胃肠道慢性炎性肉芽肿性疾病。病变多见于末段回肠和邻近结肠，从口腔至肛门各段消化道均可受累，呈节段性或跳跃式分布。临床表现以腹痛、腹泻、腹部包块、瘘管形成和肠梗阻为特点，可伴有发热、营养障碍等全身表现，以及关节、皮肤、眼、口腔黏膜、肝等肠外损害。发病年龄多在15～30岁，有终身复发倾向。我国发病率不高，但并不罕见。克罗恩病的临床表现见表1-3-12。

表1-3-12　克罗恩病的临床表现

部位	临床表现
消化系统表现	①腹泻：70%～90%患者可出现腹泻，多数每天2～6次；②腹痛：50%～90%患者可有腹痛症状；③腹部包块：10%～20%病例出现腹部包块，以右下腹和脐周多见；④瘘管形成：克罗恩病的临床特征之一；⑤肛门直肠周围病变：包括肛门直肠周围瘘管、脓肿形成和肛裂等
全身表现	5%～40%可有发热表现。一般为中等度热或低热，常间歇出现；急性重症病例或伴有化脓性并发症时，多可出现高热、寒战等毒血症状
肠外表现	本病可累及多个系统，如关节痛（炎）、口腔黏膜溃疡、结节性红斑、坏疽性脓皮病、炎症性眼病、慢性活动性肝炎、脂肪肝、胆石症、硬化性胆管炎和胆管周围炎、肾结石

（三）溃疡性结肠炎与克罗恩病的鉴别

一般认为，UC和CD是同一疾病的不同亚型，组织损伤的基本病理过程相似，但可能由于致病因素不同，发病的具体环节不同，最终导致组织损害的表现不同。表1-3-13为两种疾病临床表现的比较。

表1-3-13　溃疡性结肠炎与克罗恩病的鉴别

鉴别点	克罗恩病	溃疡性结肠炎
病因	自身免疫性疾病	自身免疫性疾病
好发部位	回肠末端	乙状结肠直肠
疼痛部位	右下腹和脐周	左下腹或下腹
里急后重	无	有
药物治疗	病情轻：柳氮磺吡啶、美沙拉秦 病情重：糖皮质激素	病情轻：柳氮磺吡啶、美沙拉秦 病情重：糖皮质激素
并发症	肠梗阻（非特异性肉芽肿、肠蠕动减慢）	中毒性巨结肠（低钾血症、肠麻痹、肠腔积气）
大便性状	糊状（无黏液脓血）	黏液脓血便

二　护理诊断

1. 腹泻　与结肠炎症有关。

2. **疼痛：腹痛**　与肠道炎症、溃疡有关。
3. **营养失调：低于机体需要量**　与机体营养丢失和吸收障碍有关。

三　护理措施

炎症性肠病患者的护理措施主要包括一般护理、病情观察、用药护理、心理护理四方面的内容，具体护理措施见图1-3-7。

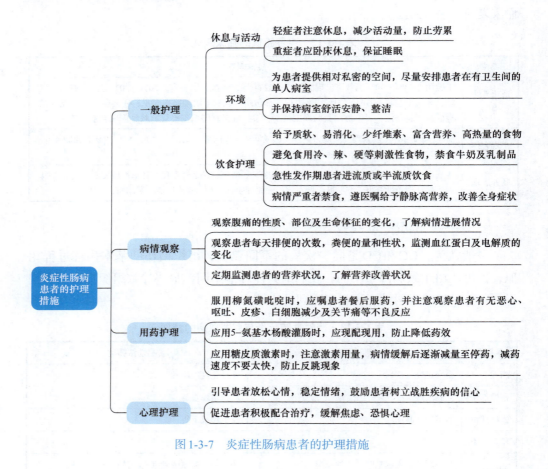

图1-3-7　炎症性肠病患者的护理措施

四　健康指导

炎症性肠病患者的健康指导主要包括生活方式指导、用药指导两个方面，具体指导内容如图1-3-8所示。

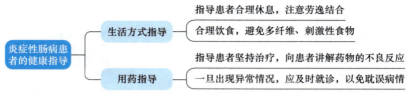

图 1-3-8　炎症性肠病患者的健康指导

第六节　肝硬化患者的护理

肝硬化（hepatic cirrhosis）是由多种病因引起，以肝组织弥漫性纤维化、假小叶和再生结节形成为特征的慢性进行性肝病。疾病代偿期无明显的症状，失代偿期以肝功能损害和门静脉高压为主要表现，晚期常出现消化道出血、感染、肝性脑病等严重并发症。本病是常见病，以青壮年男性多见，35～50岁为发病高峰年龄。

一　护理评估重点

（一）肝硬化的病因

肝硬化可由多种病因引起。在我国，病毒性肝炎是引起肝硬化的主要原因，占全部肝硬化的60%～80%；在欧洲和美洲，酒精性肝硬化占全部肝硬化的50%～90%。肝硬化的病因见图1-3-9。

（二）肝硬化患者的临床表现

肝硬化起病隐匿，病程进展缓慢，可隐伏3～5年或更长时间。临床上根据有无出现腹水、上消化道出血、肝性脑病等并发症，将肝硬化分为代偿期和失代偿期肝硬化，但两者之间的界限并不明显。肝硬化患者的临床表现见图1-3-10。

二　护理诊断

1. **营养失调：低于机体需要量**　与肝功能减退、门静脉高压引

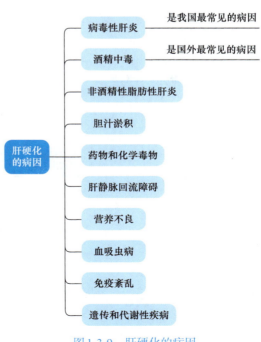

图 1-3-9　肝硬化的病因

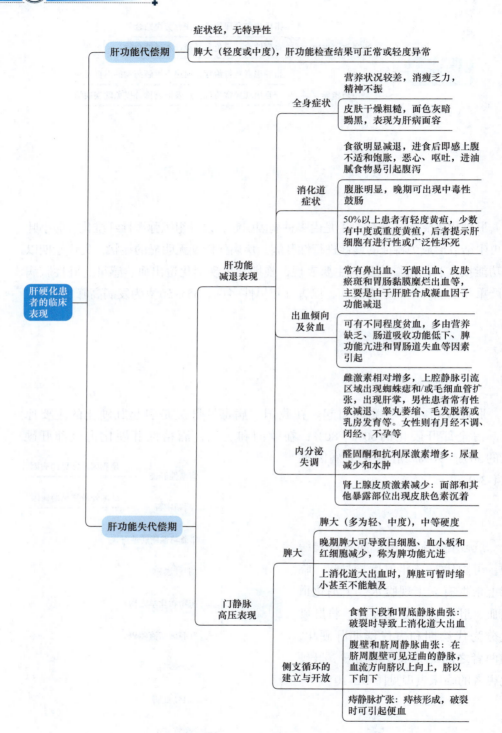

图 1-3-10　肝硬化患者的临床表现

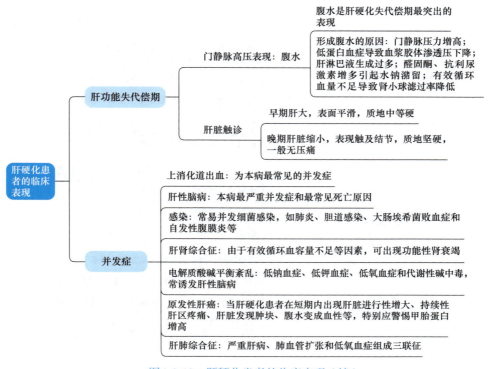

图 1-3-10　肝硬化患者的临床表现（续）

起食欲缺乏、营养物质摄入减少、消化和吸收障碍有关。

2. **体液过多**　与肝功能减退、门静脉高压引起水钠潴留有关。

3. **焦虑**　与担心疾病预后、经济负担等有关。

4. **感染的危险**　与机体抵抗力低下、门静脉侧支循环开放等因素有关。

5. **潜在并发症**　上消化道出血、肝性脑病、肝肾综合征、继发感染。

三　护理措施

肝硬化患者的护理措施主要包括一般护理、病情观察、腹水的护理、用药护理等，具体见图 1-3-11。

四　健康指导

肝硬化患者的健康指导主要包括疾病知识指导、生活方式指导、用药指导、照顾者指导 4 个方面，具体指导内容见图 1-3-12。

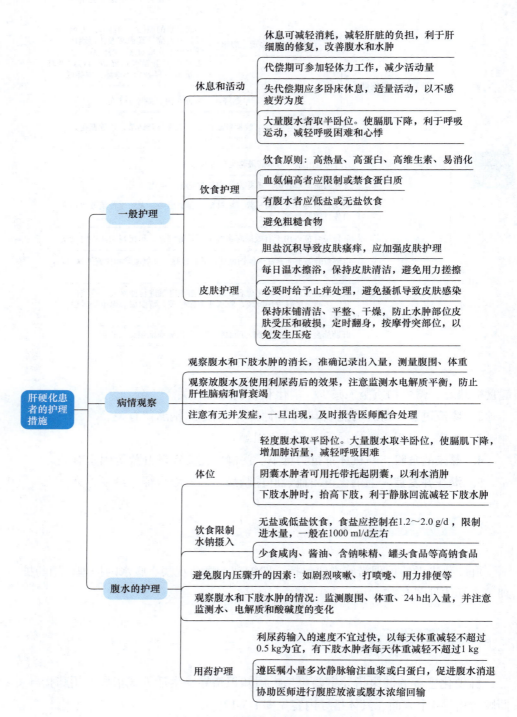

图 1-3-11　肝硬化患者的护理措施

第三章 消化系统疾病患者的护理

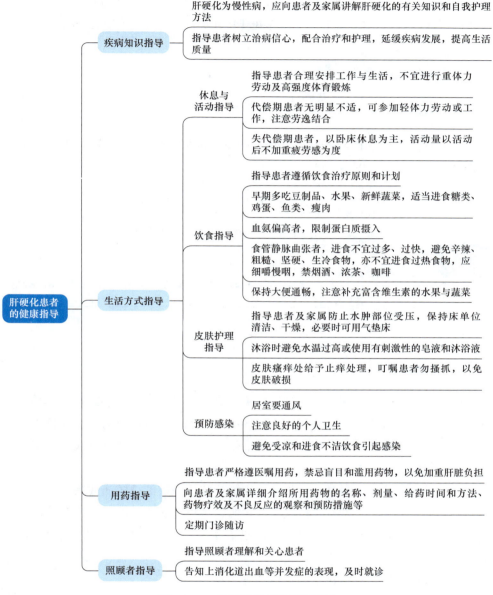

图1-3-12 肝硬化患者的健康指导

第七节 原发性肝癌患者的护理

原发性肝癌（primary carcinoma of the liver）简称"肝癌"，是指肝细胞或肝内胆管细胞所发生的癌肿，是我国常见恶性肿瘤之一。据统计，原发性肝癌在恶性肿瘤的死亡顺位中位居第二，在城市中仅次于肺癌，农村中仅次于胃癌。世界范围内，肝癌的发病率以亚洲东南部地区及非洲的撒哈拉沙漠以南地区最高，欧洲和美洲及大洋洲较低。在我国，肝癌的发病率沿海地区高于内地，东南部地区和东北部地区高于西北部地区和西南部地区，本病多见于中年男性，男女之比约为5∶1。

一 护理评估重点

（一）病因

原发性肝癌的病因与发病机制尚未明确，根据高发区流行病学调查的结果，原发性肝癌的病因见图1-3-13。

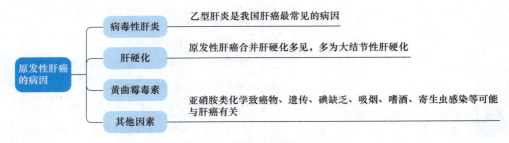

图1-3-13 原发性肝癌的病因

（二）症状和临床表现

原发性肝癌起病隐匿，早期缺乏典型表现，或者在慢性肝病随访、体检、普查时偶尔发现。经甲胎蛋白（alpha-fetoprotein，AFP）筛查出的早期病例无任何症状、体征，称为亚临床肝癌。因出现症状而就诊者，大多数已进入中晚期。

1. 症状

（1）肝区疼痛：是最常见、最早出现的症状，呈持续性钝痛或胀痛。

（2）消化道症状：常有食欲缺乏、腹胀，也可有恶心、呕吐、腹泻等。

（3）全身症状：有乏力、进行性消瘦、发热、营养不良，晚期患者可呈恶病质等。

（4）转移灶症状：肺转移和骨转移等多见。

2. 体征

（1）肝大：进行性肝大，为肝癌最常见的特征性体征之一。

（2）黄疸：一般在晚期出现。

（3）肝癌伴肝硬化门静脉高压者可有脾大、静脉侧支循环形成及腹水等表现。

二 护理诊断

1. 慢性疼痛：腹痛 与肿瘤迅速增大引起肝包膜张力增高或手术、肝动脉栓塞术后产生栓塞综合征等。

2. 营养失调：低于机体需要量　与恶性肿瘤对机体造成的慢性消耗、食欲缺乏、化疗所致的胃肠道反应等有关。

3. 焦虑　与担忧疾病预后不良有关。

4. 潜在并发症　肝性脑病、上消化道出血、肝癌结节破裂出血、感染等。

三 护理措施

原发性肝癌患者的护理措施主要包括一般护理、饮食护理、病情观察、肝动脉化疗栓塞治疗的护理，具体护理措施见图1-3-14。

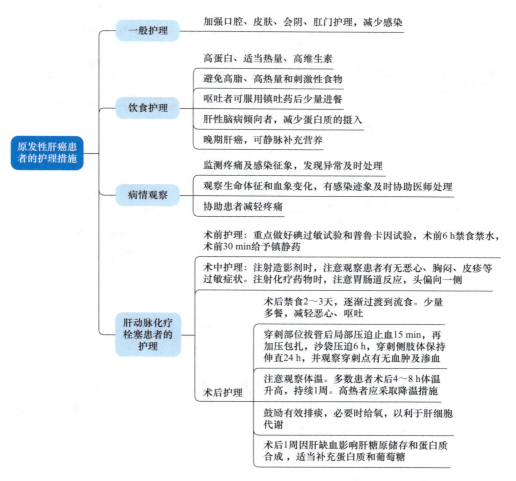

图1-3-14　原发性肝癌患者的护理措施

四 健康指导

原发性肝癌患者的健康指导主要包括疾病知识指导、定期复查、治疗指导、预防指导，具体指导内容见图1-3-15。

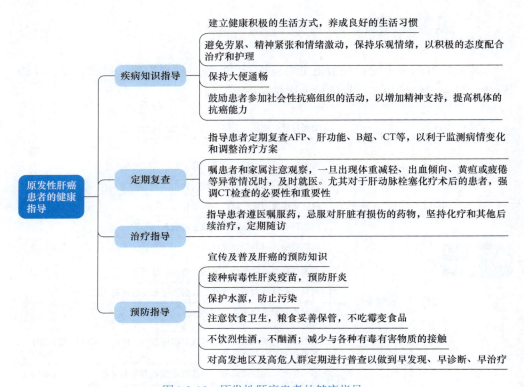

图1-3-15　原发性肝癌患者的健康指导

第八节　肝性脑病患者的护理

肝性脑病（hepatic encephalopathy，HE）又称肝性昏迷（hepatic coma），是严重肝病引起的以代谢紊乱为基础的中枢神经系统功能失调综合征。HE主要临床表现是意识障碍、行为失常和昏迷。

一 护理评估重点

肝性脑病常因原有的肝病性质、肝细胞损害程度及诱因不同而临床表现不同（表1-3-14）。急性肝衰竭所致肝性脑病可无明显诱因，进展迅速。慢性肝性脑病常有诱因。一般根据意识障碍程度、神经系统表现和脑电图改变，将肝性脑病由轻到重分为5期。

表1-3-14 肝性脑病患者的分期及临床表现

分期	表现	扑翼样震颤	脑电图
0期	无	无	正常
Ⅰ期（前驱期）	轻度性格改变，行为异常	有	正常
Ⅱ期（昏迷前期）	明显意识改变，行为异常	有	异常
Ⅲ期（昏睡期）	昏睡、精神错乱	有	异常
Ⅳ期（昏迷期）	昏迷（神志完全丧失，不能唤醒）	无	明显异常

二 护理诊断

1. **急性意识障碍** 与血氨增高对神经系统有毒性作用和影响神经传导有关。
2. **营养失调：低于机体需要量** 与肝衰竭、消化吸收障碍及限制蛋白摄入等有关。
3. **有感染的危险** 与长期卧床、营养不良、机体抵抗力下降有关。
4. **知识缺乏** 缺乏预防、护理肝性脑病的有关知识。

三 护理措施

肝性脑病患者的主要护理措施见图1-3-16。

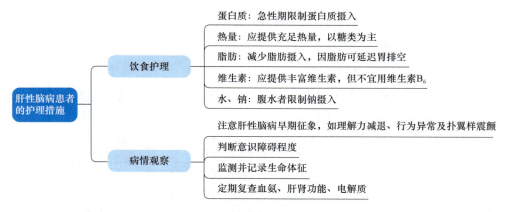

图1-3-16 肝性脑病患者的护理措施

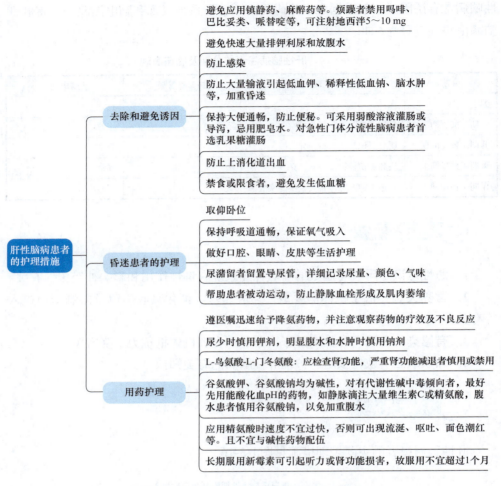

图1-3-16 肝性脑病患者的护理措施（续）

四 健康指导

肝性脑病患者的健康指导主要包括疾病知识指导、生活方式指导、用药指导、照顾者指导，具体指导内容见图1-3-17。

图1-3-17 肝性脑病患者的健康指导

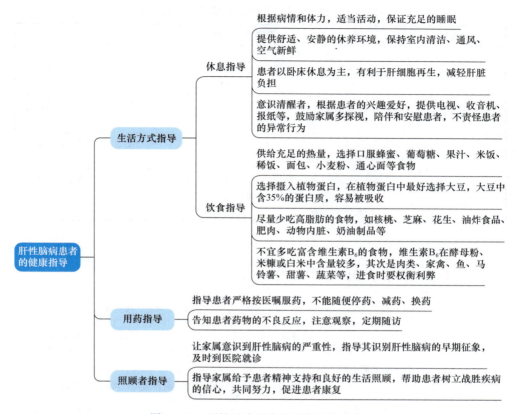

图 1-3-17　肝性脑病患者的健康指导（续）

第九节　急性胰腺炎患者的护理

急性胰腺炎（acute pancreatitis）是多种病因导致胰腺分泌的胰酶被激活后引起胰腺及其周围组织自身消化的化学性炎症，是消化系统常见急症之一。临床表现为急性腹痛、发热、恶心、呕吐和血、尿淀粉酶增高等，重症常继发感染、腹膜炎和休克等多种并发症。本病多发生于青壮年，女性多于男性。

一　护理评估重点

（一）临床表现

临床表现及病情轻重取决于病因、病理类型。急性胰腺炎患者具体临床表现及其要点见表 1-3-15。

表1-3-15 急性胰腺炎患者的临床表现及其要点

临床表现	要点
腹痛	出现最早、最常见，为本病的首要症状 疼痛剧烈且为持续性，呈钝痛、刀割样痛或绞痛，可有阵发性加剧，腹痛常位于中上腹或左上腹，可向腰背部呈带状放射
恶心、呕吐与腹胀	有频繁恶心、呕吐，大多频繁而持久，吐出食物和胆汁，呕吐后腹痛并不减轻。常同时伴有腹胀，甚至出现麻痹性肠梗阻
发热	中度以上发热，一般持续3~5天。若持续发热1周以上并有白细胞计数增多，多提示胰腺脓肿或胆道炎症等继发感染
水、电解质紊乱低血压和休克	有轻重不等的脱水，呕吐频繁者可有代谢性碱中毒。出血坏死型者可有显著脱水和代谢性酸中毒，伴血钾、血镁、血钙降低 仅见于出血坏死型胰腺炎

（二）辅助检查

急性胰腺炎患者的辅助检查见图1-3-18。

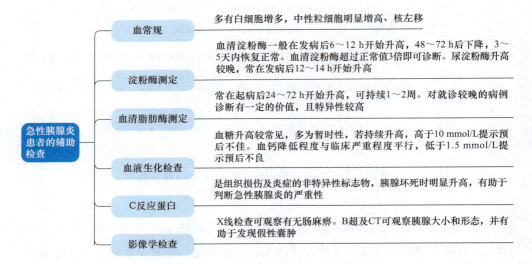

图1-3-18 急性胰腺炎患者的辅助检查

二 护理诊断

1. **疼痛：腹痛** 与急性胰腺炎所致的胰腺及周围组织水肿有关。
2. **体温过高** 与胰腺炎症、坏死和继发感染有关。
3. **有体液不足的危险** 与禁食、呕吐、胃肠减压或胰腺出血有关。
4. **潜在并发症** 休克、急性腹膜炎、急性呼吸窘迫综合征、急性肾衰竭等。

三 护理措施

患者的护理措施主要包括一般护理、疼痛护理、病情观察、防治低血容量性休克，具体见图1-3-19。

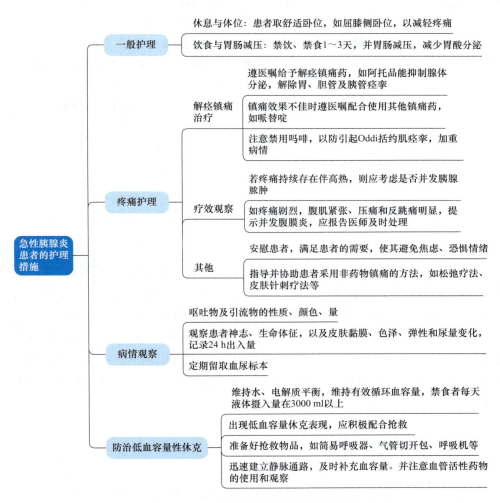

图1-3-19 急性胰腺炎患者的护理措施

四 健康指导

急性胰腺炎患者的健康指导分为疾病知识指导、生活方式指导，具体见图1-3-20。

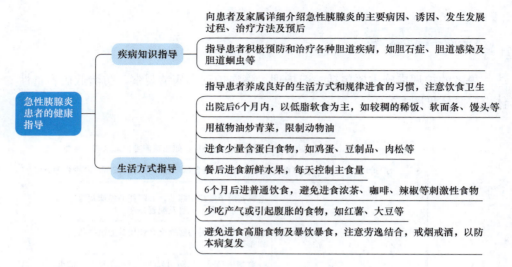

图 1-3-20　急性胰腺炎患者的健康指导

第十节　上消化道大量出血患者的护理

上消化道大量出血（upper gastrointestinal massive hemorrhage）指屈氏（Treitz）韧带以上的消化道，包括食管、胃、十二指肠、胰腺、胆道及胃空肠吻合术后的空肠病变引起的出血，在数小时内其失血量超过 1000 ml 或循环血容量的 20%，主要表现为呕血和/或黑粪，常伴有急性周围循环衰竭，甚至引起失血性休克而危及患者生命，是临床上的常见急症。因此，尽早识别出血征象，密切观察病情变化，及时给予有效的急救措施及认真细致的护理，是抢救患者生命的重要环节。

一　护理评估重点

上消化道出血的临床表现主要取决于出血部位、量、性质及出血速度。上消化道出血的临床表现及其要点见表 1-3-16。

表 1-3-16　上消化道出血的临床表现及其要点

临床表现	要点
呕血与黑粪	上消化道出血的特征性表现 幽门以上出血者常有呕血与黑粪；幽门以下出血者可仅表现为黑粪

续表

临床表现	要点
失血性周围循环衰竭	患者可出现头晕、心悸、乏力、口渴、晕厥等一系列组织缺血的表现。呈休克状态时，收缩压＜80 mmHg；心率＞120次/分；脉差＜30 mmHg
发热	大量出血后，多数患者在24 h内出现发热，一般不超过38.5℃，可持续3～5天
氮质血症	血尿素氮多在一次出血后数小时上升，24～48 h达到高峰

二 护理诊断

1. **体液不足**　与上消化道大出血有关。
2. **活动无耐力**　与上消化道大出血引起失血性周围循环衰竭有关。
3. **有窒息的危险**　与血液反流入气管有关。
4. **恐惧**　与突然发生上消化道大出血及害怕其对生命有威胁有关。
5. **潜在并发症**　休克。

三 护理措施

护理上消化道大出血患者时，护士要指导患者休息与活动，注意饮食护理，及时发现病情变化，观察药物疗效和不良反应，并进行心理护理等。具体护理措施见图1-3-21。

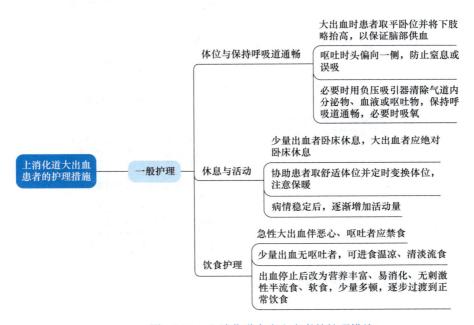

图1-3-21　上消化道大出血患者的护理措施

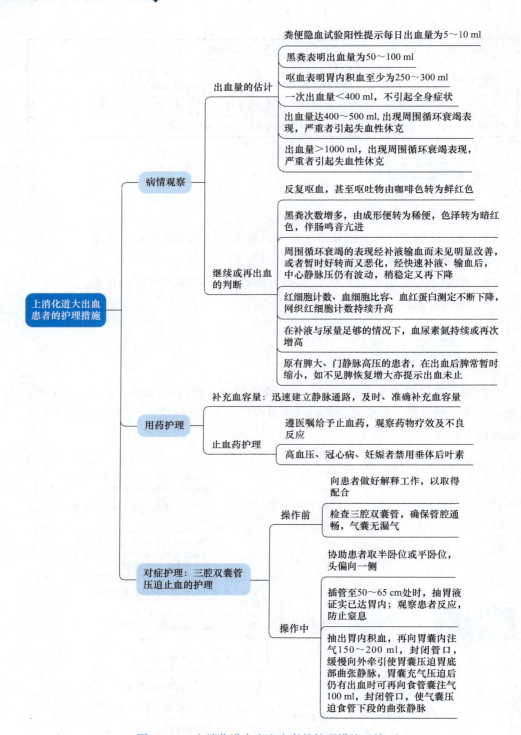

图1-3-21 上消化道大出血患者的护理措施（续1）

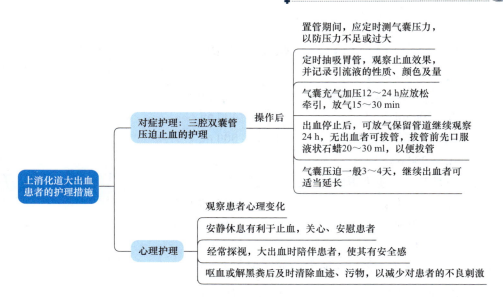

图 1-3-21　上消化道大出血患者的护理措施（续2）

四　健康指导

上消化道大出血患者的健康指导分为疾病知识指导、饮食指导，具体见图 1-3-22。

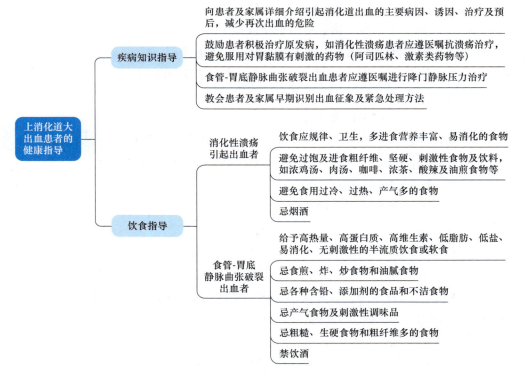

图 1-3-22　上消化道大出血患者的健康指导

课 后 习 题

1. 上消化道大量出血是指数小时内出血量超过
   A. 200 ml   B. 400 ml
   C. 600 ml   D. 800 ml
   E. 1000 ml

2. 急性胰腺炎患者胃肠减压的主要目的是
   A. 减轻腹痛   B. 减少胃酸分泌
   C. 减少胰液分泌   D. 避免胃扩张
   E. 控制饮食

3. 上消化道大出血患者取去枕平卧位的意义是
   A. 减少出血   B. 有利止血
   C. 升高血压   D. 防止窒息
   E. 改善脑供血

4. 消化性溃疡确诊首选的检查方法是
   A. X线钡餐检查   B. 幽门螺杆菌检测
   C. 胃镜检查及胃黏膜活组织检查
   D. CT检查   E. 超声显像

5. 下列属于上消化道出血停止的指征是
   A. 柏油样便变稀   B. 脉搏细速
   C. 肠鸣音亢进   D. 尿量大于30 ml/L
   E. 口渴

6. 胃黏膜保护剂服用时间宜在
   A. 餐前   B. 进餐时与食物同服
   C. 两餐之间   D. 每天清晨及睡前各一次
   E. 餐后1 h

7. 在消化道肿瘤中占首位的是
   A. 肝癌   B. 胃癌
   C. 胰腺癌   D. 食管癌
   E. 结肠癌

8. 结肠镜检查术后，患者突然出现腹痛、腹胀、面色苍白、心率加快、血压下降、粪便次数增多呈暗红色，提示可能发生了
   A. 感染   B. 肠出血
   C. 肠穿孔   D. 疾病复发

E. 急性腹膜炎

9. 十二指肠溃疡上腹痛的典型节律性是

A. 进食—缓解—疼痛
B. 疼痛—进食—缓解
C. 疼痛—缓解—疼痛
D. 进食—疼痛—缓解
E. 疼痛—进食—疼痛

10. 腹泻时伴有里急后重，提示病变累及

A. 空肠
B. 回肠
C. 降结肠
D. 升结肠
E. 直肠

11. 持续性、广泛性剧烈腹痛伴腹壁肌紧张或板样强直常见于

A. 泌尿系统结石
B. 胆结石
C. 肠炎
D. 急性弥漫性腹膜炎
E. 胆道蛔虫病

12. 十二指肠溃疡的好发部位是

A. 十二指肠球部
B. 十二指肠降部
C. 十二指肠乳头处
D. 十二指肠水平部
E. 十二指肠升部

13. 韩先生，36岁。饮酒后诱发上腹持续性疼痛，阵发性加剧并向腰背部放射17 h，进食后疼痛加剧，伴恶心、呕吐、腹胀。入院后护理查体：体温38.6℃，中上腹轻压痛，无腹肌紧张及反跳痛。抽血检查提示血淀粉酶升高。患者自诉每天饮6两（1两＝50 g）白酒。正确的饮食护理措施是

A. 普通饮食
B. 低糖流食
C. 高蛋白饮食
D. 软食
E. 禁食

14. 患者，女性，67岁。胃-十二指肠溃疡多年。以"消化道出血性休克"收入院，进行抢救。期间护士应监测患者尿量保持在

A. ＞15 ml/h
B. ＞20 ml/h
C. ＞25 ml/h
D. ＞30 ml/h
E. ＞35 ml/h

15. 患者，女性，66岁。患慢性胃炎13年，有多年吸烟病史，近日患者出现腹胀、上腹不适来我院治疗。服用枸橼酸铋钾为患者根除病因时应连续服药

A. 1～2周
B. 2～3周
C. 2～4周
D. 2～5周
E. 3～4周

16. 患者，男性，43岁。患胃溃疡多年，近日因工作紧张，溃疡复发，自

行服药缓解，昨夜突然大口呕鲜血，此时估计出血量在

  A. 100～150 ml   B. 150～200 ml

  C. 200～250 ml   D. 250～300 ml

  E. 300～350 ml

17. 李女士，55岁。肝硬化患者，中度腹水，便秘，贫血面容，巩膜轻度黄染。查体：患者表情欣快，言语反应较慢，有定向力障碍，不能简单运算。饮食上每天应给予多少蛋白质

  A. 10 g   B. 20 g

  C. 50 g   D. 100 g

  E. 暂不给

18. 李女士，55岁。因反复上腹疼痛，以进食后5～6 h疼痛明显，进餐后可缓解，夜间有明显的上腹痛，并且排黑粪3天，急诊入院。此时，判断患者的出血量至少已达到

  A. 10 ml   B. 60 ml

  C. 100 ml   D. 150 ml

  E. 200 ml

19. 患者，女性，66岁。肝炎病史16年，近3个月来纳差、消瘦，肝区疼痛明显。查体：轻度黄疸，面颈部有蜘蛛痣、腹部膨隆，肝肋下2 cm、剑突下4 cm有压痛，质地较硬；移动性浊音（＋）。拟诊断为原发性肝癌，该患者癌症分期处在

  A. Ⅰ期   B. Ⅱ期

  C. Ⅲ期   D. Ⅳ期

  E. 亚临床期

20. 患者，男性，43岁。患十二指肠溃疡7年，近1周每天解黑粪1次，量约70 g，无呕血等其他不适症状。入院后第4天，患者突然出现上腹剧痛，伴恶心、呕吐。查体：脉搏96次/分，血压80/60 mmHg，全腹压痛、反跳痛、腹壁紧张。该患者发生了

  A. 癌变   B. 幽门梗阻

  C. 急性穿孔   D. 急性肠梗阻

  E. 消化道大出血

21. 患者，男性，55岁。被诊断为肝硬化6年。近1周患感冒，4 h前突然发生呕血（含食物残渣），量约为450 ml，立即给予血管升压素进行止血，但仍有呕血，并出现暗红色血便。患者今日要出院，出院前健康指导不妥的是

  A. 保证充分休息   B. 避免过度劳累

  C. 选择优质蛋白饮食   D. 增加粗粮饮食

E. 消除便秘、咳嗽

22. 患者，女性，44岁。胃溃疡史12年，近3个月上腹痛，失去原规律性，伴反酸、嗳气，内科药物治疗疗效不佳。急需检查的项目是

A. 钡餐检查　　　　　　　　B. B超检查

C. 胃酸测定　　　　　　　　D. 粪便隐血试验

E. 胃镜＋活检检查

23. 患者，女性，72岁。因"肝硬化"收治入院，腹水明显，出现巩膜及皮肤黄染，皮肤瘙痒，鼻饲饮食。为防止出现肝性脑病，对患者的护理措施不正确的是

A. 避免快速利尿　　　　　　B. 避免大量放腹水

C. 经常更换衣服、床单　　　D. 根据尿量补充液体

E. 瘙痒严重时给予镇静药预防感染

24. 患者，女性，55岁。肝硬化无腹水，目前处在肝性脑病昏迷前期，该患者每天补液量应控制在

A. 不大于1000 ml　　　　　B. 不大于2000 ml

C. 不大于2500 ml　　　　　D. 不大于3000 ml

E. 每天尿量＋1000 ml

25. 患者，男性，55岁。因大量饮酒，出现上腹部疼痛，向腰背部放射，急诊入院，怀疑为急性胰腺炎。经过积极治疗患者康复出院，健康教育正确的是

A. 不需戒烟限酒　　　　　　B. 避免粗糙饮食

C. 高热量、高蛋白饮食　　　D. 避免暴饮暴食

E. 定期使用抗生素防止复发

26. 患者，男性，46岁。慢性胃炎病史8年。医嘱服用胶体铋剂，对该药使用及药效描述正确的是

A. 餐前服用　　　　　　　　B. 与牛奶同服

C. 与强酸药联合使用　　　　D. 用药时患者体征无变化

E. 服药时舌头变黑

27. 李先生，52岁。因反复上腹疼痛，以进食后5～6 h疼痛明显，进餐后可缓解，夜间有明显的上腹痛，并且排黑粪2天，急诊入院。医师给予患者法莫替丁20 mg口服，护士应指导患者服药的时间宜在

A. 餐前服用　　　　　　　　B. 餐中服用

C. 餐后1 h服用　　　　　　D. 两餐之间服用

E. 疼痛发作时服用

28. 患者，男性，38岁。既往健康，吸烟，嗜酒。今晨因上腹不适、解黑粪两次收治入院。出血停止后患者恢复饮食，此时首先应为患者安排

A. 常温牛奶、米汤　　　　　B. 肉汤、鸡汤

C. 软米饭、面条   D. 芹菜、韭菜等绿叶蔬菜

E. 葡萄、橙子等富含维生素的水果

29. 患者，男性，51岁。使用三腔双囊管压迫止血，护理措施正确的是

A. 充气后8～12 h，放气15～30 min

B. 充气后8～12 h，放气30～40 min

C. 充气后12～24 h，放气15～30 min

D. 充气后12～24 h，放气30～40 min

E. 插管24 h后拔管

30. 患者，男性，66岁。患消化性溃疡13年，凌晨出现持续腹痛，服用氢氧化铝后不能缓解，且向背部放射。该患者可能并发了

A. 出血   B. 癌变

C. 穿孔   D. 幽门梗阻

E. 失血性周围循环衰竭

31. 王先生，33岁。既往健康，无消化道疾病病史。昨晚与朋友大量饮酒，今晨起上腹疼痛不适，解黑粪3次，呕吐2次，呕吐物中有少量咖啡色物。为进一步明确诊断拟进行胃镜检查，检查时间最好在

A. 出血后12 h内   B. 出血后24～48 h

C. 出血停止后24～48 h   D. 出血后48～72 h

E. 出血停止后72 h以内

32. 王先生，55岁。慢性乙肝7年。教育其预防原发性肝癌的有效措施不包括

A. 低盐，低脂饮食   B. 避免粮食和食品霉变

C. 戒烟、酒   D. 积极防治乙型病毒性肝炎

E. 不吃腌制食品

33. 李先生，38岁。腹胀、食欲缺乏、乏力3个月，5 h前突发呕鲜血，共2次，约1000 ml，既往有肝炎病史。查体：脉搏106次/分，血压86/60 mmHg，巩膜有黄染，肝右肋下3 cm，质硬，结节感，脾未扪及，腹水征（＋）。实验室检查结果显示，血红蛋白83 g/L，白细胞计数$3.6×10^9$/L，乙型肝炎表面抗原（＋），血清总蛋白53 g/L，清蛋白22 g/L。此时应给予的饮食为

A. 低盐饮食   B. 低糖饮食

C. 低蛋白饮食   D. 软食

E. 禁食

34. 张女士，46岁。诊断为原发性肝癌。其首发症状最可能是

A. 发热、黄疸   B. 贫血、消瘦

C. 乏力、腹胀   D. 腹水形成

E. 肝区疼痛

35．患者，男性，68岁。肝硬化伴消化道出血，止血后观察，以下征象提示病情平稳的是

    A．反复呕血   B．黑粪次数增多

    C．尿量1500 ml/d   D．补液后收缩压在70～90 mmHg

    E．红细胞计数$3.5×10^{12}$/L

36．患者，女性，44岁。有肝硬化病史，突然出现神志恍惚，情绪低落，口齿不清，嗜睡。患者可能出现了

    A．肺性脑病   B．肝性脑病

    C．呼吸衰竭   D．并发肝癌

    E．急性胰腺炎

37．患者，女性，71岁。因"肝硬化"收治入院，今日患者血压82/50 mmHg，心率125次/分，面色苍白，则该患者出现了

    A．肺性脑病   B．肝性脑病

    C．休克   D．多器官衰竭

    E．阿尔茨海默病

38．李女士，46岁。右上腹持续性隐痛1个月，加重3天，无呕吐及发热史。B超提示肝脏右叶有一16 cm×15 cm低回声区，回声不均匀，边界不清楚，入院治疗。建议进一步的检查是

    A．腹部平片   B．血γ-谷氨酰转移酶

    C．甲胎蛋白   D．肝功能

    E．肝放射素扫描

39．吴先生，66岁。有肝硬化病史。突然出现神志恍惚，举止反常，言语不清3天。首先考虑该患者存在

    A．肝癌   B．尿毒症

    C．肝性脑病   D．肺性脑病

    E．高血压脑病

40．患者，女性，57岁。有慢性肝炎病史21年，肝区隐痛3个月，食欲缺乏，贫血貌。实验室检查显示甲胎蛋白阳性，影像学检查发现肝右叶6 cm占位。该患者可能的诊断是

    A．肝囊肿   B．原发性肝癌

    C．肝硬化   D．继发性肝癌

    E．阿米巴性肝脓肿

41．患者，女性，46岁。大量饮酒后出现上腹刀割样疼痛，腹肌紧张，出冷汗。此时可考虑可能出现了

A. 肝肾综合征　　　　　　　　B. 继发感染

C. 上消化道出血　　　　　　　D. 应激性溃疡

E. 急性胰腺炎

42. 患者，男性，46岁。大量饮酒后出现大量呕血伴黑粪，血压下降，并进入昏迷状态，此时可考虑可能出现了

A. 肝肾综合征　　　　　　　　B. 继发感染

C. 上消化道出血　　　　　　　D. 应激性溃疡

E. 肝肺综合征

43. 王先生，44岁。有嗜酒史，近3年来常感腹胀，食欲缺乏，牙龈出血；最近1周双下肢明显水肿，呕血后进入昏迷状态。应首先考虑

A. 肝性脑病　　　　　　　　　B. 酒精中毒昏迷

C. 糖尿病酮症昏迷　　　　　　D. 尿毒症性昏迷

E. 低血糖昏迷

44. 患者，男性，45岁。既往健康，吸烟25年，嗜酒20年。今晨因上腹不适、解黑粪3次收治入院。该患者可能发生了

A. 肝硬化　　　　　　　　　　B. 溃疡性结肠炎

C. 胃癌　　　　　　　　　　　D. 慢性浅表性胃炎

E. 急性糜烂出血性胃炎

45. 患者，女性，38岁。近3个月来腹泻、右下腹痛，无脓血便，大便呈糊状，伴消瘦、盗汗，近两周来腹痛加重。查体：患者慢性病容，腹平软，右下腹轻压痛，未触及包块。经过住院治疗，患者病情好转，准备出院，护士应对患者的饮食指导正确的是

A. 高热量、高蛋白、高维生素

B. 低热量、高蛋白、高维生素

C. 高热量、低蛋白、高维生素

D. 高热量、高脂肪、高维生素

E. 低热量、低脂肪、高维生素

46. 患者，女性，37岁。1年前因腹痛、腹泻、腹部肿块去医院就诊，诊断为克罗恩病，医师要求住院治疗。住院期间，护士对患者进行用药指导，正确的是

A. 告知患者本病治疗周期很短

B. 每次减药或者停药可以自己根据病情决定

C. 长期使用激素者不可加用免疫抑制剂

D. 注意观察药物的不良反应

E. 长期应用免疫抑制剂可导致脱发现象

第三章 消化系统疾病患者的护理 121

47．臧先生，42岁。6 h前饮酒后出现上腹绞痛，向肩背部放射，伴恶心、呕吐送到医院急诊。查体：体温38.5℃，辗转不安，皮肤、巩膜轻度黄染，上腹部轻压痛。首要的护理措施是

    A．给予物理降温　　　　　　　B．给予床栏保护

    C．禁食、胃肠减压　　　　　　D．立即建立静脉通路

    E．遵医嘱给予哌替啶止痛

48．患者，女性。腹痛、腹泻伴发热8天，来院就诊，医师诊断为溃疡性结肠炎。患者经过积极治疗，已治愈出院，护士对其进行健康教育，下面选项正确的是

    A．合理休息与活动，注意劳逸结合

    B．出院后的饮食没有限定，可以随意选择

    C．可以食用较硬和粗糙的食物

    D．嘱患者有症状可自行服用抗生素

    E．告知患者药物无不良反应

49．程先生，46岁。脂肪餐后6 h发生中上腹持续性剧痛，8 h后来院急诊，当时拟诊为急性胰腺炎。经过治疗，患者康复出院，护士进行健康指导时哪项是错误的

    A．积极治疗胆道疾病　　　　　B．避免暴饮暴食及刺激性食品

    C．戒除酗酒习惯　　　　　　　D．注意饮食卫生，防止蛔虫感染

    E．定期应用抗生素，防止复发

50．韩女士，38岁。饮酒后诱发上腹持续性疼痛，阵发性加剧并向腰背部放射14 h，进食后疼痛加剧，伴恶心、呕吐、腹胀。查体：体温38.5℃，中上腹轻压痛，无腹肌紧张及反跳痛。抽血检查提示，血淀粉酶升高。患者自诉每天饮8两（1两＝50 g）白酒。首要的护理诊断是

    A．急性疼痛　　　　　　　　　B．知识缺乏

    C．体液过多　　　　　　　　　D．体温过高

    E．营养失调：低于机体需要量

51．患者，男性，28岁。因关节疼痛，以"类风湿关节炎"为诊断服用药物，治疗1个月后出现上腹部疼痛，伴嗳气。胃镜检查：胃黏膜糜烂。引起患者胃部病变最可能的药物是

    A．维生素B_1　　　　　　　　　B．维生素B_{12}

    C．布洛芬　　　　　　　　　　D．叶酸

    E．肝精片

52．患者，男性，35岁。因黑色稀便2天入院。两天来解黑色稀便3次，每次约150 g，病前有多年上腹部隐痛史，常有夜间痛、饥饿痛，进食后缓解。查体：贫血面容，皮肤无黄染，肝脾肋下未触及。该患者最可能的医疗诊断是

A. 急性胃黏膜损害并出血   B. 胃溃疡并出血

C. 食管-胃底静脉曲张破裂出血

D. 胃癌并出血   E. 十二指肠溃疡并出血

53. 患者,女性,66岁。患慢性胃炎14年,有多年吸烟病史,近日患者出现腹胀、上腹不适来我院治疗。该患者最主要的病因是

A. 急性应激   B. 急性感染

C. 幽门螺杆菌(Hp)感染   D. 胃内异物

E. 饮食不当

54. 患者,女性,66岁。以"肝硬化致消化道出血合并冠心病"收入院。入院时患者血压85/50 mmHg,面色苍白、烦躁不安。抢救及护理时应注意的是

A. 忌用巴比妥类药物   B. 静脉滴注血管升压素时注意滴速

C. 可使用吗啡镇静   D. 病情缓解后可给予患者进食温凉米汤

E. 输入库存血补充血容量

55. 李女士,46岁。被诊断为肝硬化6年,平素感觉上腹部闷胀、食欲缺乏、乏力。近1周患感冒,4 h前突然发生呕血(含食物残渣),量约300 ml,立即给予血管升压素进行止血,但仍有呕血,并出现暗红色血便。此时对该患者首选的治疗方法是

A. 继续静脉滴注血管升压素   B. 口服去甲肾上腺素

C. 输注全血400 ml   D. 三腔双囊管压迫止血

E. 静脉输注白蛋白

56. 王先生,44岁。肝硬化并发食管-胃底静脉曲张破裂出血,应用三腔双囊管压迫止血48 h,现出血停止。此时正确的护理是

A. 继续压迫24 h

B. 继续压迫至粪便隐血试验结果转阴

C. 气囊放气,留置三腔管观察24 h

D. 放气拔管,继续内科保守治疗

E. 放气拔管,转外科手术治疗

57. 患者,男性,46岁,患乙型肝炎16年,因肝硬化收治入院。查体:巩膜、皮肤黄染,面颈部蜘蛛痣(+),腹部移动性浊音(+)。护士向该患者收集资料时发现患者回答语无伦次,双上肢扑翼样震颤(+)。此时患者的饮食应注意

A. 减少蛋白质摄入,给予高热量饮食

B. 禁止蛋白质摄入,给予高热量饮食

C. 禁止蛋白质饮食,给予高脂肪饮食

D. 减少脂肪摄入,注意补充各种维生素

E. 完全禁食

第三章 消化系统疾病患者的护理 123

58．患者，男性，44岁。患慢性胃炎多年，属于高胃酸性胃炎，则该患者应避免的饮食为

    A．碱性食品   B．多脂肪食品

    C．高维生素食品   D．高蛋白食品

    E．蔬菜、水果

59．患者，男性，66岁。患有慢性胃炎12年，伴乏力半年。胃镜检查：慢性萎缩性胃炎。提示癌变的主要表现是

    A．上腹痛加重   B．进行性消瘦

    C．上腹饱满   D．反酸、嗳气

    E．食欲缺乏

60．患者，男性，59岁，有乙型肝炎病史。身体评估：肝未触及，脾肋下4 cm。面颈部见蜘蛛痣。患者出现蜘蛛痣可能的原因

    A．雄激素增多   B．糖皮质激素增多

    C．抗利尿激素增多   D．雌激素增多

    E．继发性醛固酮增多

61．患者，男性，37岁。既往健康，吸烟，嗜酒。今晨因上腹不适、解黑粪两次收治入院。检查过程中患者突然呕血约300 ml，此时应为患者安排的饮食措施是

    A．禁食   B．给予温凉流质饮食

    C．协助患者服用牛奶、米汤 D．给予高纤维素饮食将血块带出

    E．给予高维生素饮食

62．李先生，40岁，在行腹腔穿刺抽液过程中突然出现头晕、恶心、面色苍白、出冷汗、血压下降，此时应

    A．嘱患者放松，不要紧张

    B．放慢抽液速度

    C．让患者休息片刻，继续抽液

    D．立即停止抽液，嘱患者平卧，配合医师处理

    E．吸氧

63．胡先生，46岁，腹胀、腹痛、反酸、嗳气6个月。5天来反复呕吐，呕吐物为酸性宿食。该患者的饮食护理正确的是

    A．禁食   B．流食

    C．软食   D．普食

    E．视病情选择流食或禁食

64．患者，女性，65岁。肝炎病史16年，近3个月来纳差、消瘦，肝区疼痛明显。查体：轻度黄疸，面颈部有蜘蛛痣、腹部膨隆，肝肋下3 cm、剑突下3 cm有压痛，质地较硬；移动性浊音（＋）。拟诊断为原发性肝癌，行肝动脉栓

塞化疗术后，饮食护理正确的是

  A．禁食1天   B．术后及时补充高热量食物

  C．多喝水   D．一日三餐，定时定量

  E．流质饮食，少食多餐

65．患者，男性，66岁。患肝炎后肝硬化9年，腹部膨隆，移动性浊音（＋），巩膜黄染，消瘦，腹胀不适，脾大，肝掌（＋）。入院后第三天，患者突然出现呕血，呕出暗红色血液600 ml，该患者目前主要的护理诊断或医护合作性问题是

  A．恐惧

  B．有受伤的危险

  C．营养失调：低于机体需要量

  D．潜在并发症：血容量不足

  E．活动无耐力

66．患者，男性，33岁。与家人聚餐后1.5 h，突发上腹部剧烈疼痛，恶心、呕吐多次，急诊入院。查体：体温38℃，血压120/80 mmHg，白细胞计数18.5×10^9/L。目前该患者的首要护理诊断是

  A．恐惧   B．体液不足

  C．体温升高   D．潜在并发症：休克

  E．疼痛

67．患者，女性，35岁。患溃疡性结肠炎3年，急性加重2周入院。入院后护士评估患者的粪便形态，最有可能的是

  A．米泔水样便   B．黏液脓血便

  C．柏油便   D．白陶土样便

  E．黄色软便

68．患者，男性，41岁。慢性胃炎病史4年，幽门螺杆菌根治后，复查的首选方法是

  A．快速尿素酶试验   B．幽门螺杆菌培养

  C．病理检测幽门螺杆菌 D．^{13}C或^{14}C尿素呼气试验

  E．粪便幽门螺杆菌抗原试验

69．患者，男性，53岁。消化性溃疡病10年，近2个月来，上腹痛呈现无规律性，伴有失眠、体重下降。X线钡餐检查提示有龛影，患者下一步首先要进行的检查

  A．幽门螺杆菌检测   B．胃液分析

  C．胃镜检查与黏膜活检 D．B超

  E．CT

70．李先生，50岁。肝硬化病史4年，腹胀、腹水、双下肢水肿2个月，入

院后行利尿、放腹水后出现肝性脑病。导致该患者肝性脑病的主要原因是

    A. 上消化道出血   B. 药物不良反应

    C. 低钾性碱中毒   D. 腹部感染

    E. 创伤

71. 王先生，75岁。诊断为"肝硬化伴上消化道大出血"入院，入院后一天出现表情欣快、言语不清、昼睡夜醒，精神错乱。护理措施中错误的是

    A. 立即给予吗啡镇静   B. 暂停摄入蛋白质饮食

    C. 弱酸性溶液灌肠   D. 注意安全

    E. 观察意识、生命体征的变化

72. 患者，女性，既往有肝硬化病史10余年，近2个月来感腹胀明显，心慌、气短、呼吸困难，B超提示大量腹水。行腹腔穿刺放液，术后护理措施错误的是

    A. 利尿药过量，观察穿刺点有无渗液

    B. 密切观察性格和意识状态变化

    C. 平卧休息4 h

    D. 防止伤口感染

    E. 如有腹水外溢，及时更换敷料

73. 患者，男性，75岁。上腹隐痛伴反酸、嗳气1个月，上腹有轻度压痛，粪便隐血试验为阳性。下列用药指导错误的是

    A. 硫糖铝餐前服   B. 多潘立酮餐前服

    C. 法莫替丁餐后立即服用   D. 奥美拉唑餐前服

    E. 氢氧化铝睡前服

74. 王先生，45岁，肝硬化。查体：面部蜘蛛痣，肝掌，乳房发育。导致以上体征是原因是

    A. 门静脉高压   B. 低蛋白血症

    C. 肝功能不全   D. 垂体、性腺功能紊乱

    E. 肾上腺皮质功能减退

75. 患者，男性，47岁。肝炎后肝硬化病史7年，近期因右下腹疼痛难忍、消瘦、乏力、黄疸来医院就诊。诊断为肝癌晚期并发多处扩散，肝外血行转移最常见的部位是

    A. 脑   B. 心

    C. 肺   D. 腹膜

    E. 骨

76. 患者，男性，66岁。诊断为原发性肝癌，行肝叶切除术后第4天，出现嗜睡、烦躁不安、黄疸、少尿等，应考虑

A. 内出血   B. 膈下脓肿

C. 胆汁性腹膜炎   D. 休克

E. 肝性脑病

77. 王先生，46岁。肝硬化腹水，突然出现腹痛和发热。查体：体温38.6℃，血白细胞计数为$14.0×10^9$/L，腹水浑浊，经培养有大肠埃希菌生长。该患者可能并发

A. 脓毒血症   B. 胆道感染

C. 自发性腹膜炎   D. 结核性腹膜炎

E. 败血症

78. 李先生，46岁。患胃溃疡12年，经常出现进食后剑突下烧灼样疼痛，今日出现疼痛持久而失去节律性来门诊，应考虑该疼痛症状是由于

A. 疲劳   B. 饮酒

C. 感染   D. 出血

E. 癌变

79. 赵先生，47岁。因肝硬化食管静脉曲张、腹水入院治疗。放腹水后出现意识不清，呼之不醒，但压迫其眶上神经仍有痛苦表情。首要的护理措施是

A. 平卧，头偏一侧   B. 建立静脉通道，补充营养

C. 安慰患者，消除紧张情绪   D. 健康宣教

E. 预防感染

80. 田先生，患有胃溃疡出血，经治疗出血停止，病情缓解，粪便隐血试验为阴性，患者呕血时应采取的体位是

A. 平卧位，头偏向一侧   B. 头低足高位

C. 截石位   D. 膝胸位

E. 头高足低位

81. 王先生，33岁。患十二指肠溃疡5年，突发上腹剧痛3 h，继而全腹痛、大汗。查体：全腹压痛、反跳痛。十二指肠溃疡穿孔，在哪一部位多见

A. 前壁   B. 后壁

C. 上壁   D. 下壁

E. 球后

82. 患者，女性，27岁。因消化性溃疡少量出血入院。止血后查体：体温38℃，脉搏89次/分，呼吸22次/分，血压165/90 mmHg。患者需要做粪便隐血试验，检查前一天患者可进食

A. 青菜   B. 炖肉

C. 豆腐   D. 火腿

E. 蛋黄

83．患者，女性，44岁。突发急性胰腺炎，剧烈腹痛。为缓解疼痛，患者的卧位应选择

    A．屈膝仰卧位   B．俯卧位

    C．中凹卧位   D．弯腰、屈膝侧卧位

    E．半坐卧位，下肢抬高

84．张女士，38岁。腹胀、食欲缺乏、乏力3个月，5 h前突发呕鲜血，共3次，约1000 ml，既往有肝炎病史。查体：脉搏107次/分，血压86/60 mmHg，巩膜有黄染，肝右肋下3 cm，质硬，结节感，脾未扪及，腹水征（＋）。实验室检查结果：血红蛋白81 g/L，白细胞计数3.4×10⁹/L，乙型肝炎表面抗原（＋），血清总蛋白54 g/L，清蛋白21 g/L。此时首要护理措施是

    A．去枕平卧   B．安慰患者

    C．迅速备血及输注新鲜血   D．迅速建立静脉通道

    E．配合医师行内镜下套扎止血

85．王先生，55岁。因肝硬化腹水住院，住院期间患者便秘，突然出现淡漠少言，神情恍惚，衣冠不整，言语不清。护理措施中，错误的是

    A．乳糖口服   B．肥皂水灌肠

    C．硫酸镁导泻   D．白醋加0.9%氯化钠溶液灌肠

    E．番泻叶液口服

86．患者，女性，48岁。胃溃疡病史5年。今晨饱餐后突然出现上腹部刀割样疼痛，渐延至全腹。查体：全腹压痛，反跳痛，腹肌紧张。首先考虑该患者发生了

    A．上消化道出血   B．幽门梗阻

    C．急性胃穿孔   D．癌变

    E．感染

87．张先生，47岁。腹胀、腹痛、反酸、嗳气6个月。两天来反复呕吐，呕吐物为酸性宿食。目前该患者最可能合并

    A．上消化道出血   B．穿孔

    C．幽门梗阻   D．癌变

    E．急性胃黏膜病变

88．王先生，33岁。因解黑色稀便3天入院。3天来解黑色稀便2次，每次量约200 g，病前有多年上腹部隐痛史，常有夜间痛、饥饿痛，进食后缓解。查体：贫血面容，皮肤无黄染，肝脾肋下未触及。最可能的医疗诊断是

    A．十二指肠溃疡并出血

    B．胃溃疡并出血

    C．食管－胃底静脉曲张破裂出血

    D．胃癌并出血

E. 急性胃黏膜损害并出血

89. 张先生，55岁。肝硬化病史9年，午饭后突然呕吐褐色胃内容物，量约500 ml，来院急诊。出血部位最可能在

A. 食管中上段   B. 食管下段及胃底
C. 直肠   D. 胃体
E. 十二指肠

90. 患者，男性，55岁。被诊断为肝硬化6年。入院经利尿治疗后，腹水减退，但患者经常处在深睡眠状态，可被唤醒，醒后回答问题正确，去除刺激后又迅速进入睡眠状态，患者意识状态符合

A. 谵妄   B. 意识模糊
C. 昏睡   D. 昏迷
E. 嗜睡

91. 患者，男性，47岁。反复上腹痛3年，曾以"胃炎"治疗。近1个月来，食欲缺乏，消瘦。门诊胃泌酸功能检查减低。胃镜复查显示胃黏膜萎缩。病理呈灶性，胃黏膜细胞中度肠型化生和异型增生。应考虑为

A. 急性胃炎   B. 胃癌
C. 慢性浅表性胃炎   D. 癌前病变
E. 慢性萎缩性胃炎

92. 王女士，27岁。3 h前吃大餐后出现上腹部绞痛，向肩背部放射，面色苍白，大汗淋漓，急诊入院。以下护理措施错误的是

A. 提供安静环境，给予安慰   B. 观察腹痛的部位、性质
C. 安排患者卧床休息   D. 帮助患者服用家属买来的镇痛药
E. 做好生活护理

93. 李先生，55岁。因大量饮酒，出现上腹部疼痛，向腰背部放射，急诊入院，怀疑为急性胰腺炎。入院后护理措施正确的是

A. 提供半坐卧位缓解疼痛   B. 必要时给予吗啡镇痛
C. 口渴时给予少量开水服用   D. 完全禁食、胃肠减压
E. 给予高热量流质饮食

94. 田先生，58岁。肝硬化病史10余年。近日食欲明显减退，黄疸加重。今晨因进食坚硬食物后，突然呕咖啡色液体约1000 ml，伴头晕、心悸。护理查体：体温38.4℃，脉搏106次/分，血压95/62 mmHg，烦躁不安。病情观察的重点内容是

A. 体温   B. 脉搏
C. 血压   D. 尿量
E. 意识

95. 李先生，54岁。腹泻、腹痛3个月，同时伴有手指关节肿痛，医院诊断为溃疡性结肠炎，护士对该患者的护理诊断，首要护理诊断应该是

    A. 体液不足   B. 疼痛

    C. 腹泻   D. 营养失调

    E. 潜在并发症

96. 郑女士，27岁。间断上腹痛5年，主要表现为空腹痛，进食后缓解，冬春季多发。此患者最可能的医疗诊断是什么

    A. 胃溃疡   B. 十二指肠溃疡

    C. 急性胰腺炎   D. 急性胆囊炎

    E. 急性阑尾炎

97. 患者，男性，67岁。使用三腔双囊管压迫止血，血止住后，拔管操作正确的是

    A. 先放食管囊气体，后放胃囊气体拔管

    B. 先放胃囊气体，后放食管囊气体拔管

    C. 放气后观察12 h拔管

    D. 放气后观察24 h拔管

    E. 放气后立即拔管

98. 张女士，45岁。近日有无规律性上腹隐痛，食欲缺乏，餐后饱胀，反酸等症状，拟诊为慢性胃炎，可以帮助确诊的检查是

    A. 纤维胃镜检查

    B. 胃液分析

    C. 血清抗体和内因子抗体测定

    D. 血清抗壁细胞抗体测定

    E. 血清胃泌素测定

99. 邢先生，48岁。患溃疡性结肠炎3年，急性加重2周入院。入院后护士评估患者的粪便形态最可能发现的是

    A. 米泔水样便   B. 柏油便

    C. 白陶土样变   D. 黄色软便

    E. 黏液脓血便

100. 李女士，46岁。近2个月消化道出血频繁，为进一步确诊需行纤维胃镜检查，护士应告知患者检查前的注意事项是

    A. 验血型   B. 肌内注射维生素K_1

    C. 禁烟3天   D. 禁食8 h

    E. 口服50%硫酸镁导泻

课后习题答案

1. E　2. C　3. E　4. C　5. D　6. A　7. B　8. B　9. B　10. E
11. D　12. A　13. E　14. D　15. C　16. D　17. E　18. B　19. C　20. E
21. D　22. E　23. E　24. C　25. D　26. A　27. C　28. A　29. C　30. C
31. B　32. A　33. E　34. E　35. C　36. B　37. C　38. C　39. C　40. B
41. E　42. C　43. A　44. E　45. A　46. D　47. C　48. A　49. E　50. A
51. C　52. E　53. C　54. A　55. D　56. C　57. B　58. B　59. B　60. D
61. A　62. D　63. E　64. E　65. D　66. E　67. B　68. D　69. C　70. C
71. A　72. C　73. D　74. C　75. C　76. E　77. C　78. E　79. A　80. A
81. A　82. C　83. D　84. D　85. B　86. C　87. C　88. A　89. B　90. E
91. D　92. D　93. D　94. C　95. B　96. B　97. D　98. A　99. E　100. D

（张丹羽）

第四章 泌尿系统疾病患者的护理

第一节 泌尿系统疾病常见症状体征的护理

一、概述

泌尿系统疾病主要是肾脏疾病。近几十年来，慢性肾脏疾病的发病率逐年升高，成为继心脑血管疾病、恶性肿瘤、糖尿病之后又一威胁人类健康的重要疾病。目前，全球肾脏疾病患者已超过5亿人，我国人群中慢性肾脏疾病的患病率为11.8%～13.0%，人数超过1亿人。

泌尿系统由肾、输尿管、膀胱、尿道及相关的血管和神经等组成，其主要功能是生成尿液，排泄代谢产物、毒物、药物，调节水、电解质及酸碱平衡，维持人体内环境稳定。肾实质分为皮质和髓质，皮质位于表层，主要由肾小体和肾小管曲部构成；肾髓质位于深部，主要为髓袢和集合管，锥体的尖端终止于肾乳头。肾小体和肾小管组成肾单位，是肾脏结构和功能的基本单位。肾单位和集合管生成的尿液，经集合管在肾乳头开口处流入肾小盏，再进入肾大盏和肾盂，经输尿管进入膀胱后经尿道排出体外。

泌尿系统疾病常见的症状体征包括肾性水肿、肾性高血压、排尿异常、尿路刺激征、肾区疼痛。

二、泌尿系统常见症状体征和护理评估

（一）肾性水肿

肾性水肿的定义和护理评估见表1-4-1。

表1-4-1 肾性水肿的定义和护理评估

项目	内容
定义	肾性水肿系肾脏疾病引起人体组织间隙过多，液体积聚而导致的组织肿胀，是肾小球疾病最常见的症状

续表

项目		内容
护理评估要点	病因	肾小球炎症反应；肾病性水肿；由急性肾小球肾炎引起的变态反应；神经内分泌因素
	身体评估	肾炎性水肿：主要由于肾小球滤过率降低，而肾小管重吸收功能基本正常，造成"球-管失衡"和肾小球滤过分数下降，导致水钠潴留产生水肿。组织间隙蛋白质含量高，水肿多从眼睑、颜面部开始，指压凹陷不明显，可伴有血压升高 肾病性水肿：主要由于长期大量蛋白尿导致血浆蛋白降低，血浆胶体渗透压下降而产生水肿。组织间隙蛋白含量低，水肿多从下肢部位开始，常为全身性、体位性，严重时伴有胸腔积液或腹水

（二）肾性高血压

肾性高血压的定义和护理评估见表1-4-2。

表1-4-2　肾性高血压的定义和护理评估

项目		内容
概念		肾性高血压是指由于肾脏疾病引起的动脉血压升高，是继发性高血压的一种
护理评估要点	病因分类	肾性高血压按解剖可分为肾实质性（先有肾症状，后出现高血压）和肾血管性（舒张压升高、肾动脉狭窄）两类；按发生机制，肾性高血压可分为容量依赖型高血压（水钠潴留）和肾素依赖型高血压（小动脉收缩）两类
	身体评估	高血压常为肾脏疾病患者的首发症状；肾性高血压的程度与原发病的性质有关；肾性高血压可伴随原发肾脏疾病的症状

（三）尿路刺激征

尿路刺激征的定义和护理评估见表1-4-3。

表1-4-3　尿路刺激征的定义和护理评估要点

项目	内容
概念	由于膀胱颈和膀胱三角区受到炎症或机械刺激而发生痉挛，引起尿频、尿急、尿痛、排尿不尽感及下腹坠胀，称为膀胱（尿路）刺激征。尿频是指排尿频繁而每次尿量正常或减少；尿急指一有尿意即迫不及待，常伴有尿频和尿失禁；尿痛是指排尿时会阴部、耻骨联合上区或尿道内疼痛或烧灼感
护理评估要点	（1）膀胱炎导致的尿路刺激征，可迅速出现排尿困难，伴有尿液浑浊、异味或血尿，一般无全身感染症状。膀胱结核引起者，除尿频外，多伴有尿痛、脓尿、血尿等，后期随着膀胱挛缩及纤维化，症状逐渐加重 （2）肾盂肾炎导致的尿路刺激征，分为急性和慢性：①急性者多见于育龄期女性，全身症状明显，体温多在38℃以上，腰部呈钝痛或酸痛，肋脊角或输尿管点可有压痛及肾区叩击痛。②慢性者症状不典型，50%以上有急性肾盂肾炎病史，后出现低热、间歇性尿频、排尿不适及夜尿增多、低比重尿等，有时仅表现为无症状性菌尿

（四）排尿异常

排尿异常的类型、护理评估要点见表1-4-4。

第四章 泌尿系统疾病患者的护理 133

表1-4-4 排尿异常的类型、护理评估要点

类型	护理评估要点
尿量异常：依24 h的尿量分为多尿、少尿、无尿和夜尿增多	由肾源性和非肾源性两类病因引起
尿质异常：蛋白尿（＞150 mg/d）、血尿（红细胞＞3个/HPF）、管型尿、白细胞尿（白细胞＞5个/HPF）、脓尿和菌尿	尿质异常原因不同、病情严重程度不同，表现也不同

注：HPF. 高倍视野。

（五）肾区疼痛

1. 概念 是指肾盂、输尿管内张力增高或包膜受牵拉所致，表现为肾区胀痛或隐痛、压痛和叩击痛阳性。

2. 疼痛特点 肾组织本身病变不引起肾区疼痛，但因肾急剧增大，肾包膜受到牵拉或包膜本身炎症而导致疼痛。急慢性肾炎、肾盂肾炎、肾周围脓肿引起肾区钝痛或胀痛；肾结石、输尿管结石呈间歇性肾区疼痛或肾绞痛，疼痛常突然发作，向下腹、外阴及大腿内侧放射，同时伴有恶心、呕吐、面色苍白、大汗淋漓、肉眼血尿。

三 泌尿系统常见症状体征的护理

（一）肾性水肿的护理要点

1. 生活护理 ①一般护理：根据病情合理安排休息、选择合适的体位。饮食上限制水、盐摄入；肾功能不全者限制蛋白质摄入；低蛋白饮食的患者需注意提供足够的热量。②限制入液量，保持体内水平衡：准确记录24 h的液体出入量；定期测体重；入液量＝前一日尿量＋500 ml。配合治疗，加强病情观察。水肿部位皮肤护理；观察利尿药和糖皮质激素的疗效及不良反应。

2. 预防感染 保持清洁的病区环境，定期空气消毒，保持适宜的温湿度。预防交叉感染，严格无菌操作，防止医源性感染。严密监测生命体征，尤其是体温，并监测白细胞计数的变化，及时发现并防止感染。指导和协助患者保护水肿部位皮肤，并做好全身皮肤、黏膜的清洁卫生。合理膳食，保证足够营养，提高机体抵抗力。必要时遵医嘱使用抗生素，以预防感染的发生，调动患者及家属积极性共同预防感染。

（二）肾性高血压的护理要点

1. 劳逸结合，注意休息，养成健康生活方式。
2. 保持平和心态，戒烟、限酒。
3. 给予低钠低脂饮食。
4. 避免迅速改变体位。

5. 用药首选血管紧张素受体阻滞药（angiotensin receptor blockers，ARB）类，注意观察药物疗效及不良反应。

（三）尿路刺激征的护理要点

1. 保持环境安静，注意休息；多饮水（每天2000 ml以上），摄入清淡、易消化、营养丰富的食物。
2. 观察膀胱刺激征。遵医嘱用药、用药护理（如抗生素、碳酸氢钠）。
3. 指导患者留取中段尿培养标本。
4. 分散缓解患者的焦虑。

（四）排尿异常的护理要点

1. 做好患者心理护理。
2. 严密观察排尿情况。

（五）肾区疼痛的护理要点

1. 卧床休息，多饮水，保证营养。
2. 观察疼痛的性质、部位。
3. 采用按摩、热敷、分散患者注意力、针灸等方法止痛。
4. 严重的遵医嘱用药。
5. 做好心理护理。

第二节　肾小球疾病患者的护理

肾小球疾病是一组以血尿、蛋白尿、水肿、高血压和不同程度的肾功能损害等为主要临床表现，病因、发病机制、病理、病程和预后不尽相同，且主要侵犯双肾肾小球的疾病。按发病原因分为原发性、继发性和遗传性，其中原发性肾小球疾病占肾小球疾病的绝大多数，是我国引起慢性肾衰竭的主要原因。原发性肾小球疾病的分型和发病机制见表1-4-5。本节主要介绍原发性肾小球疾病中的慢性肾小球肾炎和肾病综合征。

表1-4-5　原发性肾小球疾病的分型和发病机制

项目	内容
分型	临床分型：急性肾小球肾炎；急进性肾小球肾炎；慢性肾小球肾炎；隐匿性肾小球疾病（无症状性蛋白尿和/或单纯性血尿）；原发性肾病综合征
	病理分型：轻微肾小球病变；局灶性节段性病变；弥漫性肾小球肾炎；未分类的肾小球肾炎

续表

项目	内容
发病机制	免疫反应：肾小球肾炎多数是免疫介导的疾病，体液免疫（循环免疫复合物和原位免疫复合物）起重要作用，细胞免疫在某些肾小球肾炎中也起一定作用
	其他因素：某些炎症介质参与了炎症反应过程，以及免疫、非炎症等多种因素共同作用

一 慢性肾小球肾炎

慢性肾小球肾炎（chronic glomerulonephritis，CGN）简称慢性肾炎，是以蛋白尿、血尿、高血压和水肿为主要表现，起病方式不同，病情迁延，病变进展缓慢，最终将发展成慢性肾衰竭的肾小球疾病。由于不同的病理类型及病程阶段，疾病表现多样化。本病可发生于任何年龄，以中青年为主，男性多见。

（一）护理评估重点

1. 病因和发病机制　原发性肾小球疾病引起的免疫介导性炎症反应。

2. 慢性肾小球肾炎的四大临床特征

（1）蛋白尿：慢性肾炎必有的临床表现。

（2）血尿：肉眼血尿和镜下血尿均可出现。

（3）水肿：眼睑水肿或下肢凹陷性水肿多见。

（4）高血压：舒张压升高明显。

3. 辅助检查　尿蛋白（＋～＋＋＋），尿蛋白定量为1～3 g/d。

4. 药物治疗

（1）抗高血压药物：容量依赖型，氢氯噻嗪、呋塞米；肾素依赖型，血管紧张素转换酶抑制剂（angiotensin converting enzyme inhibitor，ACEI）、血管紧张素Ⅱ受体阻滞剂（ARB）。

（2）抗血小板聚集药：双嘧达莫、阿司匹林。

（3）抑制免疫与炎症反应：糖皮质激素、细胞毒性药物、环孢素。

（二）护理诊断

1. 营养失调：低于机体需要量　与限制蛋白饮食、低蛋白血症等有关。

2. 体液过多　与低蛋白血症致血浆胶体渗透压下降等有关。

3. 有感染的危险　与皮肤水肿、营养失调、应用糖皮质激素等药物有关。

（三）护理措施

1. 一般护理

（1）休息与活动：慢性肾炎患者应保证充分休息和睡眠，适度活动；肥胖者通过活动减轻体重，减少肾脏和心脏负担；病情加重或伴有血尿、心力衰竭及并发感染者，应限制活动。

（2）饮食：慢性肾炎患者，提供足够热量、富含维生素、易消化的饮食，适当调整高糖和脂类在饮食中的比例，减轻自体蛋白质的分解，减轻肾脏负担。当排尿量达到一般标准时，正常饮水，增加尿量以排泄体内废物，选用优质蛋白 0.6~0.8 g/（kg·d）；若肾功能严重受损，伴高血压且有尿毒症倾向时，限盐3~4 g/d，蛋白质 0.3~0.4 g/（kg·d），以保护肾功能。

2. **病情观察** 生命体征、水肿情况、24 h 出入量、实验室检查（生化全项、血常规、尿常规），并发症情况。

3. **用药护理** 监测血钾、有无刺激性干咳、凝血、肝肾功能。

（四）健康指导

慢性肾小球肾炎患者的健康指导包括预防感染、生活指导、用药指导、定期复查、心理指导，内容见图1-4-1。

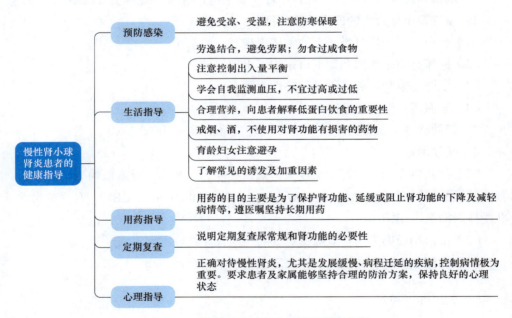

图1-4-1 慢性肾小球肾炎患者的健康指导

二 肾病综合征

肾病综合征是由多种肾小球疾病引起的，并具有以下共同临床表现的一组综合征：①大量蛋白尿（尿蛋白定量多于3.5 g/d）；②低蛋白血症（血浆白蛋白低于30 g/L）；③水肿；④高脂血症。其中前两项为必备条件。

（一）护理评估重点

1. 病因及发病机制　肾病综合征分为原发性和继发性。原发性肾病综合征是指原发于肾脏本身的肾小球疾病，为免疫介导性炎症所致的肾损害。继发性肾病综合征是指继发于全身性或其他系统疾病的肾损害，如系统性红斑狼疮、糖尿病、过敏性紫癜、肾淀粉样变性病等。

2. 临床表现

（1）典型表现：大量蛋白尿（尿蛋白定量大于3.5 g/d）；低蛋白血症（血浆白蛋白低于30 g/L）；水肿；高脂血症。

（2）并发症：感染、血栓栓塞、急性肾损伤。

3. 治疗要点

（1）一般治疗：休息和低盐饮食等。

（2）对症治疗：利尿消肿（排钾类、保钾类）、减少尿蛋白（ACEI、ARB）；降脂治疗（他汀类）；抑制免疫反应与炎症（糖皮质激素、细胞毒性药物、环孢素A等）。

（3）中医中药治疗。

（4）并发症治疗。

（二）护理诊断

1. 营养失调：低于机体需要量　与限制蛋白饮食、低蛋白血症等有关。

2. 体液过多　与低蛋白血症致血浆胶体渗透压下降等有关。

3. 有感染的危险　与皮肤水肿、营养失调、应用糖皮质激素等药物有关。

（三）护理措施

1. 休息与活动　严重水肿应绝对卧床休息，半坐卧位，水肿减轻后可在室内进行简单活动。

2. 饮食　正常量的优质蛋白，0.8～1 g/（kg·d）；足够热量；少食富含饱和脂肪酸的食物；低盐饮食，小于3 g/d；注意各种维生素及微量元素的补充。

3. 病情观察　生命体征、水肿情况、24 h出入量、实验室检查（生化全项、血常规、尿常规）、并发症情况。

4. 感染的预防及护理　做好消毒隔离；注意个人卫生；监测感染征象。

5. 用药护理　监督患者遵医嘱按时按量服药，观察药物疗效及不良反应。

6. 心理护理 与患者建立良好护患关系，帮助患者树立战胜疾病的信心。

（四）健康指导

1. 疾病知识指导

（1）预防感染：向患者及家属讲解本病特点、常见并发症及预防方法，指导患者加强全身皮肤、口腔黏膜和会阴部护理；寒冷季节时注意保暖，避免着凉；减少到公共场所等人多的地方，预防感染。

（2）休息与饮食：指导患者根据病情适度休息与活动，避免肢体血栓等并发症；根据病情，选择蛋白质摄入量和种类，低盐低脂，合理安排饮食。

2. 用药指导

（1）掌握利尿药、降压药及糖皮质激素等药物的使用方法、用药过程中的注意事项。

（2）避免使用有害肾功能的药物，如氨基糖苷类抗生素、抗真菌药等。

（3）坚持遵医嘱用药，勿自行减量或停用激素，了解激素及细胞毒性药物的常见不良反应等。

第三节　尿路感染患者的护理

尿路感染（urinary tract infection，UTI）是指各种病原微生物在尿路中生长、繁殖而引起的尿路感染性疾病。尿路感染分为上尿路感染和下尿路感染。上尿路感染主要是肾盂肾炎，下尿路感染为膀胱炎和尿道炎。

一 护理评估重点

本病以女性多见，未婚女性发生率为2%，已婚者为5%，孕妇菌尿发生率约为7%。老年男性因前列腺肥大，其发生率增加。老年男性和女性尿路感染的发生率高达10%，但多为无症状性细菌尿。有症状者，仍以育龄期的已婚女性多见。尿路感染的病因、临床表现、治疗要点等见图1-4-2。

二 护理诊断

1. 排尿障碍：尿频、尿急、尿痛 与炎症刺激膀胱有关。

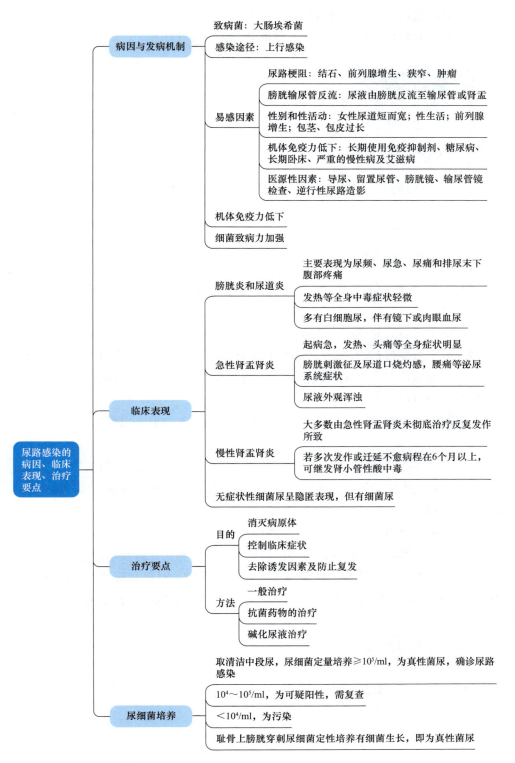

图1-4-2 尿路感染的病因、临床表现、治疗要点

2. 体温过高 与急性肾盂肾炎发作有关。

3. 潜在并发症 肾乳头坏死、肾周脓肿、中毒性休克。

三 护理措施

（一）一般护理

嘱患者多饮水、勤排尿。

（二）病情观察

症状、并发症、辅助检查。

（三）尿培养标本采集

向患者解释检查的意义和方法，为保证尿细菌定量培养结果的准确性，需注意以下4点。

1. 应用抗菌药前或停用抗菌药5天后，留取尿标本。

2. 采集清晨第1次（尿液停留膀胱6～8 h以上）清洁、新鲜中段尿液送检。

3. 留取尿液时严格无菌操作，充分清洁外阴、包皮，消毒尿道口，再留取中段尿液，并在1 h内送检。

4. 尿标本中勿混入消毒药液，女患者留尿时注意勿混入白带。

（四）用药护理

1. 口服复方磺胺甲噁唑期间，要多饮水，同时服用碳酸氢钠，以增强疗效、减少磺胺结晶形成。

2. 口服药物易引起胃肠道反应，宜饭后服。

3. 喹诺酮类可引起轻度消化道反应、皮肤瘙痒等，儿童及孕妇忌用。

4. 氨基糖苷类抗生素，如妥布霉素或庆大霉素，对肾和听神经有损害，可引起耳鸣、听力下降，甚至耳聋及变态反应，肾功能减退者不宜使用。

四 健康指导

尿路感染患者的健康指导详见图1-4-3。

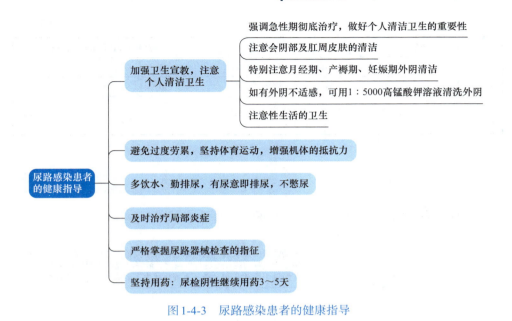

图 1-4-3　尿路感染患者的健康指导

第四节　肾衰竭患者的护理

肾衰竭（renal failure）是指各种肾脏疾病发展到后期引起的肾功能部分或全部丧失的一种病理状态。按其发作之急缓分为急性肾衰竭和慢性肾衰竭。急性肾衰竭的病情进展快速，因肾脏血流供应不足（外伤或烧伤）、肾脏因某种因素阻塞造成功能受损或由毒物伤害而致；慢性肾衰竭主要原因为长期的肾脏病变，导致肾功能逐渐下降，造成肾衰竭。

一、慢性肾衰竭

慢性肾脏病（chronic kidney disease，CKD）由美国肾脏病基金会提出，是指肾脏病理学检查异常或肾脏损伤（血、尿成分异常或影像学检查异常），伴或不伴有肾小球滤过率（glomerular filtration rate，GFR）下降，或者不明原因的GFR下降 [<60 ml/（min·1.73 m^2）]，异常病变超过3个月。根据GFR下降的程度CKD分为1～5期（表1-4-6）。

表1-4-6　慢性肾脏病的分期

分期	特征	GFR [ml/（min·1.73 m^2）]
1	肾损害，GFR正常或稍高	≥90
2	肾损害，GFR轻度降低	60～89

续表

分期	特征	GFR [ml/ (min · 1.73 m^2)]
3a	GFR轻到中度降低	45～59
3b	GFR中到重度降低	30～44
4	GFR重度降低	15～29
5	终末期肾病	<15（或透析）

注：GFR. 肾小球滤过率。

（一）护理评估重点

慢性肾衰竭的概念、临床表现、诊断及治疗要点见图1-4-4。

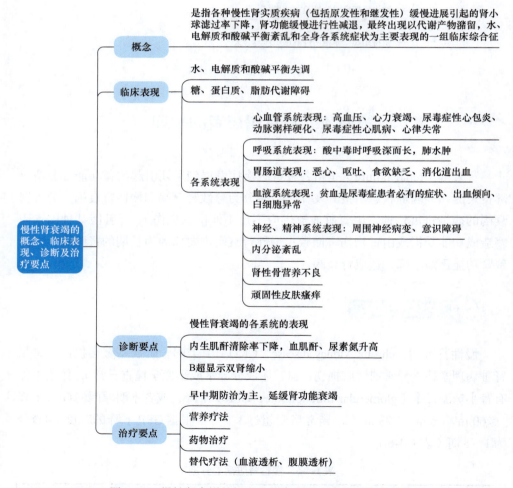

图1-4-4　慢性肾衰竭的概念、临床表现、诊断及治疗要点

第四章　泌尿系统疾病患者的护理　143

（二）护理诊断

1. 营养失调：低于机体需要量　与长期限制蛋白质摄入、消化功能紊乱、水电解质紊乱、贫血等因素有关。

2. 活动无耐力　与心脏病变、贫血、水电解质和酸碱平衡紊乱有关。

3. 有感染的危险　与限制蛋白质饮食、透析、机体抵抗力降低等有关。

4. 潜在并发症　水、电解质紊乱；全身各系统病变。

（三）护理措施

1. 休息　以休息为主，尽量减少对患者的干扰，协助患者做好生活护理。

2. 饮食　低蛋白、低磷，热量充足、限盐饮食；根据GFR调整蛋白质摄入量。饮食中50%以上蛋白质为富含必需氨基酸（高生物价优质蛋白），如鸡蛋、鱼、牛奶、瘦肉等；减少植物蛋白的摄入，如花生、豆类及其制品。

3. 病情观察　观察症状和体征；记录出入量；观察并发症表现。

4. 用药护理

（1）静脉输入必需氨基酸应注意输液的速度，若有恶心、呕吐，减慢输液速度，遵医嘱给予镇吐药。勿在氨基酸内加入其他药物，以免引起不良反应。

（2）使用重组人促红细胞生成素纠正患者贫血时，定期更换注射部位，观察用药后不良反应，如头痛、高血压、癫痫发作等，定期检查血红蛋白和血细胞比容等。

（3）使用骨化三醇治疗肾性骨病时，随时监测血钙、磷的浓度，防止内脏、皮下、关节血管钙化和肾功能恶化。

（4）使用甘露醇、呋塞米进行利尿治疗时，观察是否有脑萎缩、溶血、耳聋等不良反应；使用血管扩张剂时，监测血压变化；纠正高血钾及酸中毒时，监测电解质；肝素或双嘧达莫治疗时，观察皮下或内脏是否有出血；禁止输入库存血；避免选用有肾毒性的抗生素。

5. 预防感染

（1）环境：患者尽量安置在单人房间，做好病室清洁消毒。

（2）尿管护理：留置尿管者，应加强消毒，定期更换尿管和尿液检查。

（3）卧床患者：卧床及虚弱者，定时翻身，协助做好全身皮肤清洁，防止皮肤感染。

（4）呼吸道护理：意识清醒者，鼓励患者每小时进行深呼吸及有效排痰；意识不清者，定时抽取气管内分泌物。

（5）口腔护理：唾液中的尿素可引起口角炎及腮腺炎，协助做好口腔护理，保持口腔清洁、舒适，增进食欲。

（6）皮肤护理：由于尿素霜刺激，皮肤瘙痒，每天用温水清洗，嘱患者勿搔抓。

(四) 健康指导

1. 疾病知识指导 积极治疗原发病, 避免高危因素 (高血脂、高龄、肥胖)。避免促进肾损伤的因素 (血容量不足、使用肾毒性药物、尿路梗阻)。指导患者遵医嘱用药。

2. 生活指导 劳逸结合, 严格遵守饮食原则, 注意水钠限制和蛋白质的合理摄入。

3. 病情监测 指导患者学会记录出入量、监测血压; 出现异常症状及时就诊。

二 急性肾损伤

急性肾损伤 (acute kidney injury, AKI) 以往称为急性肾衰竭, AKI的提出将肾功能严重受损并需要肾脏替代治疗的阶段扩展至肾功能标志物轻微改变的早期阶段, 体现了对疾病早期诊断和早期干预的重视。

急性肾损伤有广义和狭义之分, 广义的AKI分为肾前性、肾性和肾后性三类, 狭义的AKI是指急性肾小管坏死 (acute tubular necrosis, ATN)。

(一) 护理评估重点

急性肾损伤是指各种病因引起的肾功能急骤减退, 以肾小球滤过率明显降低所致的进行性氮质血症, 以及肾小管重吸收和排泌功能障碍引起的水、电解质和酸碱平衡失调为临床表现的一组临床综合征。

急性肾损伤的病因和临床表现详见图1-4-5。

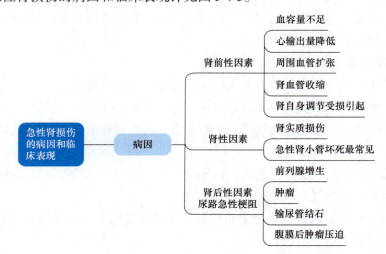

图1-4-5 急性肾损伤的病因和临床表现

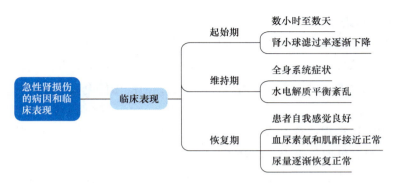

图1-4-5　急性肾损伤的病因和临床表现（续）

（二）护理诊断

1. 营养失调：低于机体需要量　与长期限制蛋白质摄入、消化功能紊乱、水电解质紊乱、贫血等因素有关。

2. 活动无耐力　与心脏病变、贫血、水电解质和酸碱平衡紊乱有关。

3. 有感染的危险　与限制蛋白质饮食、透析、机体抵抗力降低等有关。

4. 潜在并发症　水、电解质紊乱；全身各系统病变。

（三）护理措施

1. 休息　以休息为主，尽量减少对患者的干扰，协助患者做好生活护理。

2. 饮食　低蛋白、低磷，热量充足、限盐饮食；根据GFR调整蛋白质的摄入量。饮食中50%以上蛋白质为富含必需氨基酸（高生物价优质蛋白），如鸡蛋、鱼、牛奶、瘦肉等；少摄入植物蛋白，如花生、豆类及其制品。

3. 病情观察　观察症状和体征；记录出入量；观察并发症表现。

4. 用药护理

（1）静脉输入必需氨基酸应注意输液速度，若有恶心、呕吐，减慢输液速度，遵医嘱给予镇吐药。勿在氨基酸内加入其他药物，以免引起不良反应。

（2）使用重组人促红细胞生成素纠正患者贫血时，定期更换注射部位，观察用药后不良反应，如头痛、高血压、癫痫发作等，定期检查血红蛋白和血细胞比容等。

（3）使用骨化三醇治疗肾性骨病时，随时监测血钙、血磷的浓度，防止内脏、皮下、关节血管钙化和肾功能恶化。

（4）使用甘露醇、呋塞米等利尿药时，观察是否有脑萎缩、溶血、耳聋等不良反应；使用血管扩张剂时，监测血压变化；纠正高血钾及酸中毒时，监测电解质；肝素或双嘧达莫治疗时，观察皮下或内脏是否有出血；禁止输入库存血；避免选用有肾毒性的抗生素。

5. 预防感染

（1）环境：患者尽量安置在单人房间，做好病室清洁消毒。

（2）尿管护理：留置尿管者，应加强消毒，定期更换尿管和尿液检查。

（3）卧床患者：卧床及虚弱者，定时翻身，协助做好全身皮肤清洁，防止皮肤感染。

（4）呼吸道护理：意识清醒者，鼓励患者每小时进行深呼吸及有效排痰；意识不清者，定时抽取气管内分泌物。

（5）口腔护理：唾液中的尿素可引起口角炎及腮腺炎，协助做好口腔护理，保持口腔清洁、舒适，增进食欲。

（6）皮肤护理：由于尿素霜刺激，皮肤瘙痒，每天用温水清洗，嘱患者勿搔抓。

（四）健康指导

1. 疾病知识指导　积极治疗原发病，避免高危因素（高血脂、高龄、肥胖）。避免促进肾损伤的因素（血容量不足、使用肾毒性药物、尿路梗阻）。指导患者遵医嘱用药。

2. 生活指导　劳逸结合，严格遵守饮食原则，注意水钠的限制和蛋白质的合理摄入。

3. 病情监测　指导患者学会记录出入量、监测血压；出现异常症状及时就诊。

课 后 习 题

1. 引起肾病性水肿最主要的原因是
   A. 肾小球滤过率下降　　　　　B. 肾小管重吸收增多
   C. 毛细血管通透性增加　　　　D. 抗利尿激素分泌增加
   E. 血浆胶体渗透压降低

2. 肾炎性水肿最明显的部位是
   A. 双下肢　　　　　　　　　　B. 踝关节
   C. 骶尾部　　　　　　　　　　D. 眼睑
   E. 腹水

3. 肾性水肿患者盐的摄入量每天在多少克为宜
   A. 1～2 g　　　　　　　　　　B. 2～3 g
   C. 3～4 g　　　　　　　　　　D. 4～5 g
   E. 5～6 g

第四章 泌尿系统疾病患者的护理 147

4. 呋塞米等强效利尿药具有耳毒性，应避免与其同时使用的抗生素是
   A. 青霉素　　　　　　　　　B. 链霉素
   C. 氨苄西林　　　　　　　　D. 红霉素
   E. 氯霉素

5. 可引起肾素依赖型高血压的疾病是
   A. 急性肾小球肾炎　　　　　B. 肾盂肾炎
   C. 肾病综合征　　　　　　　D. 肾动脉狭窄
   E. 肾结核

6. 少尿是指 24 h 尿量少于
   A. 100 ml　　　　　　　　　B. 200 ml
   C. 300 ml　　　　　　　　　D. 400 ml
   E. 500 ml

7. 提示患者脱水的表现是
   A. 脉压变小　　　　　　　　B. 面色潮红
   C. 尿比重固定　　　　　　　D. 眼眶下陷
   E. 便秘

8. 膀胱刺激征患者排尿量至少应保持在每天多少毫升以上
   A. 500 ml　　　　　　　　　B. 1000 ml
   C. 1500 ml　　　　　　　　D. 2000 ml
   E. 2500 ml

9. 患者表现为白天尿频和夜间排尿次数不增加，尿急不伴尿痛，最可能的原因是
   A. 尿路感染　　　　　　　　B. 膀胱结石
   C. 膀胱肿瘤　　　　　　　　D. 精神因素
   E. 前列腺增生

10. 管型是指 12 h 尿沉渣计数管型超过多少个
    A. 1000 个　　　　　　　　B. 3000 个
    C. 5000 个　　　　　　　　D. 10 000 个
    E. 50 000 个

11. 患者表现为尿频、尿急及尿痛，伴发热、脓尿、排尿不尽和下腹坠痛感，最可能的原因是
    A. 尿路感染　　　　　　　　B. 膀胱结石
    C. 膀胱肿瘤　　　　　　　　D. 精神因素
    E. 前列腺增生

12. 尿比重低而固定见于

A. 脱水   B. 休克

C. 糖尿病   D. 肾衰竭

E. 心力衰竭

13. 肾盂肾炎最常见的致病菌是

A. 葡萄球菌   B. 大肠埃希菌

C. 变形杆菌   D. 肠球菌

E. 粪链球菌

14. 肾盂肾炎最常见的感染途径是

A. 上行感染   B. 血行感染

C. 淋巴道感染   D. 直接蔓延

E. 损害性侵入

15. 肾盂肾炎最主要的治疗措施是

A. 休息   B. 解痉止痛

C. 应用抗菌药物   D. 多饮水

E. 使用糖皮质激素

16. 尿路刺激征患者护理错误的是

A. 多饮水，勤排尿   B. 随时清洁尿道口

C. 卧床休息   D. 碱化尿液减轻尿路刺激征

E. 避免应用阿托品类药物

（17～18题共用题干）

患者，女性，20岁。寒战、高热2天，左肾区叩击痛，尿检白细胞（＋＋＋），白细胞管型1个/高倍视野。

17. 该患者最可能的诊断是

A. 急性肾小球肾炎   B. 慢性肾小球肾炎急性发作

C. 单纯下尿路感染   D. 急性肾盂肾炎

E. 慢性肾盂肾炎

18. 最有效的护理措施是

A. 多饮水   B. 遵医嘱使用抗菌药物

C. 卧床休息   D. 物理降温

E. 心理护理

（19～20题共用题干）

患者，女性，25岁，已婚。突然寒战、高热伴尿频、尿急、尿痛2天，体温39.8℃，左肾区叩痛，烦躁不安。

19. 目前最主要的护理诊断及合作性问题是

A. 体温过高   B. 焦虑

C. 潜在并发症：药物不良反应

D. 潜在并发症：慢性肾衰竭　E. 疼痛：尿痛、肾区痛

20. 尿常规检查最可能的结果是

    A. 肉眼血尿　　　　　　　　B. 蛋白尿

    C. 脓尿　　　　　　　　　　D. 低比重尿

    E. 管型尿

21. 有关尿路感染的健康指导，不妥的一项是

    A. 注意休息

    B. 注意会阴部卫生

    C. 避免不必要的尿路器械检查

    D. 经常预防性服用抗菌药物

    E. 鼓励患者多饮水，勤排尿

22. 慢性肾炎患者，血压正常，全身明显水肿，尿蛋白（＋＋＋＋），血肌酐正常，血浆清蛋白20 g/L，饮食宜

    A. 低盐、高蛋白　　　　　　B. 高蛋白、不限制盐

    C. 低盐、正常量优质蛋白　　D. 低蛋白、不限制盐

    E. 低盐、低量优质蛋白

23. 慢性肾炎的健康指导，错误的一项是

    A. 高蛋白饮食　　　　　　　B. 避免妊娠

    C. 预防感染　　　　　　　　D. 避免过度疲劳

    E. 避免应用对肾脏有损害的药物

24. 患者，男性，40岁。患慢性肾小球肾炎已4年，近日发现尿少，准备做内生肌酐清除率测定。试验前3天内患者应禁食

    A. 肉类　　　　　　　　　　B. 蔬菜

    C. 豆制品　　　　　　　　　D. 水果

    E. 含铁食品

25. 患者，男性，56岁。患慢性肾小球肾炎6年，因水肿明显给予噻嗪类利尿药治疗，病情观察时应特别注意有无

    A. 低钠血症　　　　　　　　B. 低镁血症

    C. 高钙血症　　　　　　　　D. 高钠血症

    E. 低钾血症

26. 原发性肾病综合征目前较肯定的病因是

    A. 遗传因素　　　　　　　　B. 过敏因素

    C. 免疫因素　　　　　　　　D. 理化因素

    E. 感染因素

27. 肾病综合征的起病根源是
 A. 大量蛋白尿
 B. 低蛋白血症
 C. 水肿
 D. 高脂血症
 E. 急性肾衰竭

28. 肾病综合征患者尿蛋白定量在每天多少克以上
 A. 2.5 g
 B. 3.0 g
 C. 3.5 g
 D. 4.0 g
 E. 4.5 g

29. 肾病综合征患者血浆清蛋白含量在每升多少克以下
 A. 20 g/L
 B. 25 g/L
 C. 30 g/L
 D. 35 g/L
 E. 40 g/L

30. 肾病综合征最突出的体征是
 A. 高血压
 B. 水肿
 C. 肾区叩击痛
 D. 嗜睡
 E. 昏迷

31. 肾病综合征最常见的高脂血症是
 A. 高胆固醇血症
 B. 高甘油三酯血症
 C. 高低密度脂蛋白血症
 D. 高极低密度脂蛋白
 E. 高乳糜微粒血症

32. 导致肾病综合征复发和疗效不佳的主要并发症是
 A. 感染
 B. 肾静脉血栓
 C. 下肢血栓
 D. 急性肾衰竭
 E. 休克

33. 治疗肾病综合征蛋白尿的主要药物是
 A. 糖皮质激素
 B. 呋塞米
 C. 清蛋白
 D. 环磷酰胺
 E. 卡托普利

34. 肾功能正常的肾病综合征患者饮食中给予的优质蛋白量是
 A. 1.0 g/（kg·d）
 B. 1.5 g/（kg·d）
 C. 2.0 g/（kg·d）
 D. 2.5 g/（kg·d）
 E. 3.0 g/（kg·d）

35. 肾病综合征患者常见的并发症是
 A. 尿路感染
 B. 肾静脉血栓
 C. 肺栓塞
 D. 心力衰竭

E. 急性肾衰竭

36. 患者，男性，25岁。全身明显浮肿，尿蛋白（＋＋＋），血浆清蛋白 15 g/L，血清胆固醇21.63 mmol/L，尿素氮6.42 mmol/L。可能的临床诊断是

    A. 肾盂肾炎   B. 肾病综合征

    C. 肾衰竭   D. 急性肾小球肾炎

    E. 慢性肾小球肾炎

37. 有关高钾血症的处理下列哪项最有效

    A. 透析治疗

    B. 10%葡萄糖酸钙10 ml稀释后缓慢静脉注射

    C. 25%葡萄糖200 ml加胰岛素16～20 U静脉滴注

    D. 5%碳酸氢钠或11.2%乳酸钠100～200 ml静脉滴注

    E. 钠型离子交换树脂15～30 g加入25%山梨醇溶液100 ml后口服

（38～39题共用题干）

患者，男性，60岁。因肺癌应用环磷酰胺、阿霉素、顺铂方案化疗第3天后突然出现少尿。尿常规：蛋白质（＋），红细胞8～112个/HPF，尿pH＝5。肾功能：血尿素氮12 mmol/L，肌酐146 μmol/L，血尿酸1080 μmol/L。

38. 根据上述临床表现，其少尿原因主要考虑

    A. 肾后性急性肾损伤   B. 急性肾小管坏死

    C. 肾前性急性肾损伤   D. 出血性膀胱炎

    E. 急性肾小球肾炎

39. 宜首选下列何种治疗方案

    A. 限制水摄入   B. 限制蛋白质摄入

    C. 立即血液透析   D. 使用利尿药

    E. 大量补液及碱化尿液

40. 当内生肌酐清除率降至每分钟多少毫升时，即进入慢性肾衰竭期

    A. 80～50 ml/min   B. 50～25 ml/min

    C. 25～10 ml/min   D. 10～5 ml/min

    E. 小于5 ml/min

41. 我国慢性肾衰竭常见的病因是

    A. 慢性肾小球肾炎   B. 糖尿病肾病

    C. 多囊肾   D. 急性肾盂肾炎

    E. 梗阻性肾病

42. 导致慢性肾衰竭患者贫血的原因不包括

    A. 促红细胞生成素减少   B. 造血原料摄入不足

    C. 失血   D. 红细胞破坏增多

E. 红细胞寿命缩短

43. 尿毒症最早和最突出的临床表现是
A. 高钾或低钾血症   B. 高钠血症
C. 抽搐   D. 高血压
E. 食欲缺乏、恶心

44. 慢性肾衰竭患者发生心力衰竭的主要原因是
A. 心肌炎   B. 心肌病
C. 血容量不足   D. 感染
E. 水钠潴留

45. 慢性肾衰竭患者最常见的感染是
A. 肺部感染   B. 皮肤疖痈
C. 口腔感染   D. 颅内感染
E. 消化道感染

46. 尿毒症患者哪项临床表现主要是由肾脏内分泌功能障碍所致
A. 氮质血症   B. 代谢性酸中毒
C. 胃肠道症状   D. 精神症状
E. 贫血

47. 与慢性肾衰竭患者肾性骨病发生有关的因素是
A. 低钠血症   B. 尿磷排泄增多
C. 营养不良   D. 甲状旁腺素增多
E. 维生素C缺乏

48. 慢性肾衰竭尿毒症期不易出现
A. 水潴留   B. 高磷血症
C. 高钙血症   D. 高钾血症
E. 高钠血症

49. 下列哪项有助于急、慢性肾衰竭的鉴别
A. 蛋白尿程度   B. 血尿程度
C. 高血压的程度   D. 肾脏大小
E. 酸中毒程度

50. 尿毒症必有的临床表现
A. 高血压   B. 贫血
C. 出血   D. 食欲缺乏
E. 骨酸痛

51. 与慢性肾衰竭患者体液过多、抵抗力下降有关的护理诊断是
A. 营养失调：低于机体需要量

B．活动无耐力

C．有皮肤完整性受损的危险

D．潜在并发症：心力衰竭

E．潜在并发症：水电解质紊乱

52．患者，男性，45岁。患慢性肾小球肾炎3年，近日出现食欲明显减退、恶心、呕吐、呼吸深快，血压150/100 mmHg，首先应考虑为

A．呼吸衰竭　　　　　　　　B．高血压脑病

C．心力衰竭　　　　　　　　D．尿毒症

E．急性肝炎

53．患者，男性，60岁。因少尿1周入院，血压180/120 mmHg，嗜睡，贫血，颜面及双下肢水肿，血尿素氮42 mmol/L，肌酐138 μmol/L，血钾6.2 mmol/L，血钙2.0 mmol/L，二氧化碳结合力12 mmol/L，在纠正酸中毒的过程中突然手足搐搦，其手足搐搦的原因可能是

A．高血压引起　　　　　　　B．尿毒症脑病

C．高钾血症引起　　　　　　D．补碱引起

E．脑出血

54．患者，男性，30岁。反复颜面及双下肢水肿5年，血压升高3年，近6个月反复牙龈出血，2天前出现解柏油样稀大便，并感口渴，呼吸困难，2 h前出现昏迷，儿童时患过急性肝炎并治愈，为尽快确诊，应首选下列哪项检查

A．血尿素氮测定　　　　　　B．血肌酐测定

C．肝功能检查　　　　　　　D．血糖及尿酮检查

E．血常规检查

55．患者，男性，45岁。患慢性肾衰竭3年，内生肌酐清除率15 ml/min，该患者优质蛋白供给量应控制在

A．0.5 g/（kg·d）　　　　　　B．0.6 g/（kg·d）

C．0.7 g/（kg·d）　　　　　　D．0.8 g/（kg·d）

E．0.9 g/（kg·d）

56．患者，男性，30岁。诊断为尿毒症三月余，现有浮肿，皮肤瘙痒。护理措施下列哪项不妥

A．保持皮肤清洁，用温水擦洗

B．勤换衣裤、床褥

C．床单保持平整干燥

D．切勿抓搔，以防皮肤破损

E．必要时可用肥皂和酒精擦身，减轻瘙痒

（57～58题共用题干）

患者，男性，40岁。头晕、乏力伴恶心呕吐10天，血压160/100 mmHg，压陷性水肿，血红蛋白76 g/L，尿比重1.010，蛋白（＋），蜡样管型，血尿素氮25 mmol/L，血肌酐450 μmol/L，二氧化碳结合力12 mmol/L。

57．由肾小球滤过率降低和水钠潴留引起的护理诊断是

    A．焦虑   B．体液过多

    C．营养失调：低于机体需要量

    D．有感染的危险   E．有皮肤完整性受损的危险

58．护理措施不妥的是

    A．每天测量体重   B．低盐低蛋白饮食

    C．测量生命体征   D．控制入水量＜2500 ml/d

    E．准确记录24 h出入液量

课后习题答案

 1. E   2. D   3. B   4. B   5. D   6. D   7. D   8. C   9. D 10. C

11. A 12. D 13. B 14. A 15. C 16. E 17. D 18. B 19. A 20. C

21. D 22. C 23. A 24. A 25. E 26. C 27. A 28. C 29. C 30. B

31. A 32. D 33. E 34. C 35. A 36. B 37. B 38. A 39. E 40. C

41. A 42. D 43. E 44. E 45. A 46. E 47. D 48. C 49. D 50. B

51. C 52. D 53. D 54. B 55. B 56. E 57. B 58. D

（魏淑霞）

第五章 血液系统疾病患者的护理

第一节 血液系统疾病常见症状体征的护理

一、概述

血液系统疾病简称血液病，是指原发于造血器官或主要累及血液和造血器官的疾病。血液包括血细胞（红细胞、白细胞、血小板）和血浆成分；造血器官包括骨髓、脾、淋巴结、肝、胸腺及分散在全身各处的淋巴和单核-巨噬细胞系统。血液病的种类较多，包括红细胞疾病、白细胞疾病和出血性疾病。病因复杂，大多数为先天性造血功能缺陷或骨髓恶性变引起，也可以由免疫性疾病、营养缺乏、理化因素及其他系统疾病等引起。其共同特点为骨髓、脾、淋巴结等器官的病理损害，周围血细胞和血浆成分的病理改变、出凝血机制功能紊乱及免疫功能障碍。

二、血液系统疾病常见症状体征的特点

（一）贫血

1. **病因** 贫血的原因主要包括红细胞生成减少、红细胞破坏过多和急、慢性失血。

2. **临床表现** 贫血患者共同具有、最突出的体征是皮肤黏膜苍白，视诊比较明显的部位是甲床、口唇、睑结膜等。

3. **护理措施** 贫血患者的护理措施见图1-5-1。

（二）出血倾向

1. **临床表现** 不同疾病的特点不同：①皮肤黏膜的瘀点、瘀斑。常见于血小板异常或血管性疾病。②皮肤软组织血肿、内脏出血。常见于凝血障碍性疾病，如血友病。③鼻出血、消化道出血或月经过多。常发生于各种出血性疾病。④严重的颅内出血。可导致昏迷和死亡。

2. **出血量估计** 见表1-5-1。

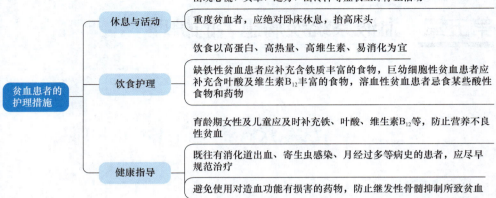

图 1-5-1　贫血患者的护理措施

表 1-5-1　出血量估计

出血量（ml）	出血程度	临床表现
小于 500	轻度出血	多无临床症状
500～1000	中度出血	可出现头晕、烦躁、尿少、心率增快、血压下降（收缩压＜90 mmHg）等表现
大于 1000	重度出血	可出现意识模糊、尿少或尿闭、四肢厥冷、血压下降（收缩压＜60 mmHg）等表现

3. 护理措施　出血倾向患者护理措施见图 1-5-2。

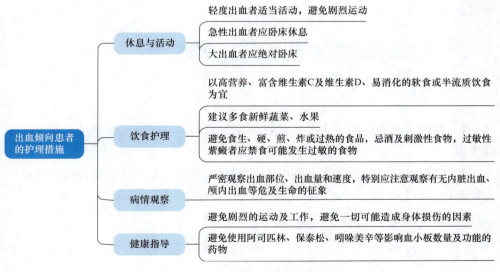

图 1-5-2　出血倾向患者的护理措施

（三）继发感染

1. 临床表现　继发感染最常见的症状是发热。最常见的感染部位为口腔，如口腔炎、牙龈炎、咽喉炎。最常见的致病菌为革兰氏阴性杆菌。

2. 护理措施　继发感染患者的护理措施见图1-5-3。

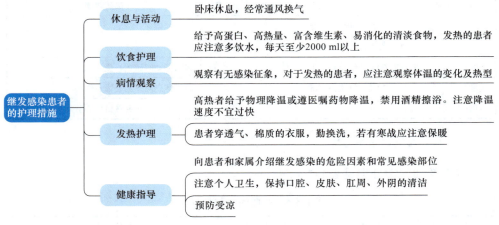

图1-5-3　继发感染患者的护理措施

第二节　贫血患者的护理

贫血是指外周血中单位容积内血红蛋白浓度、红细胞计数及血细胞比容均低于正常标准。缺铁性贫血是体内用来合成血红蛋白的贮存铁缺乏，使血红蛋白合成量减少而引起的一种小细胞低色素性贫血。缺铁性贫血是贫血中最常见的一种。本病各年龄段均可发病，以儿童及育龄期女性多见。再生障碍性贫血是由多种原因引起的造血干细胞数量减少和/或功能异常，导致以骨髓造血功能衰竭，外周血全血细胞减少为特征的疾病。临床主要表现为进行性贫血、出血、感染。各年龄组均可发病，以青壮年多见，男性略多于女性。

一　护理评估重点

（一）贫血的判断标准

不同人群贫血的判断标准见表1-5-2。

表1-5-2　不同人群贫血的判断标准

人群	血红蛋白（g/L）	红细胞计数	血细胞比容
成年男性	<120	<4.5×10^{12}/L	<0.42
成年女性	<110	<4.0×10^{12}/L	<0.37
妊娠期女性	<100	<3.5×10^{12}/L	<0.30

（二）贫血程度分级及临床表现

贫血程度分级及临床表现见表1-5-3。

表1-5-3 贫血程度分级及临床表现

分级	血红蛋白（g/L）	临床表现
轻度	男性：90≤血红蛋白<120 女性：90≤血红蛋白<110	症状轻微
中度	60≤血红蛋白<90	体力劳动时感到心慌、气短
重度	30≤血红蛋白<60	卧床休息时感到心慌、气短
极重度	<30	症状重，常合并贫血性心脏病

（三）贫血的细胞学分类

贫血的细胞学分类见表1-5-4。

表1-5-4 贫血的细胞学分类

类型	MCV（fl）	MCHC（%）	常见疾病
大细胞性贫血	>100	32～35	巨幼细胞贫血、骨髓增生异常综合征
正常细胞性贫血	80～100	32～35	再生障碍性贫血、溶血性贫血、急性失血性贫血
小细胞低色素性贫血	<80	<32	缺铁性贫血、铁粒幼细胞性贫血、地中海贫血、慢性失血性贫血、珠蛋白生成障碍性贫血

注：MCV. 红细胞平均体积；MCHC. 红细胞平均血红蛋白浓度。

（四）缺铁性贫血

1. 病因 铁的需要量增加而摄入不足、铁的吸收不良和失血。

2. 临床表现

（1）贫血表现：乏力、头痛、头晕、心悸、耳鸣、纳差、睑结膜及口唇苍白、心率增快等。

（2）组织缺铁表现：精神行为异常；少数患者有异食癖；体力下降；儿童发育迟缓、智力低下；口角炎、舌炎，舌乳头萎缩，吞咽困难；皮肤干燥；毛发干枯、脱落、无光泽；指（趾）甲扁平、脆薄易裂，甚至反甲（匙状甲）。

（五）再生障碍性贫血

1. 病因 病毒感染、化学因素和物理因素。

2. 临床表现 主要表现为进行性贫血、出血、感染，肝、脾、淋巴结多无肿大。根据临床表现的轻重和发病缓急将再障分为重型和非重型两种。

二 护理诊断

1. 活动无耐力 与贫血引起的组织缺氧有关。

2. **营养失调：低于机体需要量**　与机体缺铁有关。
3. **有感染的危险**　与贫血引起的机体抵抗力下降有关。

三 护理措施

缺铁性贫血患者的护理措施见图1-5-4，再生障碍性贫血患者的护理措施见图1-5-5。

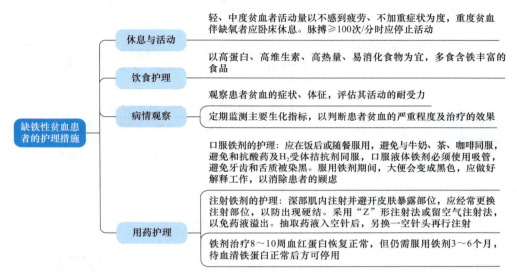

图1-5-4　缺铁性贫血患者的护理措施

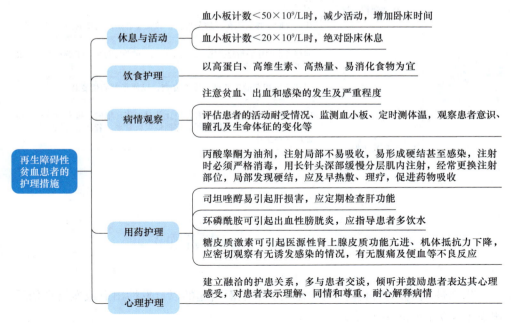

图1-5-5　再生障碍性贫血患者的护理措施

四 健康指导

缺铁性贫血患者的健康指导见图1-5-6，再生障碍性贫血患者的健康指导见图1-5-7。

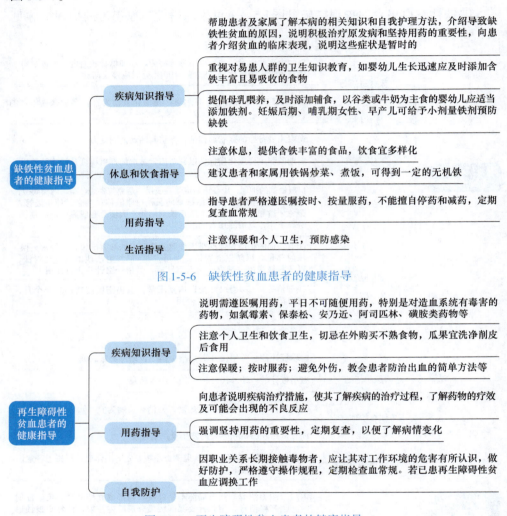

图1-5-6　缺铁性贫血患者的健康指导

图1-5-7　再生障碍性贫血患者的健康指导

第三节　出血性疾病患者的护理

出血性疾病是指机体由于止血功能缺陷而引起的以自发性出血或血管损伤后出血不止为特征的一种疾病。

第五章　血液系统疾病患者的护理 161

一　护理评估重点

（一）分类

根据病因及发病机制将出血性疾病分为四类。

1. **血管壁异常**　先天性或遗传性和获得性。
2. **血小板异常**　血小板数量异常和血小板质量异常。
3. **凝血异常**　先天性或遗传性和获得性。
4. **抗凝及纤维蛋白溶解异常**　如抗凝药物过量、抗因子Ⅷ、Ⅸ抗体形成等。

（二）临床特点

出血性疾病的临床特点见表1-5-5。

表1-5-5　出血性疾病的临床特点

项目		血管/血小板性疾病	凝血性疾病
性别		女性多见	男性多见
阳性家族史		少见	多见
出血诱因		自发	外伤后
出血部位及表现	浅表瘀斑	特征性，范围小、多发	常见，范围大、单发
	深部血肿	少见	特征性
	关节血肿	少见	特征性
	迟发性出血	少见	多见

（三）临床表现

1. 特发性血小板减少性紫癜

（1）急性型：多见于儿童，起病急，广泛的全身皮肤瘀点、紫癜、瘀斑，严重者可出现血肿，鼻出血、牙龈出血、口腔出血常见，可出现内脏出血。

（2）慢性型：青年女性多见，起病缓慢，出血症状相对较轻，多为反复发生的皮肤、黏膜瘀点和瘀斑，月经过多常见，严重的内脏出血较少见。

2. 过敏性紫癜　过敏性紫癜的分型及临床表现见表1-5-6。

表1-5-6　过敏性紫癜的分型及临床表现

类型	临床表现
单纯型（紫癜型）	最常见的类型。主要表现为皮肤紫癜，局限于四肢，尤其是下肢及臀部，躯干极少受累。紫癜常成批反复发生、对称分布，大小不等，初呈深红色，按之不褪色，可融合成片，形成瘀斑

续表

类型	临床表现
腹型	除皮肤紫癜外，可出现消化道表现，其中腹痛最常见
关节型	除皮肤紫癜外，可出现关节肿胀、疼痛及功能障碍等表现
肾型	病情严重，肾损害多发生于皮肤紫癜出现后1周，多在3~4周内恢复，少数患者可演变为慢性肾炎或肾病综合征
混合型	皮肤紫癜合并上述2种以上类型

二 护理诊断

1. **有损伤的危险：出血** 与血小板生成减少、破坏增加、寿命缩短有关。
2. **有感染的危险** 与糖皮质激素治疗有关。
3. **焦虑** 与反复发生出血及患者缺乏疾病知识有关。
4. **潜在并发症** 颅内出血。

三 护理措施

特发性血小板减少性紫癜患者的护理措施见图1-5-8，过敏性紫癜患者的护理措施见图1-5-9。

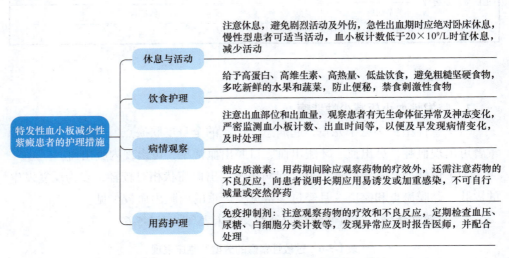

图1-5-8 特发性血小板减少性紫癜患者的护理措施

第五章 血液系统疾病患者的护理

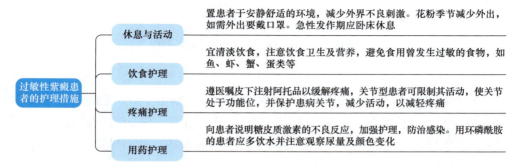

图 1-5-9　过敏性紫癜患者的护理措施

四 健康指导

特发性血小板减少性紫癜患者的健康指导见图 1-5-10，过敏性紫癜患者的健康指导见图 1-5-11。

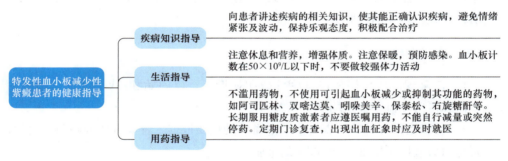

图 1-5-10　特发性血小板减少性紫癜患者的健康指导

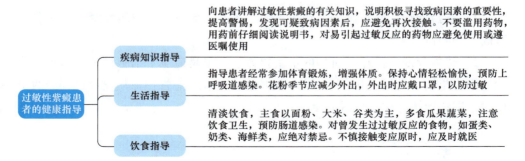

图 1-5-11　过敏性紫癜患者的健康指导

第四节 白血病患者的护理

白血病是一类造血干细胞的恶性克隆性疾病。本病由于造血系统中某一系列细胞的异常肿瘤性增生,并在骨髓、肝、脾、淋巴结等各脏器广泛浸润,外周血管中白细胞有质和量的异常,红细胞和血小板数量减少,从而导致贫血、出血、感染、白血病细胞浸润等临床表现。

一 护理评估重点

(一)临床表现

1. 正常骨髓造血受抑制的表现 发热、出血、贫血。

2. 白血病细胞增殖浸润的表现 肝、脾及淋巴结肿大;胸骨下端局部压痛;牙龈增生、肿胀;皮肤蓝灰色斑丘疹;中枢神经系统白血病;眼球突出、复视或失明;睾丸一侧无痛性肿大。

(二)辅助检查

1. 血常规 典型病例白细胞计数明显增高,以原始和/或早幼细胞增多为主,血红蛋白和血小板数均减少。

2. 骨髓检查 骨髓检查是诊断白血病的重要依据。骨髓有核细胞明显增生,主要是白血病性原始细胞和/或早幼细胞。

(三)治疗要点

1. 支持治疗 防治感染、纠正贫血、控制出血、预防尿酸性肾病、紧急处理高白细胞血症。

2. 化学疗法 治疗白血病的最主要方法,也是造血干细胞移植的基础。化疗原则为早期、足量、联合、间歇、阶段、个体化。急性白血病化疗过程分两个阶段,即诱导缓解和缓解后治疗。

二 护理诊断

1. **有感染的危险** 与生成大量白血病细胞、化疗有关。
2. **活动无耐力** 与贫血、发热、化疗有关。
3. **疼痛** 与脾大、脾梗死有关。

4. 潜在并发症 尿酸性肾病、化疗不良反应。

三 护理措施

急性白血病患者的护理措施见图1-5-12，慢性白血病患者的护理措施见图1-5-13。

急性白血病患者的护理措施

休息与活动
- 缓解期应保持良好的生活方式，适当活动
- 急性期、严重贫血、感染或有明显出血倾向者，应绝对卧床休息

饮食护理
- 给予高热量、高蛋白、高维生素、清淡、易消化饮食，多吃新鲜蔬菜和水果
- 有消化道出血者，可暂禁食或进少量温凉流质饮食

环境要求
- 当成熟粒细胞绝对值≤$0.5×10^9$/L时，发生感染的可能性更大，需对患者进行保护性隔离，若无层流室则置患者于单人病房

病情观察
- 密切监测患者的生命体征，注意观察患者全身尤其是口腔、牙龈、咽喉部和肺部有无感染发生，贫血的严重程度，有无严重出血征象
- 定期监测血常规、骨髓象
- 观察患者用药后的疗效及有无化疗不良反应发生

对症护理
- 感染的护理：保护性隔离，置患者于无菌层流室或单人病房，谢绝探视，严格执行隔离制度。向患者和家属介绍易发生感染的部位及防护措施，加强基础护理。化疗前遵医嘱治疗感染，化疗同时可服用肠道不吸收的抗生素。严重感染时，可合用造血刺激因子，缩短抗生素的应用时间
- 出血的护理：抢救严重出血时，应遵医嘱输新鲜血液或输浓缩血小板
- 贫血的护理：对严重贫血、乏力明显者，遵医嘱输血或输浓缩红细胞

化疗注意事项
- 合理使用静脉血管，一般从远心端开始，左右交替，避免选择无弹性的静脉
- 要有熟练的静脉穿刺技术，避免穿透血管，穿刺时扎止血带时间不宜过长，不拍打静脉，不挤压皮肤，以免引起皮下出血
- 先用0.9%氯化钠溶液输注，确保无外渗后，再注入化疗药，输注完毕后，再换0.9%氯化钠溶液冲管后拔针
- 拔针后用干棉球轻压数分钟止血
- 在静脉给药过程中若发生药液外渗应立即停止输注，保留针头，由原部位抽取3～5 ml血液，局部滴入0.9%氯化钠溶液以稀释药液，或针对化疗药物种类，注入相应解药后再拔针，局部冷敷后再用25%硫酸镁湿敷，亦可用普鲁卡因局部封闭
- 发生静脉炎症时处理同药液外渗，若伴有全身发热或条索状红线迅速蔓延时，可采用紫外线灯照射治疗
- 化疗过程中必须遵医嘱定期查血常规，每一疗程结束后做骨髓检查，以便观察疗效及骨髓受抑制的情况
- 化疗前、后2 h应避免进食，必要时遵医嘱在治疗前1～2 h给镇吐药，及时处理呕吐物
- 鞘内注射化疗药物时，药液推注速度宜慢，注毕后去枕平卧4～6 h

图1-5-12 急性白血病患者护理措施

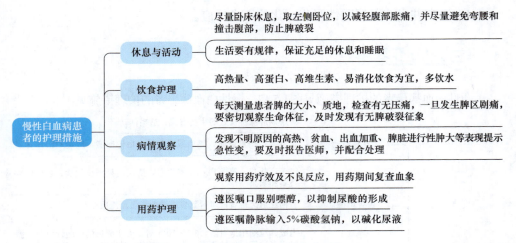

图1-5-13 慢性白血病患者护理措施

四 健康指导

急性白血病患者的健康指导见图1-5-14。慢性白血病患者的健康指导见图1-5-15。

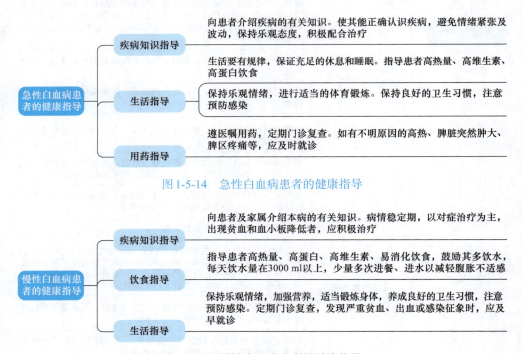

图1-5-14 急性白血病患者的健康指导

图1-5-15 慢性白血病患者的健康指导

第五章 血液系统疾病患者的护理 167

课 后 习 题

1. 刘女士，68岁。患慢性粒细胞性白血病3年，1周前出现原因不明发热，皮肤黏膜瘀斑。查体：贫血貌，胸骨压痛，脾肋下5 cm。该患者可能出现了

    A. 慢性粒细胞性白血病急性变 B. 急性白血病

    C. 类白血病反应   D. 特发性血小板减少性紫癜

    E. 血友病

2. 患者，女性，23岁，急性白血病。实验室检查：白细胞计数$43×10^9$/L，红细胞计数$2.7×10^{12}$/L，血红蛋白67 g/L，血小板$10×10^9$/L。此时，应着重观察患者的

    A. 生命体征   B. 颅内出血征兆

    C. 活动耐力   D. 皮肤黏膜

    E. 尿量

3. 患者，女性，52岁。患慢性白血病3年，近日来出现原因不明的高热、胸骨疼痛难忍，脾迅速增大。此情况可能是出现了

    A. 白血病细胞浸润   B. 急性白血病

    C. 慢性粒细胞性白血病急性变

    D. 脾功能亢进

    E. 淋巴瘤

4. 患者，男性，38岁。感冒后持续高热、咳嗽、胸痛、鼻出血、面色苍白，抗生素治疗无效。体检发现胸骨压痛，右中肺叩诊浊音，听诊湿啰音，肝脾肋下触及。血常规结果显示全血细胞减少。应考虑患有

    A. 再生障碍性贫血   B. 淋巴瘤

    C. 败血症   D. 特发性血小板减少性紫癜

    E. 急性白血病

5. 患者，男性，32岁。因发热，鼻、咽痛1周入院，拟诊断为急性白血病。为确诊建议患者选择最有价值的辅助检查是

    A. 红细胞沉降率   B. 骨髓检查

    C. 血细菌培养   D. 网织红细胞计数

    E. 血常规检查

6. 患者，女性，59岁。诊断为急性白血病，近日出现头痛、头晕、呕吐、颈项强直，怀疑出现脑膜白血病，需进行鞘内注射治疗。鞘内注射后该患者应去枕平卧

    A. 2 h   B. 4 h

C. 6 h   D. 12 h

E. 24 h

7. 患者，女性，21岁。确诊急性白血病。在化疗期间，以下护理措施最重要的是

A. 高热量饮食   B. 高脂饮食

C. 低蛋白饮食   D. 多饮水

E. 多吃蔬菜

8. 患者，男性，46岁。因"急性白血病"入院后进行化疗。护理接受化疗的白血病患者最重要的是

A. 观察病情是否缓解   B. 鼓励患者多饮水

C. 健康教育   D. 缓解疼痛

E. 防治感染和出血

9. 患者，女性，34岁。诊断为急性白血病，乏力、消瘦1个月，伴发热1周，食欲缺乏。化疗后出现恶心，无呕吐。血常规：白细胞计数 $2 \times 10^9/L$，血小板计数 $150 \times 10^9/L$。该患者的护理诊断/合作性问题不包括

A. 营养失调：低于机体需要量

B. 体温过高   C. 潜在并发症：颅内出血

D. 活动无耐力   E. 有感染的危险

10. 患者，男性，65岁。发热、咽痛1周入院，经检查诊断为淋巴细胞型白血病。下列属于白血病细胞浸润所致的体征是

A. 胸骨下段端压痛   B. 皮肤紫癜

C. 皮肤黏膜苍白   D. 扁桃体肿大

E. 口腔血疱

11. 患者，女性，40岁。长期月经过多，临床表现为软弱无力、头晕、心慌、记忆力减退，诊断贫血下列最突出的体征是

A. 脉搏加快   B. 呼吸急促

C. 白细胞减少   D. 皮肤黏膜苍白

E. 低热

12. 患者，男性，35岁。高热不退、鼻出血1周。查体：扁桃体肿大，表面有脓苔覆盖、肝脾不大。辅助检查：全血细胞减少。确诊需进一步检查的项目是

A. 血培养   B. 骨髓象

C. 血常规   D. 血涂片

E. X线检查

13. 患者，女性，21岁。一直偏食，因乏力、气促就诊，确诊为缺铁性贫血。该患者目前首选的治疗措施是

A. 加强营养 　　　　B. 肌内注射铁剂

C. 口服硫酸亚铁 　　D. 静脉输血

E. 纠正不良的饮食习惯

14. 患者，男性，36岁。诊断为缺铁性贫血，口服铁剂治疗，以下叙述正确的是

A. 与牛奶同服 　　　B. 空腹服药

C. 与茶水同服 　　　D. 餐后服药

E. 与咖啡同服

15. 患者，男性，26岁。缺铁性贫血1年。护士为其进行饮食指导时，最恰当的食物组合是

A. 牛肉，咖啡 　　　B. 瘦肉，牛奶

C. 鱼，可乐 　　　　D. 豆腐，红茶

E. 羊肝，橙汁

16. 患者，女性，38岁。因皮肤黏膜出血来诊。诊断为"再生障碍性贫血"入院。现患者有高热并且时有抽搐。此时最适合的降温措施是

A. 头部及大血管处放置冰袋

B. 口服退热药 　　　C. 温水擦浴

D. 酒精擦浴 　　　　E. 冰水灌肠

17. 患者，男性，35岁。因再生障碍性贫血入院治疗。入院当日血常规结果回报血红蛋白59 g/L，护士对该患者制订的休息与活动计划为

A. 床上活动为主，适当增加休息时间

B. 床边活动为主，增加午睡及夜间睡眠时间

C. 适当进行室内运动，避免重体力活动

D. 绝对卧床休息，协助自理活动

E. 卧床休息为主，间断床上及床边活动

18. 患者，男性，32岁。疲乏、无力一月余。血常规显示：血红蛋白60 g/L，白细胞计数$2.2×10^9$/L，血小板计数$38×10^9$/L，拟诊为再生障碍性贫血，最可靠的诊断方法是

A. 骨髓穿刺活检 　　B. 网织红细胞计数

C. 血常规 　　　　　D. 骨髓铁染色检查

E. 血清铁检查

19. 患者，女性，26岁。确诊再生障碍性贫血6个月，今晨突然头痛，伴恶心、呕吐，视物模糊。该患者最可能发生了

A. 颅内出血 　　　　B. 上消化道出血

C. 继发感染 　　　　D. 脑血栓形成

E. 高血压脑病

20. 患者，女性，21岁。头晕、乏力3年，平时月经量较多，近6个月头晕、心悸、乏力加重。血查规显示：血红蛋白75 g/L，红细胞计数$3.2×10^{12}$/L，白细胞计数$4.4×10^9$/L，血小板计数$200×10^9$/L，网织红细胞1.5%。红细胞呈小细胞低色素。尿胆原（－），粪便隐血试验（－）。此患者治疗宜选择

A. 补充维生素B_{12}　　　　　B. 输血200 ml

C. 口服铁剂　　　　　　　　D. 脾切除

E. 补充叶酸

课后习题答案

1．A　2．B　3．C　4．E　5．B　6．C　7．D　8．E　9．C　10．A
11．D　12．B　13．C　14．D　15．E　16．A　17．E　18．A　19．A　20．C

（贾小莹）

第六章　内分泌与代谢疾病患者的护理

第一节　内分泌与代谢疾病常见症状体征的护理

一、概述

内分泌系统是由内分泌腺及存在于机体某些脏器的内分泌组织和细胞所组成的一个体液调节系统，包括下丘脑、垂体和甲状腺、甲状旁腺、肾上腺、胰岛和性腺等靶腺。它是机体的重要调节系统，主要功能是与神经系统和免疫系统共同调节人体的代谢过程、生长发育、脏器功能、生育繁殖和衰老等生命活动，保持机体内环境的相对稳定，以适应不断变化的外界环境。机体在多种原因如遗传、先天缺陷、自身免疫疾病、感染、肿瘤、出血、梗死、放射线、药物、营养障碍、精神刺激及不良习惯的作用下，引起内分泌腺体病理和病理生理改变，表现为内分泌功能亢进或减退。

二、常见症状体征的特点

（一）身体外形改变的特点

身体外形的改变是指包括面容、体形、身高、体态、毛发、皮肤、黏膜色素等的异常变化。这些异常改变多与内分泌和代谢疾病有关，如皮质醇增多症、甲状腺功能亢进、甲状腺功能减退等。

1. 体形异常　成年男性身高超过200 cm、成年女性超过185 cm称巨人症，是由于在骨骼未愈合的青春期，腺垂体功能亢进，生长激素分泌过多，引起骨骼、软组织及内脏生理性增生、肥大，导致身材高大及手足粗大。成年男性身高低于145 cm，成年女性身高低于135 cm为体格异常矮小，见于垂体功能减退和小儿甲状腺功能减退时的呆小症。皮质醇增多症患者可出现特殊体态，表现为向心性肥胖、水牛背等。

2. 毛发异常　皮质醇增多时由于雄性激素分泌增多，患者躯体和面部毛发增多；甲状腺功能减退时，患者表现为头发干燥易断、稀疏，睫毛和眉毛脱落

（尤以眉梢为甚），男性胡须生长缓慢。

3. 面容异常 如肢端肥大症患者可表现为脸部增长、下颌增大、颧骨突出、嘴唇增厚、耳鼻长大、皮肤增厚等粗陋面貌；甲状腺功能亢进患者出现眼裂增宽、眼球突出、表情惊愕的"甲亢面容"；甲状腺功能减退患者出现面颊及眼睑水肿、表情淡漠的"假面具样面容"及皮质醇增多症患者的满月脸等。

4. 皮肤黏膜色素沉着 如原发性慢性肾上腺皮质功能减退的患者特征性表现为皮肤、黏膜色素加深，尤以暴露处、摩擦处、乳晕及瘢痕处明显。

（二）肥胖的特点

肥胖是指体内脂肪堆积过多和/或分布异常，导致体重超标、体态臃肿的一种多因素慢性代谢性疾病。实际体重超过标准体重的20%，或者体重指数（body mass index，BMI）大于28 kg/m² 者称为肥胖。标准体重简易计算公式：标准体重（kg）=身高（cm）-105。肥胖根据病因不同，可分为单纯性肥胖和继发性肥胖。导致肥胖的主要原因是遗传因素、高热量、高脂饮食、体力活动少使机体摄入的热量高于消耗。

轻度肥胖者无明显症状，活动不受限制，可正常工作和生活；中、重度肥胖者患者稍活动即感到疲乏、无力、喜坐、怕热、多汗、行动困难、打鼾；极度肥胖者可导致肺泡换气不足，出现二氧化碳潴留，称为"肥胖性肺心综合征"。肥胖还影响患者脂肪代谢，易发生脂肪肝、心脑血管病；还可引起胆石症、痛风等代谢性疾病。体质性肥胖呈全身性脂肪分布；获得性肥胖，脂肪分布于四肢为主；皮质醇增多症脂肪分布呈向心性肥胖。继发性肥胖患者多伴有原发病的表现，如甲状腺功能减退患者面色苍白、怕冷、头发干枯、稀疏、易脆、睫毛和眉毛脱落、皮肤粗糙等。

（三）消瘦的特点

消瘦是指机体的肌肉及脂肪储备不足，体重比标准体重减少10%以上。这里所指的消瘦一般都是短期内呈进行性的，有体重下降前后测的体重数值对照。至于脱水和水肿消退后的体重下降，不能称为消瘦。消瘦与肥胖一样，都是亚健康的一种。人体内的肌肉、脂肪含量过低，体重指数BMI小于18.5 kg/m² 即为消瘦。BMI在17~18.4 kg/m² 为轻度消瘦，BMI在16~16.9 kg/m² 为中度消瘦，BMI＜16.0 kg/m² 为重度消瘦。消瘦者不仅容易疲乏、体力差，而且抵抗力低、免疫力差、耐寒及抗病能力弱，易患多种疾病。

评估时要关注患者是否有烦躁、疲倦、抵抗力降低、伤口难以愈合等伴随症状，同时可有原发疾病，如糖尿病、甲状腺功能亢进及慢性消耗性疾病等症状和体征。严重者可有较明显的低蛋白血症和营养不良性水肿。

三 常见症状体征的护理

身体外形改变患者的护理措施见图1-6-1，肥胖患者的护理措施见图1-6-2，消瘦患者的护理措施见图1-6-3。

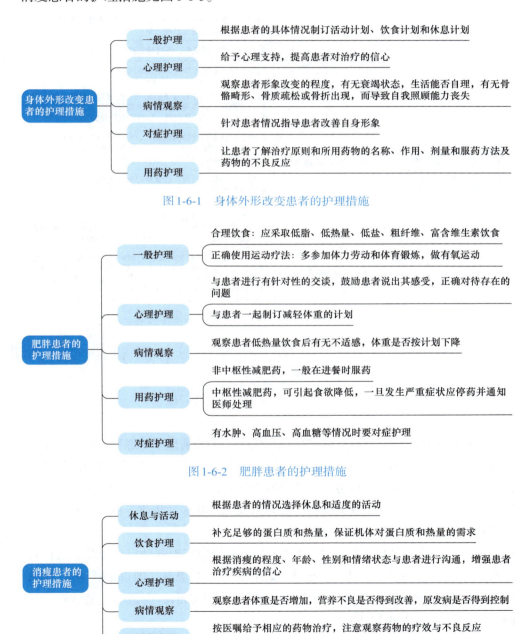

图1-6-1　身体外形改变患者的护理措施

图1-6-2　肥胖患者的护理措施

图1-6-3　消瘦患者的护理措施

四、健康指导

内分泌与代谢疾病常见症状体征的健康指导见图1-6-4。

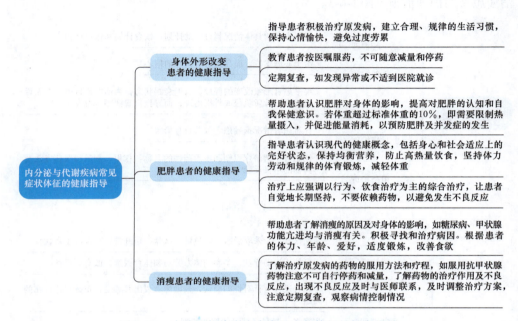

图1-6-4 内分泌与代谢疾病常见症状体征的健康指导

第二节 甲状腺疾病患者的护理

单纯性甲状腺肿是非炎症和非肿瘤原因，不伴有临床甲状腺功能异常的甲状腺肿。该病俗称"粗脖子病"，常由于某种原因阻碍甲状腺激素合成而导致代偿性甲状腺肿大。可呈地方性分布，常为缺碘所致，称为地方性甲状腺肿。也可呈散发性分布，由先天性甲状腺激素合成障碍或致甲状腺肿物质等所致，称为散发性甲状腺肿。

甲状腺功能亢进症（简称"甲亢"）是由多种原因引起的甲状腺激素分泌过多所引起的临床综合征。其病因包括弥漫性毒性甲状腺肿（即Graves病）、结节性毒性甲状腺肿和甲状腺自主高功能腺瘤等。其中Graves病是甲亢最常见的病因，占全部甲亢的80%~85%。

第六章 内分泌与代谢疾病患者的护理

一 护理评估重点

（一）单纯性甲状腺肿

1. 病因

（1）碘缺乏是地方性甲状腺肿常见原因。我国的地方性甲状腺肿流行地区较广，多山及高原地区的发病率较高，碘缺乏更容易导致甲状腺肿（缺碘性甲状腺肿）。

（2）甲状腺激素合成或分泌障碍

1）碘过多：有些地区（主要是沿海地带）的居民摄入碘过多，长期服用含碘药物（如胺碘酮等）亦可使碘摄入过量。过多的碘盐使甲状腺中碘的有机化障碍，竞争过氧化物酶上的活性基团，酪氨酸碘化障碍而抑制甲状腺激素合成和释放，并可导致甲状腺肿（高碘性甲状腺肿）。

2）致甲状腺肿物质：某些物质可阻滞甲状腺激素合成，引起甲状腺肿，如硫脲类药物、硫氰酸盐、保泰松、碳酸锂等。如药物用量过大，常因过分抑制甲状腺激素合成而引起甲状腺肿。致甲状腺肿物质引起的甲状腺肿常呈散发性，但也可呈地方性或加重地方性甲状腺肿。

3）先天性甲状腺激素合成障碍：由于某些酶的缺陷而影响碘的有机化、碘化酪氨酸偶联、甲状腺球蛋白水解及碘化酪氨酸脱碘等，甲状腺激素合成或分泌障碍引起甲状腺肿。

（3）甲状腺激素需要量增加：在青春发育期、妊娠期、哺乳期，机体对甲状腺激素的需要量增加，可出现相对性缺碘而致生理性甲状腺肿。

2. 临床表现 单纯性甲状腺肿除甲状腺肿大外，通常无其他症状。甲状腺常呈轻或中度弥漫性肿大，质地较软，无压痛。随着病情的发展，甲状腺可逐渐增大，甚至引起压迫症状。压迫气管可引起咳嗽和呼吸困难；压迫食管引起吞咽困难；压迫喉返神经引起声音嘶哑；胸骨后甲状腺肿可使头部、颈部、上肢静脉回流受阻，表现为面部青紫、浮肿、颈部及胸部浅表静脉扩张，但均较少见。

（二）甲状腺功能亢进症

1. 病因

（1）免疫因素：最明显的体液免疫特征为患者血清中存在针对甲状腺细胞促甲状腺激素（thyroid stimulating hormone，TSH）受体的特异性自身抗体，即促甲状腺激素受体抗体（thyroid stimulating hormone receptor antibody，TRAb）。TRAb可与TSH受体结合，产生类似TSH的生物学效应，即甲状腺细胞增生、甲状腺激素合成及分泌增加。此外，细胞免疫也与发病有关，在患者甲状腺内及外周血中T淋巴细胞数量增多，功能发生改变。

（2）遗传因素：本病发生有明显的家族聚集现象，并与一定的人类白细胞抗原（human leucocyte antigen，HLA）类型有关。

（3）环境因素：精神刺激、细菌感染、性激素、应激和锂剂等因素可能均是重要诱发因素，尤其是精神创伤，对本病的发生发展有重要影响。

2. 临床表现 甲亢患者的临床表现见图1-6-5。

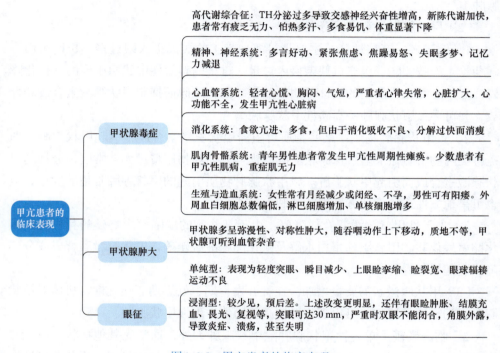

图1-6-5 甲亢患者的临床表现

注：TH. 甲状腺激素。

二 护理诊断

1. **营养失调：低于机体需要量** 与代谢增高有关。

2. **活动无耐力** 与蛋白质分解增加、甲亢性心脏病、肌无力等有关。

3. **自我形象紊乱** 与甲亢所致突眼，甲状腺肿大或手术引起的瘢痕等形体改变有关。

4. **焦虑** 与神经系统功能改变、甲亢所致全身不适等因素有关。

三 护理措施

单纯性甲状腺肿患者的护理措施见图1-6-6，甲亢患者的护理措施见图1-6-7。

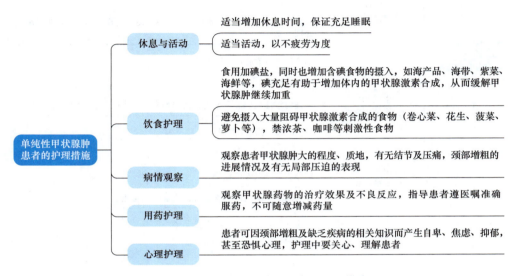

图1-6-6　单纯性甲状腺肿患者的护理措施

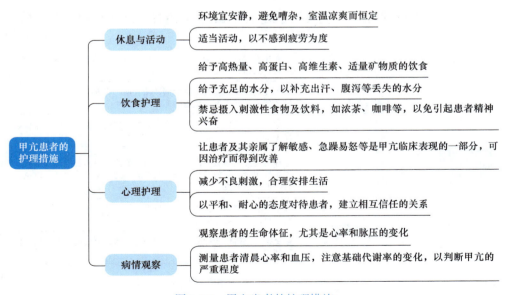

图1-6-7　甲亢患者的护理措施

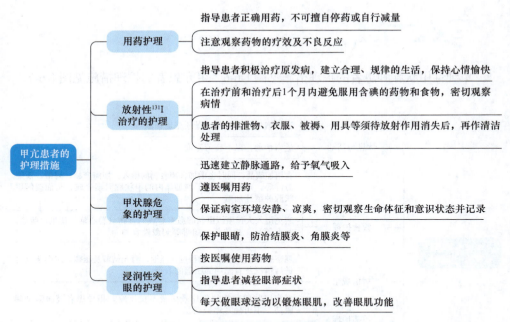

图1-6-7　甲亢患者的护理措施（续）

四 健康指导

单纯性甲状腺肿患者的健康指导见图1-6-8，甲亢患者的健康指导见图1-6-9。

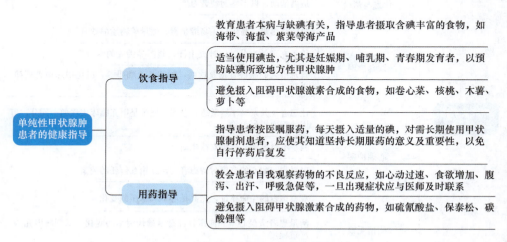

图1-6-8　单纯性甲状腺肿患者的健康指导

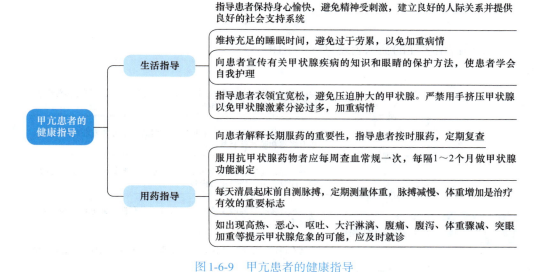

图 1-6-9　甲亢患者的健康指导

第三节　皮质醇增多症患者的护理

皮质醇增多症又称库欣综合征，是指各种原因引起肾上腺皮质分泌过多糖皮质激素所致疾病的总称。

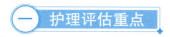

（一）病因

1. 依赖促肾上腺皮质激素（adrenocorticotropic hormone，ACTH）的皮质醇增多症

（1）库欣病：垂体ACTH分泌过多，伴肾上腺皮质增生所致。

（2）异位ACTH综合征：为垂体以外的恶性肿瘤产生大量ACTH，刺激肾上腺皮质增生，分泌过量皮质类固醇所致。

2. 不依赖ACTH的皮质醇增多症　包括肾上腺皮质腺瘤、肾上腺皮质癌、不依赖ACTH的双侧性肾上腺小结节性增生、不依赖ACTH的双侧性肾上腺大结节性增生。

3. 医源性皮质醇增多症　由于各种原因需长期应用外源性ACTH或糖皮质激素，也可出现皮质醇增多症的临床表现。

（二）临床表现

皮质醇增多症的临床表现见图1-6-10。

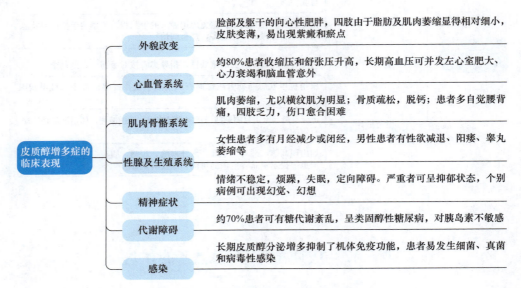

图1-6-10　皮质醇增多症的临床表现

二 护理诊断

1. **自我形象紊乱**　与皮质醇增多症引起身体外观改变有关，如皮肤色素沉着、向心性肥胖等。
2. **有感染的危险**　与免疫功能降低、营养不良、皮肤破损有关。
3. **有受伤的危险**　与代谢异常引起钙吸收障碍，导致骨质疏松有关。
4. **活动无耐力**　与向心性肥胖及四肢肌肉萎缩有关。

三 护理措施

皮质醇增多症患者的护理措施见图1-6-11。

四 健康指导

皮质醇增多症患者的健康指导见图1-6-12。

第六章　内分泌与代谢疾病患者的护理　181

皮质醇增多症患者的护理措施
- 休息与活动 —— 卧床休息，轻者可适当活动
- 饮食护理 —— 给予高蛋白、高维生素、低脂、低钠、高钾的食物，每餐不宜过多或过少，要均匀进餐，戒烟酒
- 病情观察
  - 观察血压、心律、心率变化，发现高血压及早控制
  - 观察体温变化，定期检查血常规
  - 观察患者饮食量和有无糖尿病表现
  - 观察患者有无关节痛或腰背痛等情况
  - 观察患者有无恶心、呕吐、腹胀、乏力、心律失常等低钾血症的表现
  - 观察患者水肿情况，每天定时测量体重
- 对症护理
  - 高血压、高血糖的护理：定时测量血压并做好记录，有糖尿病者应监测血糖和尿糖变化
  - 感染的预防及护理
    - 保持病室环境清洁卫生，保持适宜的温度、湿度
    - 医护人员应严格执行无菌操作技术
    - 对患者及家属进行日常生活指导，患者应保持口腔、皮肤、外阴的清洁卫生，减少感染
  - 外伤的预防及护理
    - 减少安全隐患，特别关注有广泛骨质疏松和骨痛的患者
    - 地面应防滑，防止跌倒引起外伤或骨折
    - 避免剧烈运动，严防摔伤，变换体位时动作轻柔，防止骨折
    - 护理操作时，护理人员动作应轻稳
- 用药护理 —— 应用肾上腺皮质激素合成阻滞药治疗时，应注意观察食欲缺乏、恶心、呕吐、嗜睡、乏力等不良反应，并及时对症处理
- 心理护理 —— 观察患者有无抑郁、自卑、情绪不稳、精神障碍等表现，多与患者沟通，尊重和关爱患者

图 1-6-11　皮质醇增多症患者的护理措施

皮质醇增多症患者的健康指导
- 疾病知识指导 —— 向患者讲解疾病的有关知识，告知患者有关疾病过程及治疗方法
- 饮食指导 —— 指导患者合理饮食，应进食高蛋白、含钾丰富的食物
- 生活指导 —— 教会患者进行自我护理，保持生活规律，心情愉快，增加信心和自尊
- 心理指导 —— 向患者及其家属介绍病情，使其了解体态、外貌变化的原因，有利于患者能接受现实，有信心积极配合治疗

图 1-6-12　皮质醇增多症患者的健康指导

第四节 糖尿病患者的护理

糖尿病是一组由多种原因引起的胰岛素分泌缺陷和/或作用缺陷而导致以慢性血葡萄糖水平增高为特征的代谢疾病群,可引起糖、蛋白质、脂肪、水和电解质代谢紊乱。临床上主要表现有多尿、多饮、多食、消瘦等症状,久病可引起多系统损害,导致眼、肾、神经、心脏、血管等组织的慢性进行性病变,严重者可引起功能缺陷及衰竭。在病情严重或应激时可发生急性代谢紊乱,如糖尿病酮症酸中毒、高渗性非酮症糖尿病昏迷等。

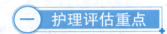

(一) 病因

糖尿病的病因与发病机制复杂,目前认为主要是由遗传因素和环境因素共同参与其发病过程。

1. 1型糖尿病 研究发现1型糖尿病与某些特殊的人类白细胞抗原(HLA)有关。但易感基因只是个体对本病具有易感性,其发病依赖于多个易感基因的共同参与和环境因素影响。病毒感染是启动胰岛B细胞的自身免疫反应的环境因素之一,病毒感染易感个体后,可直接损伤胰岛组织引起糖尿病,或损伤胰岛组织而诱发自身免疫反应,进一步损伤胰岛组织引起糖尿病。

2. 2型糖尿病

(1)遗传与环境:2型糖尿病与遗传和环境因素密切相关。2型糖尿病具有更明显的遗传倾向,由多基因变异引起。其发病也与环境因素有关,包括饮食营养因素、生活方式的改变、人口老龄化、中心型肥胖(又称内脏型肥胖)及应激、化学毒物等。

(2)胰岛素抵抗和B细胞功能缺陷:胰岛素抵抗和胰岛素分泌缺陷是2型糖尿病发病的两个要素,两者使肝脏葡萄糖生成增加,周围组织对葡萄糖的利用减少,造成高血糖,而高血糖又加重胰岛素抵抗和胰岛素分泌不足,随着病情的进展,使高血糖持续存在。此外,2型糖尿病患者胰岛B细胞功能在糖耐量正常和减低时,胰岛素随血糖增高而分泌增加。患者在早期可出现餐后低血糖,但随着病情进展,血糖逐渐升高,最终发展为空腹高血糖。当到显性糖尿病时,B细胞不再因血糖升高而分泌增加,血糖曲线与胰岛素分泌曲线出现显著分离。

(3)糖耐量减低和空腹血糖调节受损:糖耐量减低和空腹血糖调节受损代表

正常葡萄糖稳态和糖尿病高血糖之间的中间代谢状态，糖耐量减低和空腹血糖调节受损均为糖尿病的危险因素，表示机体对葡萄糖的调节机制受损。

（4）临床糖尿病：此期血糖升高，但可无明显糖尿病的症状，且已达到糖尿病的诊断标准。

（二）临床表现

糖尿病的临床表现见图1-6-13。

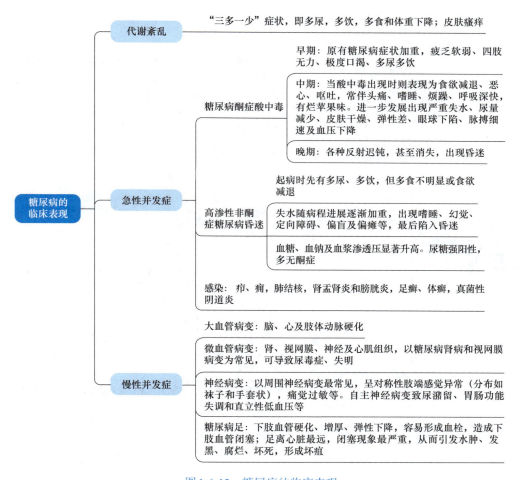

图1-6-13　糖尿病的临床表现

二 护理诊断

1. **营养失调：低于机体需要量或高于机体需要量**　与糖尿病患者胰岛素分泌或作用缺陷引起糖、蛋白质、脂肪代谢紊乱有关。

2. 有感染的危险　与血糖增高、脂代谢紊乱、营养不良、微循环障碍等因素有关。

3. 潜在并发症　酮症酸中毒、高渗性昏迷、低血糖反应。

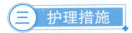

（一）一般护理

糖尿病患者的一般护理见图1-6-14。

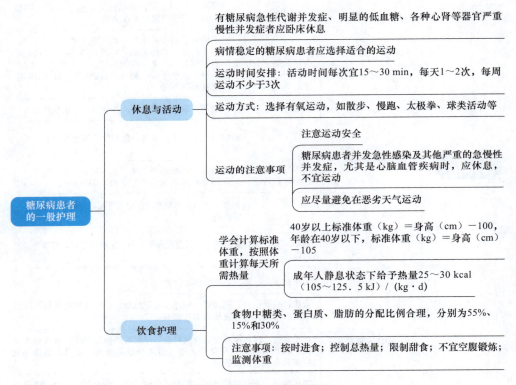

图1-6-14　糖尿病患者的一般护理

（二）心理护理及病情观察

糖尿病患者的心理护理及病情观察见图1-6-15。

（三）用药护理

口服降糖药的用药护理见图1-6-16，胰岛素的用药护理见图1-6-17。

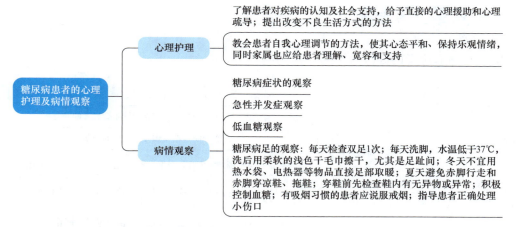

图1-6-15　糖尿病患者的心理护理及病情观察

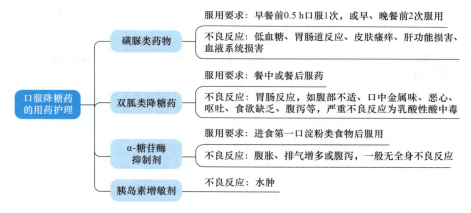

图1-6-16　口服降糖药的用药护理

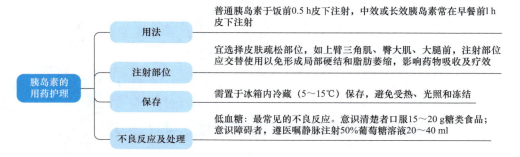

图1-6-17　胰岛素的用药护理

四 健康指导

糖尿病患者的健康指导见图1-6-18。

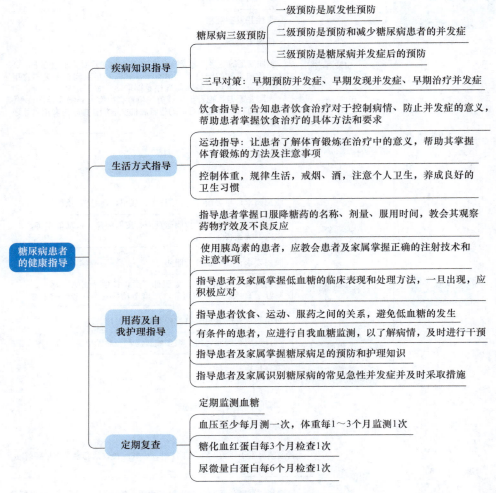

图1-6-18 糖尿病患者的健康指导

第五节 腺垂体功能减退症患者的护理

腺垂体功能减退症又称为西蒙-希恩综合征（Simmonds-Sheehan syndrome），是多种原因引起的腺垂体大部分被破坏产生的一系列内分泌功能减退表现，致使其调节性腺、甲状腺、肾上腺皮质等腺体的功能发生继发性减退。

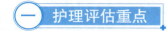

（一）病因

1. 原发性

（1）垂体及附近组织的良性、恶性肿瘤压迫、破坏腺垂体。

（2）产后大出血即希恩（Sheehan）综合征及其他血管病，如糖尿病性血管病变引起腺垂体缺血性坏死。

（3）累及垂体的感染（结核、脑膜炎或脑炎）、手术和创伤、垂体卒中、浸润性病变（包括白血病浸润）等。

2. 继发性

（1）垂体柄损伤：如外伤、垂体或蝶鞍区手术、肿瘤压迫等。

（2）下丘脑及其他中枢神经系统病变：如创伤、肿瘤、结节病及组织细胞病、神经性厌食、长期应用糖皮质激素、中毒等。

（二）临床表现

腺垂体功能减退症的临床表现见图1-6-19。

二 护理诊断

1. **活动无耐力** 与甲状腺和肾上腺皮质继发性功能减退有关。
2. **自我形象紊乱** 与内分泌功能减退有关。
3. **体温过低** 与甲状腺和肾上腺皮质继发性功能减退有关。
4. **焦虑** 与家庭生活和社交活动受限有关。
5. **潜在并发症** 垂体危象。

三 护理措施

腺垂体功能减退症患者的护理措施见图1-6-20。

四 健康指导

腺垂体功能减退症患者的健康指导见图1-6-21。

腺垂体功能减退症的临床表现

- 性腺、甲状腺和肾上腺皮质继发性功能减退
  - 性腺（卵巢、睾丸）功能减退
    - 女性患者产后无乳、闭经、性欲减退、性器官萎缩
    - 男性患者第二性征退化、性欲减退、阳痿、睾丸萎缩
    - 两性均有生育功能减退或丧失，阴毛、腋毛脱落
  - 甲状腺功能减退症：患者怕冷、思维迟钝、表情淡漠、面色苍白、皮肤干燥而粗糙、少汗、食欲缺乏、便秘、心率减慢
  - 肾上腺皮质功能减退
    - 极度疲乏、软弱无力、厌食、体重减轻、抵抗力差，易于感染，血压偏低
    - 常有低血糖。皮肤因缺乏促肾上腺皮质激素和黑素细胞刺激素，故面色苍白、乳晕变淡
- 肿瘤压迫表现和其他与病因有关的症状
  - 头痛及视神经交叉受压引起视野缺损
- 腺垂体功能减退症危象
  - 诱因：各种应激因素，如感染、劳累、中断治疗、手术、外伤
  - 危象前常先有严重食欲缺乏、呕吐和嗜睡、意识蒙眬等
  - 临床表现有①高热型（体温>40℃）；②低温型（体温<30℃）；③循环衰竭型；④低血糖型；⑤水中毒型；⑥混合型

图 1-6-19　腺垂体功能减退症的临床表现

腺垂体功能减退症患者的护理措施

- 休息与活动
  - 安置在较安静的病室，保证安全，防止患者消极自伤，鼓励患者起床活动；避免各种诱发精神障碍的因素
- 饮食护理
  - 鼓励患者尽可能进食，根据病情给予高热量、高蛋白、富含维生素的流质或半流质饮食
- 病情观察
  - 观察患者是否出现便秘、直立性低血压等，要善于观察，及时发现，及时处理
- 用药护理
  - 注意各种激素带来的不良反应，如心悸、心律失常、腹泻、呕吐、兴奋、头痛、不安、失眠、多汗等
- 垂体危象的抢救配合
  - 50%葡萄糖40～60 ml迅速静推以尽快纠正低血糖，之后用氢化可的松100～200 mg加入10%葡萄糖盐水500～1000 ml静脉滴注
  - 补液、抗感染、抗休克：积极纠正周围循环衰竭，休克者可适当给予升压药，有感染者，酌情选用抗生素；低体温者应采取保暖措施使患者体温回升，可给予小剂量的甲状腺激素，体温高者采取降温治疗
  - 禁用或慎用镇静药、麻醉药及降糖药物，以防诱发昏迷
- 心理护理
  - 关心体贴，主动与其接触，鼓励患者树立对生活的信心和勇气，启发、帮助其正确对待疾病

图 1-6-20　腺垂体功能减退症患者的护理措施

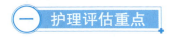

图1-6-21　腺垂体功能减退症患者的健康指导

第六节　痛风患者的护理

痛风是一组由于嘌呤代谢紊乱所致的疾病。临床上以高尿酸血症、急性关节炎反复发作、痛风石的形成为特征。受累最多的是足趾和手指关节，尤以第1跖趾及踇趾关节为多。

一、护理评估重点

（一）病因

1. 尿酸生成过多型　属于高排泄型。主要是因为核酸代谢增强所致，即各种原因引起嘌呤碱基合成过多或降解过快，嘌呤代谢产物过多，导致血尿酸增多。

2. 尿酸排泄减少型　体内游离尿酸约2/3由肾脏排泄，1/3由消化道随着肠液被动排出，在结肠中尿酸被细菌降解成氨和二氧化碳排出体外。低排泄型患者体内核酸代谢并不增强，主要为肾脏排泄功能减退，尿酸排泄过缓而致血尿酸水平升高。

（二）临床表现

痛风的临床表现见图1-6-22。

二、护理诊断

1. **疼痛：关节痛**　与尿酸盐结晶、沉积在关节引起炎症反应有关。
2. **自理能力下降**　与疼痛、限制负重有关。
3. **知识缺乏**　与饮食不合理、健康意识不强有关。

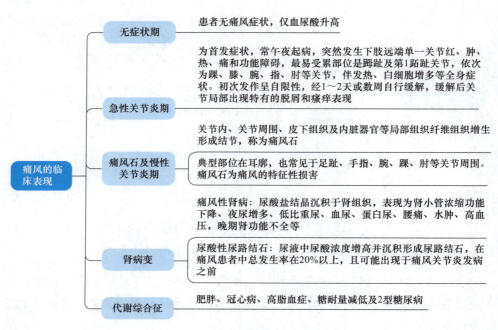

图1-6-22　痛风的临床表现

三 护理措施

痛风患者的护理措施见图1-6-23。

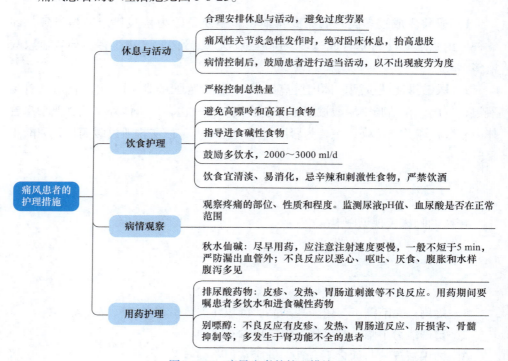

图1-6-23　痛风患者的护理措施

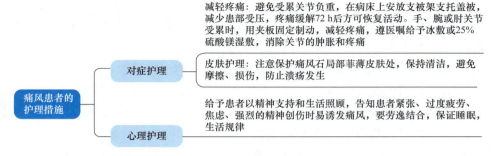

图1-6-23　痛风患者的护理措施（续）

四 健康指导

痛风患者的健康指导见图1-6-24。

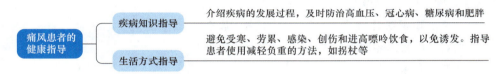

图1-6-24　痛风患者的健康指导

课后习题

1．患者，女性，23岁。因身体多处出现皮肤、黏膜色素加深，诊断为皮肤黏膜色素沉着住院治疗。在患者住院期间表现出闷闷不乐、沮丧的表情，护士应注重

　　A．一般护理　　　　　　B．用药护理

　　C．病情观察　　　　　　D．心理护理

　　E．对症护理

2．患者，女性，26岁。由于肥胖在家里私自买了减肥药，在服用减肥药的过程中，出现了头痛、口干、食欲缺乏、失眠、便秘、心率加快等症状，患者正确的做法是

　　A．立即停药，并去医院询问医师

　　B．卧床休息一会，等症状缓解

　　C．服用一些治疗头痛的药物

　　D．为了达到减肥的目的，一定要继续服药

E. 服用一些治疗便秘的药物

3．患者，女性。近1个月来感觉疲乏、无力。近1年来体重减轻30 kg，在医院就诊，护士应重点评估的内容是

　　A．体重减轻的程度及原因　　　B．患者是否按时进餐

　　C．患者的经济状况及人际关系

　　D．患者社交能力及生活兴趣

　　E．患者对营养知识的掌握程度

4．患者，女性，44岁。半年来体重下降10 kg，面容消瘦，食欲增加，尿量增加，烦渴，近1周来感觉烦躁。该患者的首优护理诊断是

　　A．体液不足　　　　　　　　　B．知识缺乏

　　C．焦虑　　　　　　　　　　　D．恐惧

　　E．营养失调：低于机体需要量

5．患者，女性，25岁。单纯型甲状腺肿1年。由于脖子粗不敢出门，此时患者最主要的护理问题是

　　A．知识缺乏　　　　　　　　　B．焦虑

　　C．自我形象紊乱　　　　　　　D．恐惧

　　E．疼痛

6．患者，男性，37岁。诊断为单纯型甲状腺肿。该患者应多食用

　　A．核桃、萝卜　　　　　　　　B．苹果、桃子

　　C．多种维生素　　　　　　　　D．海带、紫菜

　　E．肉类、奶类

7．患者，女性，28岁。怕热多汗，手指震颤1年，诊断为甲亢。下列辅助检查中该患者不需要做的是

　　A．血型的测定　　　　　　　　B．血清甲状腺激素的测定

　　C．基础代谢率　　　　　　　　D．甲状腺的影像学检查

　　E．甲状腺自身抗体测定

8．患者，女性，怀孕15周，诊断为甲亢。治疗方法正确的是

　　A．放射性^{131}I治疗　　　　　　B．首选丙基硫氧嘧啶

　　C．尽快做甲状腺手术

　　D．用最小有效量控制甲亢症状后，继续有效量治疗

　　E．产后如继续服药，可以哺乳

9．患者，女性，34岁。怕热，多汗，体重减轻，诊断为甲亢。经治疗好转后，健康指导的内容正确的是

　　A．保持身心愉快，避免精神受刺激

　　B．眼睛突出无需特殊护理

C. 可随意增减药量

D. 肿大的甲状腺可以经常按摩

E. 如出现高热、大汗淋漓等在家休息即可

10. 患者，女性，46岁。甲亢病史3年。患者突然出现高热，大汗，心动过速，心律失常，严重呕吐，意识障碍，诊断为甲状腺危象。下列治疗的方法正确的是

A. 抑制甲状腺激素合成：首选丙基硫氧嘧啶

B. 抑制甲状腺激素释放：服丙基硫氧嘧啶后2～4 h再加用碘剂

C. 给予左甲状腺素

D. 抑制外周组织T_3转换为T_4，应用α受体阻滞剂、激素等

E. 降低血甲状腺激素浓度：血液或腹膜透析或血浆置换

11. 患者，女性，58岁。满月脸、向心性肥胖，以皮质醇增多症收入院。护士在进行治疗操作时严格执行无菌操作的目的是

A. 防止外伤   B. 获得患者的信任

C. 避免感染   D. 增加患者的舒适度

E. 防止患者出现病理性骨折

12. 患者，女性，32岁。皮质醇增多症。近1周出现下肢水肿，护理措施错误的是

A. 平卧位，双腿下垂   B. 避免剧烈运动

C. 给予低钠高钾的饮食   D. 心理护理

E. 严格无菌操作

13. 患者，男性，70岁。患2型糖尿病20年。近1个月感右下肢疼痛，走路时常跛行。提示可能并发

A. 缺血性脑血管病   B. 周围神经病变

C. 糖尿病足   D. 下肢动脉硬化

E. 右下肢感染

14. 患者，女性，26岁。1型糖尿病3年，感冒后高热、食欲缺乏、恶心、呕吐、呼吸深大，有烂苹果味，皮肤干燥，嗜睡。该患者可能发生了

A. 高渗性昏迷   B. 急性胃肠炎

C. 酮症酸中毒   D. 低血糖反应

E. 急性脑水肿

15. 患者，男性，65岁。患2型糖尿病10年，一直采用饮食治疗和口服降糖药治疗，病情控制良好，近2个月因血糖反复升高住院，经了解患者经常在夜间自行加餐，此时护士应

A. 加强健康指导   B. 给患者增加每餐食量

C. 加强心理护理   D. 建议医师增加降血糖药物

E. 让患者多休息

16. 患者，女性，45岁。诊断为糖尿病，护士为其普及有关糖尿病的知识，下面属于糖尿病慢性并发症的是

    A. 消瘦   B. 多饮

    C. 急性肾盂肾炎   D. 肢端感觉麻木

    E. 多食

17. 患者，男性，58岁。3年前诊断为糖尿病，未做正规治疗，3天前出现食欲缺乏，头晕，恶心，诊断为糖尿病酮症酸中毒。关于糖尿病酮症酸中毒的诱因，下列不正确的是

    A. 不合理限制水分   B. 感染

    C. 胰岛素治疗中断   D. 创伤、手术

    E. 饮食不当

18. 患者，女性，66岁。糖尿病病史7年，长期使用胰岛素治疗，昨日上午晨练时间较长，突然感到全身无力、心慌、出虚汗，继而头晕、神志恍惚。护士应首先考虑发生了

    A. 胰岛素过敏   B. 酮症酸中毒早期

    C. 低血糖反应   D. 高渗性昏迷先兆

    E. 血容量不足

19. 患者，女性，75岁。糖尿病18年，下肢发麻、感觉迟钝5年。2周前发现足部有水肿，去医院就诊，查尿蛋白（＋＋）。该患者出现的并发症是

    A. 糖尿病足   B. 高渗性昏迷

    C. 糖尿病酮症酸中毒   D. 眼部病变

    E. 糖尿病肾病

20. 患者，女性。5年前诊断为腺垂体功能减退症，持续服药治疗，近期中断药物治疗2周。近3天严重厌食、呕吐和嗜睡，体温39℃，护士考虑该患者出现了

    A. 脑疝   B. 腺垂体功能减退危象

    C. 急性感染   D. 急性胰腺炎

    E. 皮质醇增多症

课后习题答案

1. D 2. A 3. E 4. C 5. C 6. D 7. A 8. B 9. A 10. E
11. C 12. A 13. D 14. C 15. A 16. D 17. A 18. C 19. E 20. B

（贾小莹）

第七章 风湿性疾病患者的护理

第一节 风湿性疾病常见症状体征的护理

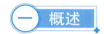

风湿性疾病是指病变累及骨、关节及其周围软组织,如肌肉、滑膜、肌腱、神经等的一类疾病的总称。其主要临床表现包括关节疼痛、肿胀、功能障碍,部分患者可出现脏器功能损害,甚至功能衰竭等。风湿性疾病病因复杂,主要与机体免疫、感染、代谢、内分泌、环境、遗传、肿瘤等因素有关。多数风湿性疾病患者血液中会出现大量自身抗体,所以多数风湿性疾病属于自身免疫病。

风湿性疾病的临床特点如图 1-7-1 所示。

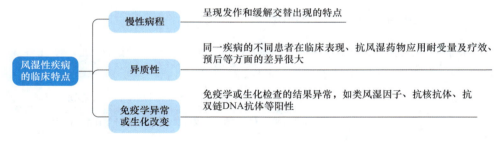

图 1-7-1 风湿性疾病的临床特点

二、常见症状体征特点

(一)关节疼痛与肿胀的特点

关节疼痛是关节受累最常见的首发症状,也是风湿性疾病患者主要的就诊原因。几乎所有的风湿性疾病均可引起不同程度的关节疼痛和肿胀,多由关节腔积液或滑膜肥厚所致,是滑膜炎或周围组织炎的重要体征。不同疾病所致的关节疼痛和肿胀的部位与性质有差别。

不同疾病关节疼痛与肿胀的特点见表 1-7-1。

表1-7-1 不同疾病关节疼痛与肿胀的特点

疾病名称	部位	肿痛特点
类风湿关节炎	腕、掌指、近端指间关节等小关节	多呈对称性分布，持续性疼痛
系统性红斑狼疮	侵犯四肢关节，以指、腕、肘、膝关节为常见	呈对称性多关节炎，疼痛、肿胀、日晒后加重，出现晨僵
强直性脊柱炎	以骶髂关节、髋、膝、踝关节受累最为常见	多为不对称性，呈持续性疼痛
痛风	常累及单侧第1跖趾关节	疼痛较固定、剧烈

（二）关节僵硬和活动受限的特点

关节僵硬和活动受限是指患者在晨起或静止一段时间和休息后，准备活动时出现的一种关节活动不利、有黏着感或关节僵直感，晨起时最明显，故又称为晨僵（morning stiffness）。晨僵是判断滑膜关节炎症活动的客观指标，其持续时间与炎症程度相一致。轻度关节僵硬可在活动后减轻或消失，重者需1 h至数小时才能缓解。

关节僵硬和活动受限特点：①典型类风湿关节炎者，晨僵持续数小时；②系统性红斑狼疮等其他病因所致的关节僵硬，持续时间较短。

三 常见症状体征的护理

（一）关节疼痛、肿胀的护理措施

关节疼痛、肿胀的护理主要包括一般护理、病情观察、用药护理、慢性疼痛护理、心理护理，具体护理措施见图1-7-2。

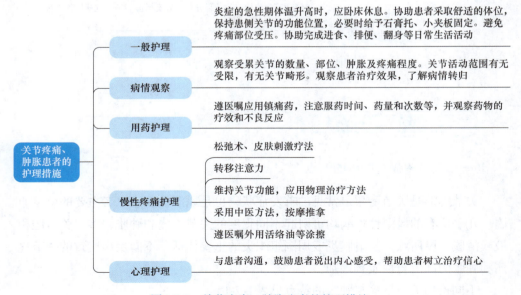

图1-7-2 关节疼痛、肿胀患者的护理措施

（二）关节僵硬及活动受限的护理措施

关节僵硬及活动受限患者的护理措施包括保护关节功能和功能训练指导，具体见图1-7-3。

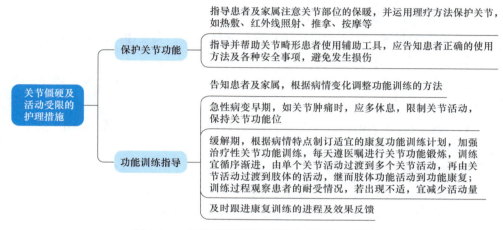

图1-7-3 关节僵硬及活动受限患者的护理措施

第二节 系统性红斑狼疮患者的护理

系统性红斑狼疮（systemic lupus erythematosus，SLE）是一种慢性系统性自身免疫性结缔组织疾病，出现全身多系统、多器官损害。本病病情反复发作，呈慢性病程，缓解和急性发作相交替，病程迁延，若有内脏（尤其是肾、中枢神经）损害，其预后较差。

一、护理评估重点

系统性红斑狼疮的病因不明，主要是在各致病因子作用下，激发机体免疫功能紊乱或导致免疫调节障碍出现的一种自身免疫性疾病。临床表现复杂，差异性大。起病多为暴发性、急性或隐匿性，可为单一器官或多个系统同时受累。病程多呈发作与缓解交替过程。

（一）病因

病因不明，与遗传、性激素、环境等有关。

（二）发病机制

SLE为自身免疫性疾病。

（三）病理

病理检查可发现炎症反应和血管异常。

（四）主要临床表现

1. 全身症状　发热，同时伴有乏力、体重减轻等。

2. 皮肤和黏膜　面部蝶形红斑；皮肤光敏现象；头发和身体其他部位的毛发脱落现象；口腔溃疡；雷诺现象。

3. 关节、肌肉　关节肿痛，最易受累的是手近端指间关节、腕、膝和掌指关节。关节肿痛多呈对称性。

4. 肾脏　表现为蛋白尿、血尿、管型尿等。尿毒症是SLE常见的死亡原因。

5. 循环系统　心包炎最为常见。

6. 呼吸系统　有胸膜炎、狼疮性肺炎。

7. 消化系统　食欲缺乏、腹痛、呕吐、腹泻、腹水等。

8. 神经系统　脑损害最多见，表现为头痛、偏瘫、癫痫发作。

9. 血液系统　慢性贫血、血小板减少、白细胞计数减少或淋巴细胞绝对数减少。

10. 眼　出血、乳头水肿、视网膜渗出物等。

二　护理诊断

1. 皮肤完整性受损　与疾病所致的血管炎性反应等因素有关。

2. 体像紊乱　与疾病所致身体外观改变有关。

3. 潜在并发症　慢性肾衰竭。

4. 焦虑　与病情久治不愈、容貌改变、生活工作受挫有关。

三　护理措施

护理系统性红斑狼疮患者时，护士要指导患者休息和活动，注意饮食护理，避免诱发因素，及时发现病情变化，观察药物疗效与不良反应，进行心理护理。具体护理措施见图1-7-4。

四　健康指导

系统性红斑狼疮患者的健康指导分为疾病知识指导、自我防护指导、皮肤护理指导三大部分，具体见图1-7-5。

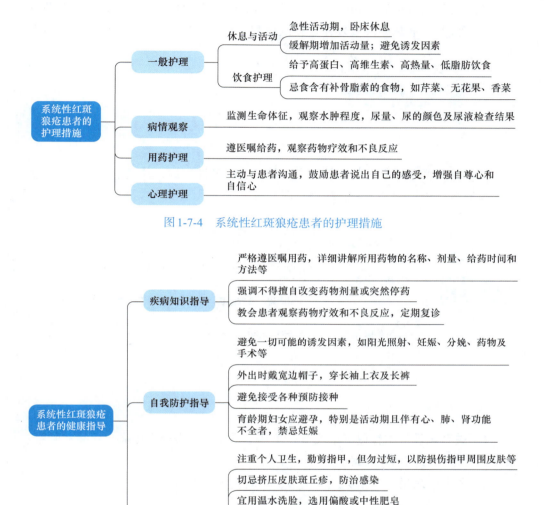

图 1-7-4　系统性红斑狼疮患者的护理措施

图 1-7-5　系统性红斑狼疮患者的健康指导

第三节　类风湿关节炎患者的护理

类风湿关节炎（rheumatoid arthritis，RA）是一种主要侵及周围关节，以慢性、对称性、周围性多关节炎性病变为主要特征的全身性自身免疫性疾病。临床表现为受累关节肿痛、功能受限，当软骨和骨质出现炎症破坏时，出现关节畸形和功能障碍。病情呈反复发作且持续过程。60%～70%患者血清中出现类风湿因子。

一 护理评估重点

（一）病因

本病病因尚不清楚，目前认为是一种自身免疫性疾病，其发生可能与下列多种因素有关。类风湿关节炎的病因见图1-7-6。

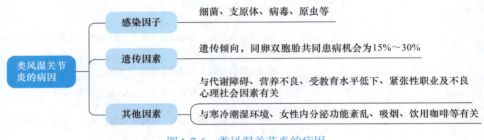

图1-7-6　类风湿关节炎的病因

（二）临床表现

1. **关节表现**　主要侵犯小关节，尤其是手关节。表现为疼痛与压痛、肿胀、晨僵、关节畸形和功能障碍。
2. **关节外表现**　包括类风湿结节、类风湿血管炎和其他表现。

二 护理诊断

1. **慢性疼痛**　与关节炎性反应有关。
2. **有失用综合征的危险**　与关节炎反复发作、疼痛和关节骨质破坏、畸形有关。
3. **悲伤**　与疾病久治不愈、关节可能致残而影响生活质量有关。

三 护理措施

类风湿关节炎患者的护理措施主要包括一般护理、病情观察、用药护理、对症护理四个方面的内容,具体如图1-7-7所示。

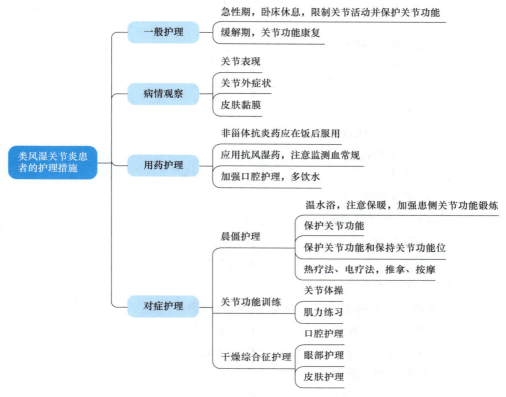

图1-7-7 类风湿关节炎患者的护理措施

四 健康指导

类风湿关节炎患者的健康指导主要包括疾病知识指导、自理能力训练两个方面,具体指导内容如图1-7-8所示。

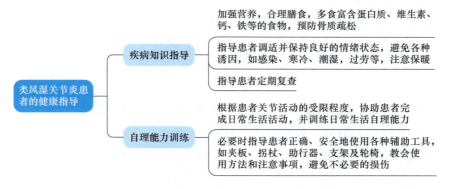

图1-7-8 类风湿关节炎患者的健康指导

课 后 习 题

1. 风湿性疾病最常见的症状是
   - A. 关节肿痛
   - B. 肌肉痛
   - C. 软组织痛
   - D. 内脏痛
   - E. 关节畸形

2. 下列不属于系统性红斑狼疮临床特征的是
   - A. 多呈急性过程
   - B. 发热
   - C. 关节痛
   - D. 面部红斑
   - E. 内脏无损害

3. 治疗系统性红斑狼疮的首选药物是
   - A. 阿司匹林
   - B. 利复星
   - C. 泼尼松
   - D. 硫唑嘌呤
   - E. 环磷酰胺

4. 系统性红斑狼疮患者应用糖皮质激素时应避免的是
   - A. 维持用药时间较长
   - B. 采用泼尼松
   - C. 病情好转后缓慢逐渐减量
   - D. 每天或隔日顿服
   - E. 长期大剂量服用

5. 类风湿关节炎患者最早出现病变的部位是
   - A. 足趾
   - B. 膝关节
   - C. 肩关节
   - D. 髋关节
   - E. 腕、掌指近端指关节

6. 类风湿关节炎患者的X线检查中最具诊断价值的检查部位是
   - A. 手指和肩关节
   - B. 腕关节和肩关节
   - C. 肩关节和膝关节
   - D. 手指和腕关节
   - E. 膝关节和肘关节

7. 类风湿关节炎患者处于活动期的主要表现是
   - A. 关节疼痛
   - B. 关节畸形
   - C. 关节肿胀
   - D. 类风湿结节
   - E. 晨僵

8. 对系统性红斑狼疮蝶形红斑患者进行健康教育，错误的是
   - A. 每天2次用30℃温水湿敷红斑部
   - B. 勿接触紫外线
   - C. 面部不用化妆品
   - D. 外出注意防晒
   - E. 每天用碱性肥皂洗脸

第七章　风湿性疾病患者的护理　203

9. 类风湿关节炎患者关节痛的特点是

　　A. 对称、持续、时轻时重

　　B. 对称、持续、逐渐加重

　　C. 不对称、持续、时轻时重

　　D. 不对称、间断、时轻时重

　　E. 不对称、间断、逐渐加重

10. 类风湿关节炎表现的特点不包括

　　A. 以小关节为主　　　　　　B. 呈对称性

　　C. 晨僵不明显　　　　　　　D. 急性期关节明显肿胀

　　E. 后期关节畸形

11. 类风湿关节炎手指畸形的突出表现为

　　A. 匙状指　　　　　　　　　B. 杵状指

　　C. 梭状指　　　　　　　　　D. 锤状指

　　E. 天鹅颈样畸形

12. 缓解类风湿关节炎患者症状最主要的护理措施是

　　A. 病情观察　　　　　　　　B. 避免过度劳累

　　C. 进行剧烈运动　　　　　　D. 避免精神刺激

　　E. 指导关节功能锻炼

13. 患者，女性，32岁。系统性红斑狼疮病史1年，有发热和关节肿痛，面部发现对称性红斑并有少量蛋白尿发生。不恰当的护理措施为

　　A. 清水洗脸　　　　　　　　B. 避免使用肾脏损害药物

　　C. 外出注意防晒　　　　　　D. 经常检查口腔和皮肤情况

　　E. 多食蘑菇类食物

14. 患者，女性，56岁。类风湿关节炎8年。双侧腕、指关节肿胀畸形。护士为患者做健康指导，为保持关节的功能，正确的做法是

　　A. 腕关节背伸、指关节背伸

　　B. 腕关节背伸、指关节掌屈

　　C. 腕关节侧屈、指关节掌屈

　　D. 腕关节掌屈、指关节背伸

　　E. 腕关节掌屈、指关节侧屈

15. 患者，女性，49岁。患类风湿关节炎6年，由于关节畸形导致生活不能自理，目前患者主要的护理诊断是

　　A. 活动无耐力　　　　　　　B. 皮肤完整性受损

　　C. 躯体移动障碍　　　　　　D. 慢性疼痛

　　E. 潜在并发症：肾衰竭

16. 患者，女性，40岁。关节肿痛4年，加重1个月，手指关节向尺侧偏向畸形，诊断为类风湿关节炎，提示该病处于活动期的表现是

    A. 晨僵   B. 杵状指

    C. 胸腔积液   D. 关节疼痛和肿胀

    E. 外耳无痛结节

17. 患者，女性，36岁。患有类风湿关节炎，因关节疼痛服用阿司匹林时，护士嘱其饭后服用的目的是

    A. 提高药物疗效   B. 减少对肾的损害

    C. 提高血药浓度   D. 减少对肝的损害

    E. 减少对消化道的刺激

18. 患者，男性，40岁。对称性全身小关节肿痛反复发作5年，有晨僵，热水浸泡后减轻。实验室检查：类风湿因子（＋）。诊断为类风湿关节炎。目前患者腕部及踝部出现皮下结节，提示

    A. 病情活动   B. 病情平稳

    C. 已累及内脏   D. 病情减轻

    E. 出现并发症

19. 患者，女性，38岁。3年来经常出现指关节活动受限，但大部分生活可自理，近日因气候寒冷出现双手近端指间关节疼痛，呈对称性，伴有晨僵。根据上述诊断结果和患者病情，该患者应首选的治疗药物是

    A. 泼尼松   B. 雷公藤

    C. 布洛芬   D. 青霉素

    E. 环磷酰胺

20. 患者，女性，68岁，独居。患类风湿关节炎多年，现仍有反复的关节疼痛，双手有尺侧偏向性畸形，活动受限，生活不能自理，有悲观厌世情绪。下列护理措施中正确的是

    A. 饭前服用镇痛药   B. 多与患者沟通

    C. 绝对卧床休息   D. 病变关节制动

    E. 每天睡前用冷水泡手

21. 系统性红斑狼疮的标志性抗体是

    A. 抗核抗体   B. 抗Sm抗体

    C. 抗双链DNA抗体   D. 免疫球蛋白G降低

    E. C3降低

22. 患者，女性，26岁。1年前无明显诱因出现双手指间关节肿痛，活动后可缓解，未予重视。1周前双手指间关节肿痛加重，伴双膝关节疼痛、双下肢肌肉及足跟疼痛，行走困难。查体：面部蝶形红斑，口腔多个溃疡。血常规：白细

胞计数 3.5×10^9/L，红细胞计数 3.2×10^{12}/L，血红蛋白 95 g/L。免疫学检查：C3、C4 均降低，免疫球蛋白 G（IgG）增高，抗核抗体（＋），类风湿因子（－）。尿蛋白（＋＋），24 h 尿蛋白定量 0.59 g。该患者目前的首选的药物是

  A．阿司匹林   B．氯喹

  C．头孢地尼   D．糖皮质激素

  E．非甾体抗炎药治疗疼痛

  23．患者，女性，33 岁。系统性红斑狼疮 1 年。查体发现面部红斑，有少许鳞屑，伴痒感。尿常规显示尿蛋白（－），肾功能正常，血抗核抗体（＋），抗双链 DNA 抗体（＋）。下列护理措施错误的是

  A．安置在背阳的病室   B．每天摄入 3 g 盐

  C．面部红斑用清水洗脸

  D．忌食芹菜、香菜等含补骨脂素食物

  E．出门注意防晒

  24．患者，女性，23 岁。面部红斑，腕、踝关节疼痛及脱发 1 年。近 2 周关节疼痛加重，来院就医。查体：头发稀疏，面颊不规则紫红色斑，稍高出皮面，口腔多发溃疡。实验室结果显示，抗双链 DNA 抗体（＋），血抗核抗体（＋）。经检查发现口腔溃疡为细菌感染，下列措施正确的是

  A．0.9% 氯化钠溶液漱口 B．碳酸氢钠液漱口

  C．制霉菌素液漱口   D．呋喃西林液漱口

  E．蒸馏水漱口

  25．患者，女性，27 岁。近端指关节和腕关节疼痛 1 年，面部红斑 1 个月，来我院就诊。查体：头发稀疏，面颊有不规则水肿性圆形红斑，口腔有溃疡。实验室检查显示，血中有狼疮细胞，抗 Sm 抗体阳性，护士判断该患者出现了

  A．风湿性关节炎   B．类风湿关节炎

  C．SLE   D．强直性脊柱炎

  E．痛风

  26．患者，女性，21 岁。反复腕关节、膝关节疼痛 2 年，加重 1 周。查体：面部蝶形红斑，有棕黑色色素沉着。入院诊断为系统性红斑狼疮，医嘱给予阿司匹林治疗，该药物最常见的不良反应是

  A．胃肠道反应   B．直立性低血压

  C．肾毒性   D．白细胞计数减少

  E．肝功能下降

  27．患者，女性，35 岁。腕、膝关节疼痛伴间歇性发热、纳差 1 个多月。查体：头发稀少，口腔多发溃疡；体温 38.7℃，脉搏 102 次/分，呼吸 20 次/分。实验室检查：尿蛋白（＋），血白细胞计数 3.3×10^9/L，谷丙转氨酶 60 U/L，红细胞

沉降率45 mm/1h，红斑狼疮细胞（－），抗Sm抗体（＋）。该患者首选的治疗药物应该是

    A．吲哚美辛   B．泼尼松

    C．头孢地尼   D．环磷酰胺

    E．阿司匹林

28．患者，女性，26岁。双膝关节肿胀疼痛2年，发热伴面部水肿性红斑1周。查体：体温38.7℃，面部有不规则水肿性红斑，颜色鲜红，口腔黏膜有溃疡。诊断为系统性红斑狼疮。该患者目前的护理诊断错误的是

    A．体温过高   B．皮肤完整性受损

    C．疼痛：慢性关节疼痛   D．有感染的危险

    E．气体交换受损

（29～30题共用题干）

患者，女性，48岁。两侧近端指关节及足关节酸痛1年，加重伴低热、纳差半月余。体检见两侧近端指关节明显梭状肿胀，肘关节鹰嘴突处可触及一个米粒大小结节，坚硬如橡皮。实验室检查：血红蛋白95 g/L，红细胞沉降率45 mm/1h，白细胞计数8.1×10⁹/L，抗核抗体（－），抗链球菌溶血素O试验效价正常。X线片检查显示：关节周围软组织肿胀，关节腔变窄。

29．该患者最可能诊断为

    A．风湿性关节炎   B．系统性红斑狼疮

    C．类风湿关节炎   D．化脓性关节炎

    E．关节结核

30．对该患者采用的护理措施不妥的是

    A．指关节保持伸直位   B．使用低枕卧位

    C．注意关节功能变化   D．观察有无皮肤溃疡

    E．足底放护足板防止足下垂

课后习题答案

1．A 2．E 3．C 4．E 5．E 6．D 7．E 8．E 9．B 10．C
11．C 12．E 13．E 14．C 15．C 16．A 17．E 18．A 19．C 20．B
21．B 22．D 23．B 24．D 25．C 26．A 27．B 28．E 29．C 30．A

（王燕燕）

第八章　神经系统疾病患者的护理

第一节　神经系统疾病常见症状体征的护理

一　概述

神经系统疾病是指神经系统和骨骼肌由于感染、血管病变、变性、肿瘤、外伤、中毒、免疫障碍、遗传、先天发育异常、营养缺陷、代谢障碍等引起的疾病，大多数疾病有明确的病理变化。神经系统疾病起病急、病情重、症状复杂广泛，是导致人类死亡和残障的主要原因之一，严重威胁人的生命和生存。据统计，在我国城市居民主要疾病死因前十位中，脑血管病位居第二，仅次于恶性肿瘤。随着人们生活方式和环境的改变，神经系统疾病的发病也出现了相应的变化，不仅呈年轻化的趋势，而且还面临着更多的医疗、社会等问题亟待解决，这给医护工作也带来了新的挑战。因此，护士应重视健康教育，使患者和家属了解疾病知识，改变不良的生活方式，避免各种诱因，如预防各种中毒、提倡戒烟、合理饮食、控制高血压、适量食盐等，做好遗传咨询工作，杜绝遗传病，从而避免或预防神经系统疾病的发生或复发。

神经系统常见的症状体征包括头痛、意识障碍、言语障碍、感觉障碍、运动障碍。

二　常见症状体征的特点

（一）头痛的特点

头痛（headache）指眉以上至下枕部之间的头颅疼痛，为临床常见症状之一。颅内的血管、神经和脑膜，以及颅外的脑膜、血管、头皮、颈肌、韧带等均为疼痛的敏感结构，凡这些敏感结构受挤压、牵拉、移位，出现炎症、血管的扩张或痉挛、肌肉的紧张性收缩等，均可引起头痛。头痛的临床特点见表1-8-1。

表 1-8-1　头痛的临床特点

疾病	部位	症状和体征
高血压性	不定	高血压性视网膜病变、视神经盘水肿
脑膜炎	双侧，常见于枕骨部位	颈强直、发热
颅内压增高	不定	喷射性呕吐，视神经盘水肿
脑肿瘤	弥散、深在	呕吐、缓脉、视力障碍、视神经盘水肿
偏头痛	前额两侧	周期性反复发作

（二）意识障碍的特点

意识是对外界环境及自身状态的识别和观察能力。意识障碍（consciousness disorders）是对外界环境刺激缺乏反应的一种精神状态。临床上通过患者言语反应、针刺激的痛觉反应、瞳孔对光反射、吞咽反射、角膜反射等来判断意识障碍的程度。

1．意识障碍的类型

（1）一般类型：嗜睡、意识模糊、昏睡、昏迷。

（2）特殊类型：去皮质综合征、无动性缄默症。

2．临床特点

（1）突然发生严重的意识障碍，伴有感觉及运动障碍，常见于颅脑外伤、急性脑血管病、外源性中毒等。

（2）缓慢发生的意识障碍，多为代谢障碍、脑肿瘤等。

（3）长时间工作在高温和烈日环境下，突然发生意识障碍，提示中暑。

（4）高血压、动脉硬化者突然发生意识障碍，提示急性脑血管疾病。

（三）言语障碍的特点

言语障碍（speech disorders）分为失语症和构音障碍。失语症（aphasia）是由于脑损害所致的语言交流能力障碍，是优势大脑半球损害的重要症状之一。构音障碍（dysarthria）则是因为神经肌肉的器质性病变，造成发音器官的肌无力及运动不协调所致。言语障碍的类型及临床特点详见表 1-8-2。

表 1-8-2　言语障碍类型和临床特点

类型	临床特点
失语症	运动性失语（Broca 失语）：口语表达障碍 感觉性失语（Wernicke 失语）：口语理解障碍 传导性失语：复述障碍 命名性失语：不能说出物件名称及人名，但可以说出如何使用 完全性失语：所有语言功能明显障碍 其他：失写症、失读
构音障碍	发音困难、发音不清楚，声音、音调、语速异常

第八章 神经系统疾病患者的护理 209

（四）感觉障碍的特点

感觉是指各种形式的刺激作用于人体各种感受器后在人脑中的直接反映。各种感觉都有自己的传导通路，从神经末梢、周围神经、后角细胞，传导束至大脑皮质感觉区的传导通路上，任何一处受损均引起感觉异常，称为感觉障碍（sensation disorders）。人体感觉分为浅感觉（痛觉、温度觉和触觉）、深感觉（运动觉、位置觉和振动觉）和复合感觉（两点辨别觉、实体觉）等。

1. 类型特点 刺激性感觉障碍（感觉过敏、感觉过度、感觉异常、感觉倒错、疼痛）；抑制性感觉障碍（感觉缺失、感觉减退）

2. 定位 末梢型感觉障碍、节段型、传导束型、交叉型、皮质型。

（五）运动障碍的特点

人体运动分为随意运动和不随意运动。随意运动指有意识、能随自己的意志而执行的动作，由锥体系统及其所支配的下运动神经元来完成；不随意运动是不受意志控制而自发的动作，由锥体外系及小脑所控制。运动系统中任何部位受损都可引起运动障碍（movement disorders），如瘫痪、共济失调、僵硬、不随意运动等。由于肢体因肌力下降而出现的运动障碍称为瘫痪（paralysis），肌力完全丧失而不能运动者为完全性瘫痪，保存部分运动功能者为不完全瘫痪。

瘫痪是临床上常见的运动障碍类型，瘫痪的类型和临床特点详见表1-8-3。

表1-8-3 瘫痪的类型和临床特点

类型		临床特点	
瘫痪	单瘫	大脑半球、脊髓前角细胞病变、周围神经或肌肉的病变	单个肢体的运动不能或运动无力
	偏瘫	一侧大脑半球病变，内囊出血及脑梗死	一侧面部和肢体瘫痪
	交叉性瘫痪	一侧脑干肿瘤、炎症及血管性病变	病变侧脑神经麻痹和对侧肢体瘫痪
	四肢瘫痪	高颈段脊髓病变和周围神经病变	四肢不能运动或肌力减退
	截瘫	脊髓横贯性损害	双下肢瘫痪
	局限性瘫痪	单神经病变和局限性肌病	某一神经根支配区或某些肌群无力
僵硬	肌张力增高所引起的肌肉僵硬、活动受限或不能活动的一组综合征		
不随意运动	指由锥体外系统病变引起的不随意志控制的无规律、无目的的面、舌、肢体、躯干等骨骼肌的不自主运动。临床上分为震颤、舞蹈、手足徐动、扭转痉挛、投掷动作等，所有不随意运动的症状均随睡眠而消失		
共济失调	由本体感觉、前庭迷路、小脑系统损害所引起的机体维持平衡和协调不良所产生的临床综合征		

三 常见症状体征的护理

（一）头痛的护理要点

1. 环境　提供安静、舒适、光线柔和的环境，保持室内空气新鲜，维持适宜的温度和湿度；减少可能诱发或加重患者头痛的因素，如情绪紧张、进食某些食物、酗酒、睡眠不足。

2. 休息与活动　非器质性头痛患者在休息或睡眠后，症状减轻或消失，可以正常参与各项活动或运动。器质性头痛者应绝对卧床休息，保持舒适体位，减少头部活动，以免加重病情。

3. 病情观察　密切监测生命体征；检查患者的意识状态、瞳孔大小，眼睑是否下垂，有无脑膜刺激征等。

4. 头痛护理　采取减轻头痛的方法，如指导患者做缓慢深呼吸、听轻音乐、引导式想象等，分散患者注意力。进行气功、生物反馈治疗，冷、热疗法，以及理疗、按摩、指压止痛法等缓解疼痛。避免加重头痛的诱发因素，如用力性动作、情绪紧张等。必要时遵医嘱使用镇痛药。

颅内压增高的护理：嘱患者绝对卧床休息，抬高床头15°～30°，减轻脑水肿；呕吐时头偏向一侧，以防误吸呕吐物而窒息；遵医嘱快速静脉注射脱水剂，通过渗透性利尿降低颅内压；密切观察有无脑疝的先兆表现，发现异常立即通知医师，并配合抢救。

5. 健康指导　告知患者可能诱发或加重头痛的因素，如情绪紧张、睡眠不足、环境嘈杂等；指导患者遵医嘱服药，不可滥用镇痛药物，以防产生药物依赖性。

（二）意识障碍的护理要点

环境舒适安全；营养充足，鼻饲者注意口腔卫生；皮肤护理；保持呼吸道通畅；严密观察生命体征、瞳孔、意识状态；对家属做好健康指导。

（三）言语障碍的护理

积极进行语言康复（肌群运动训练、发音训练、复述训练、命名训练、刺激训练）；做好心理护理和健康指导。

（四）感觉障碍的护理

防止受伤（烫伤、冻伤、烧伤、摔伤、压疮）；积极进行感知觉训练；做好心理护理和健康指导。

（五）运动障碍的护理

协助完成日常生活护理，防止跌倒、坠床、压疮；协助康复师完成康复训练（床上训练、起坐训练、手的精细动作训练、站立训练、使用轮椅训练、步行训练、上下楼梯训练）；做好健康指导和心理护理。

第二节 吉兰-巴雷综合征患者的护理

吉兰-巴雷综合征（Guillain-Barré syndrome，GBS）又称急性炎性脱髓鞘性多发性神经病（acute inflammatory demyelinating polyneuropathy，AIDP），是以周围神经和神经根的脱髓鞘，以及小血管周围淋巴细胞及巨噬细胞的炎性反应为病理特点的自身免疫性疾病。临床特点为急性、对称性、弛缓性肢体瘫痪及脑脊液蛋白-细胞分离现象，病情严重者，出现延髓和呼吸肌麻痹而危及生命。

一 护理评估重点

GBS的护理评估内容见图1-8-1。

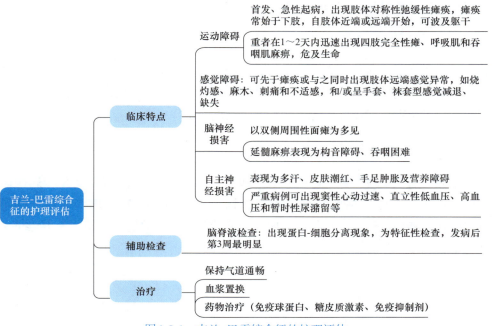

图1-8-1 吉兰-巴雷综合征的护理评估

二 护理诊断

1. **低效性呼吸型态**　与呼吸肌麻痹有关。
2. **躯体活动障碍**　与四肢肌肉进行性瘫痪有关。
3. **恐惧**　与呼吸困难、濒死感或害怕气管切开有关。

三 护理措施

1. 环境安静，做好生活护理。给予高热量、高维生素、易消化饮食。
2. 保持呼吸道通畅，吸氧，预防并发症（压疮、感染等）。
3. 坚持功能锻炼，预防关节畸形和萎缩。
4. 严密观察呼吸变化，及时发现缺氧症状并积极抢救。

四 健康指导

（一）疾病知识指导

指导患者建立健康的生活方式，注意营养均衡，加强运动锻炼，增强体质和机体抵抗力，避免受凉、感冒、疲劳和创伤等诱因。鼓励患者保持心情愉快和情绪稳定，树立战胜疾病的信心，积极配合治疗。

（二）日常生活指导

指导患者保持床单位整洁、干燥、无渣屑，减少对皮肤的机械性刺激。向患者及家属解释翻身、拍背的重要性，每天用温水擦拭1～2次，以促进肢体血液循环，增进睡眠。运动障碍者，注意防止跌倒，确保安全。

（三）康复指导

指导患者及家属掌握与本病相关的知识及自我护理方法，使患者和家属认识到肢体功能锻炼的重要性，学会观察肢体运动功能和感觉障碍的恢复情况，共同制订肢体功能锻炼计划，及早进行肢体功能锻炼，由被动运动开始，逐步转向主动运动，以争取早日康复。

第八章 神经系统疾病患者的护理 213

第三节　急性脑血管疾病患者的护理

　　脑血管疾病（cerebral vascular diseases，CVD）是指在脑血管病变或血流障碍的基础上发生的局限性或弥漫性脑功能障碍。

　　脑卒中（stroke）是指各种原因引起的脑血管疾病急性发作，造成脑局部血液循环障碍所导致的神经功能缺损综合征，症状持续时间至少24 h以上，包括脑梗死、脑出血、蛛网膜下腔出血等。

　　脑血管病分类方法有3种：①依据症状持续时间。不足24 h者，称为短暂性脑缺血发作；超过24 h者，称为脑卒中。②依据发病急缓。分为急性脑血管疾病和慢性脑血管疾病。前者包括短暂性脑缺血发作、脑梗死、脑血栓、脑出血、蛛网膜下腔出血，后者包括脑血管硬化症和血管性痴呆。③依据病理性质。分为缺血性卒中和出血性卒中。前者又称为脑梗死，包括脑血栓形成和脑栓塞，后者包括脑出血和蛛网膜下腔出血。

　　常见急性脑血管疾病的鉴别见表1-8-4。

表1-8-4　常见急性脑血管疾病的鉴别

鉴别点	脑血栓形成	脑栓塞	脑出血	蛛网膜下腔出血
发病年龄	中老年	青壮年多	中老年人	青年多见
常见原因	动脉粥样硬化	风湿性心瓣膜伴心房颤动	高血压	高血压动脉粥样硬化、血管畸形、动脉瘤
发病情况	安静	多活动中	活动、情绪激动时发作	活动、情绪激动时发作
发病急缓	较缓	急骤发作	急	急
头痛	无	无	有	剧烈
呕吐	无	无	有	多见
血压	多正常	多正常	增高	正常或增高
眼底	动脉硬化	可有动脉栓塞	视网膜出血	玻璃体膜下出血
偏瘫	多见	多见	多见	无
意识障碍	多无	多无	多数有	多有
颈强直	无	无	可有	明显
脑脊液	正常	正常	压力高，血性	压力高，血性
CT检查	脑内低密度灶	脑内低密度灶	脑内高密度灶	蛛网膜下腔高密度影

　　常见急性脑血管疾病的危险因素：①不可控因素，包括年龄、性别、性格、种族、家族史、气候；②可控因素，包括高血压、心脏病、糖尿病、高血脂、高同型半胱氨酸血症、吸烟、酗酒、高盐高脂饮食、超重、感染。

一　短暂性脑缺血发作

短暂性脑缺血发作（transient ischemic attacks，TIA）是由于颅内动脉病变致脑动脉一过性供血不足引起的短暂性、局灶性脑和视网膜功能障碍，表现为供血区神经功能缺失的症状和体征。每次发作持续数分钟，多在 1 h 内恢复，24 h 之内完全恢复，不遗留神经功能缺失症状，但可反复发作。

TIA 被认为是缺血性卒中最重要的危险因素，发病率随着年龄增长而增高。

（一）护理评估重点

1. 病因　微栓塞、血流动力学改变、脑血管狭窄。

2. 临床特点　一过性、短暂性、局灶性。神经功能缺损；CT检查没有脑组织病变；可发展为脑血栓形成。

（二）护理诊断

1. 躯体活动障碍　与肢体麻木、偏瘫或平衡能力降低有关。

2. 语言沟通障碍　与大脑语言中枢功能受损有关。

3. 吞咽障碍　与意识障碍或延髓麻痹有关。

4. 焦虑　与突发症状、机体功能障碍有关。

5. 潜在并发症　颅内压增高、脑疝等。

（三）护理措施

TIA 最主要的护理措施是病情观察。

1. 注意休息，合理饮食。

2. 观察眩晕、复视、失明及共济失调等表现；对频繁发作者，观察和记录每次发作的持续时间、间隔时间和伴随症状，观察生命体征、瞳孔、意识状态、视力、肌力等，以及引起有效循环血量下降、低血压的因素。

3. 注意观察药物的疗效及不良反应。

（四）健康指导

1. 疾病知识指导　预防危险因素，去除诱因，遵医嘱用药，定期复诊。

2. 生活方式指导　严格控制饮食，戒烟限酒，劳逸结合，心态平和，坚持有氧运动，防止跌倒。

3. 预防复发　监测血压、血糖、血脂和心脏，出现症状及时就诊。

4. 康复指导　急性期后尽早开始肢体功能锻炼，一般在病情平稳72 h后开始康复训练。

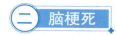 脑梗死

脑梗死（cerebral infarction，CI）又称缺血性脑卒中（cerebral ischemic stroke，CIS）是指由于脑部血液供应障碍，缺血、缺氧引起的局限性脑组织的缺血性坏死或脑软化。占脑卒中的70%~80%。临床常见脑血栓形成和脑栓塞。

脑血栓形成（cerebral thrombosis，CT）是指脑动脉的主干或分支，因动脉粥样硬化及各种动脉炎等血管病变，导致血管管腔狭窄或闭塞，进而形成血栓，造成脑局部供血区血流中断，发生脑组织缺血、缺氧，软化坏死而出现的症状和体征，是脑梗死中最常见的临床类型，约占全部脑梗死的60%。

脑栓塞（cerebral embolism）是指血液中的各种栓子随血流进入颅内动脉，使血管腔急性闭塞，引起相应供血区的脑组织缺血坏死及脑功能障碍。常见的栓塞为心源性脑栓塞，少见的有空气栓塞、脂肪栓塞、肿瘤细胞或寄生虫栓塞等。

（一）护理评估重点

1. 病因 脑血栓形成最常见的病因是脑动脉粥样硬化，为脑血栓形成最常见的和基本病因，多伴有高血压、冠心病或糖尿病，高血糖、高血脂、肥胖可加速脑动脉硬化进程；年轻发病者以各种原因的脑动脉炎为多见；其他如颅内外夹层动脉瘤、真性红细胞增多症等亦可引起疾病发生。其病理改变主要是血栓形成后，血流受阻或完全中断，若侧支循环不能代偿供血，受累血管供应区的脑组织则缺血、水肿、软化、坏死。经数周后坏死组织被吸收，胶质纤维增生或瘢痕形成。脑栓塞栓子来源可分为心源性、非心源性及来源不明性栓子。最常见的原因是心源性栓子，常见风湿性心脏病二尖瓣狭窄合并心房颤动的患者，非心源性栓子来源于动脉粥样硬化斑块脱落。脑栓塞的病理改变与脑血栓形成基本相同，但由于脑动脉突然阻塞导致其较发生在同一动脉的血栓形成病变范围更大。

2. 临床特点

（1）脑血栓形成：有基础疾病；先有前驱症状（TIA）；进行性加重；症状取决于病变的范围和部位。

（2）脑栓塞：有基础疾病；多无先兆表现；严重者可发生脑疝。

3. 辅助治疗 颅脑CT早期有时不能显示病灶，发病24 h后可见低密度灶梗死区。颅脑MRI可早期显示缺血组织的大小、部位，甚至显示皮质下、脑干和小脑的小梗死灶。

4. 治疗 早期溶栓治疗、药物治疗、高压氧舱治疗及康复治疗。脑血栓形成患者的急性期处理见图1-8-2。

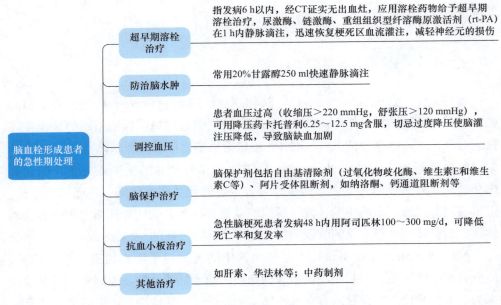

图 1-8-2　脑血栓形成患者的急性期处理

（二）护理诊断

1. **躯体活动障碍**　与肢体麻木、偏瘫或平衡能力降低有关。
2. **语言沟通障碍**　与大脑语言中枢功能受损有关。
3. **吞咽障碍**　与意识障碍或延髓麻痹有关。
4. **焦虑**　与突发症状、机体功能障碍有关。
5. **潜在并发症**　颅内压增高、脑疝等。

（三）护理措施

脑梗死患者的护理措施见图 1-8-3。

（四）健康指导

同短暂性脑缺血发作的健康指导。

三　脑出血

脑出血（intracerebral hemorrhage，ICH）是指原发性非外伤性脑实质内出血。

（一）护理评估重点

1. **病因**　①高血压并发细小动脉硬化：为脑出血最常见的病因，多数在高

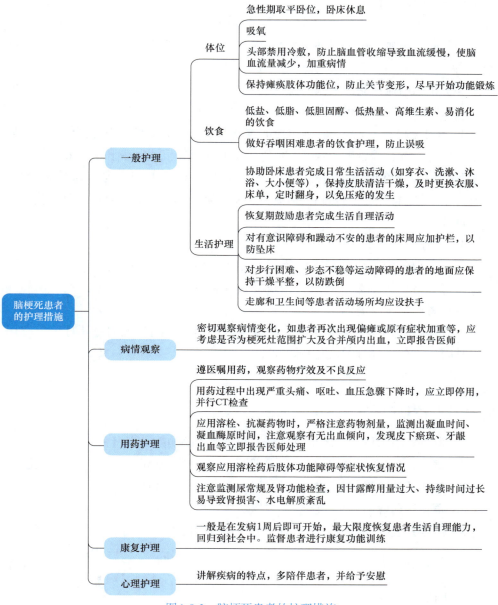

图 1-8-3 脑梗死患者的护理措施

血压和动脉硬化并存的情况下发生。②颅内动脉瘤：主要为先天性动脉瘤，少数是动脉硬化性动脉瘤和外伤性动脉瘤。③其他：如脑动静脉畸形、脑动脉炎、脑底异常血管网症、血液病、抗凝及溶栓治疗、脑肿瘤细胞侵袭血管或肿瘤组织内的新生血管破裂出血。

2．临床特点

（1）壳核出血：最常见，出现三偏征（病灶对侧偏瘫、对侧偏身感觉障碍和双眼对侧同向性偏盲）。

（2）丘脑出血：病灶对侧偏瘫、对侧偏身感觉障碍。

（3）脑干出血：小量出现交叉性瘫痪；大量（大于 5 ml）可出现意识障碍甚至脑疝。

（4）小脑出血：共济失调。

（5）脑室出血：意识障碍、脑膜刺激征、生命体征变化。

3. 辅助检查　CT是诊断脑出血的首选方法，可清晰显示出血部位、出血量大小、血肿形态、是否破入脑室及血肿周围有无低密度水肿带和占位效应等。病灶多呈圆形或卵圆形均匀高密度区，边界清楚。动态CT可评价出血进展情况。MRI可发现结构异常，明确脑出血病因，检出脑干和小脑的出血灶，监测脑出血演变过程。

4. 治疗

（1）一般治疗：急性期卧床休息2～4周，保持安静，避免情绪激动和血压升高。保持呼吸道通畅、吸氧，预防吸入性肺炎，积极控制感染，酌情镇静镇痛，便秘者选用缓泻剂。

（2）降低颅内压控制脑水肿、降低颅内压是急性期处理的重要环节。选用20%甘露醇125～250 ml快速静脉滴注。

（3）控制血压、止血、手术治疗。

（二）护理诊断

1. 急性意识障碍　与脑出血、脑水肿所致大脑功能受损有关。

2. 疼痛：头痛　与脑水肿、颅内高压、血液刺激脑膜或脑血管痉挛有关。

3. 躯体活动障碍　与肢体麻木、偏瘫或平衡能力降低有关。

4. 语言沟通障碍　与大脑语言中枢功能受损有关。

5. 潜在并发症　脑疝、再出血、上消化道出血等。

（三）护理措施

脑出血患者的护理措施见图1-8-4。

（四）健康指导

1. 避免诱发因素，如情绪激动、劳累、便秘等。

2. 饮食指导，低盐低脂饮食。

3. 积极治疗原发病。

4. 坚持康复训练。

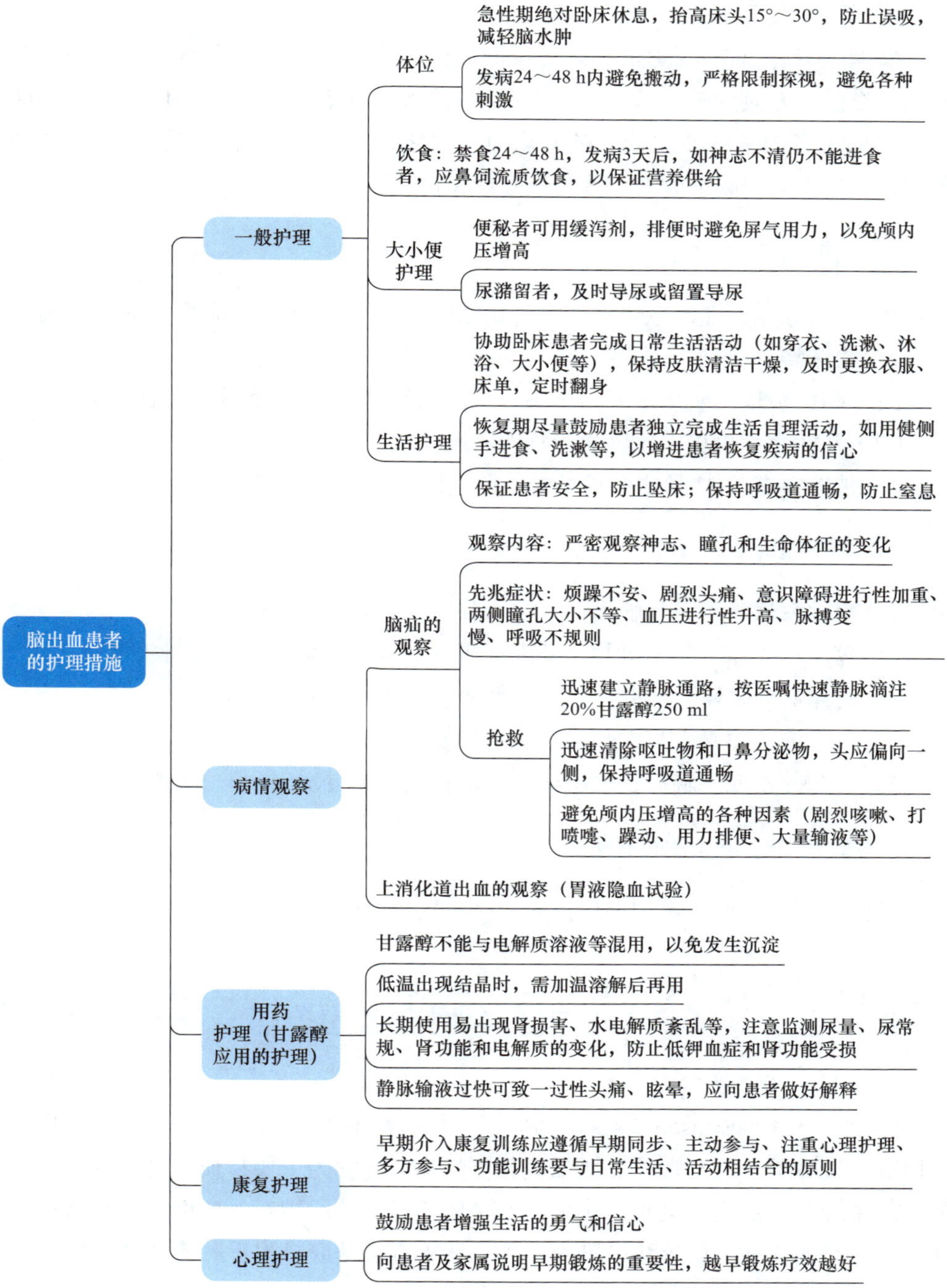

第八章　神经系统疾病患者的护理　219

脑出血患者的护理措施
- 一般护理
  - 体位
    - 急性期绝对卧床休息，抬高床头15°～30°，防止误吸，减轻脑水肿
    - 发病24～48 h内避免搬动，严格限制探视，避免各种刺激
  - 饮食：禁食24～48 h，发病3天后，如神志不清仍不能进食者，应鼻饲流质饮食，以保证营养供给
  - 大小便护理
    - 便秘者可用缓泻剂，排便时避免屏气用力，以免颅内压增高
    - 尿潴留者，及时导尿或留置导尿
  - 生活护理
    - 协助卧床患者完成日常生活活动（如穿衣、洗漱、沐浴、大小便等），保持皮肤清洁干燥，及时更换衣服、床单，定时翻身
    - 恢复期尽量鼓励患者独立完成生活自理活动，如用健侧手进食、洗漱等，以增进患者恢复疾病的信心
    - 保证患者安全，防止坠床；保持呼吸道通畅，防止窒息
- 病情观察
  - 脑疝的观察
    - 观察内容：严密观察神志、瞳孔和生命体征的变化
    - 先兆症状：烦躁不安、剧烈头痛、意识障碍进行性加重、两侧瞳孔大小不等、血压进行性升高、脉搏变慢、呼吸不规则
    - 抢救
      - 迅速建立静脉通路，按医嘱快速静脉滴注20%甘露醇250 ml
      - 迅速清除呕吐物和口鼻分泌物，头应偏向一侧，保持呼吸道通畅
      - 避免颅内压增高的各种因素（剧烈咳嗽、打喷嚏、躁动、用力排便、大量输液等）
  - 上消化道出血的观察（胃液隐血试验）
- 用药护理（甘露醇应用的护理）
  - 甘露醇不能与电解质溶液等混用，以免发生沉淀
  - 低温出现结晶时，需加温溶解后再用
  - 长期使用易出现肾损害、水电解质紊乱等，注意监测尿量、尿常规、肾功能和电解质的变化，防止低钾血症和肾功能受损
  - 静脉输液过快可致一过性头痛、眩晕，应向患者做好解释
- 康复护理
  - 早期介入康复训练应遵循早期同步、主动参与、注重心理护理、多方参与、功能训练要与日常生活、活动相结合的原则
- 心理护理
  - 鼓励患者增强生活的勇气和信心
  - 向患者及家属说明早期锻炼的重要性，越早锻炼疗效越好

图1-8-4　脑出血患者的护理措施

四 蛛网膜下腔出血

蛛网膜下腔出血（subarachnoid hemorrhage， SAH）是多种病因所致脑底部或脑、脊髓表面血管破裂的急性出血性脑血管病。血液直接流入蛛网膜下腔，称原发性SAH。因脑实质出血、脑室出血、硬膜外或硬膜下血管破裂等，血液穿破脑组织流入蛛网膜下腔者，称为继发性SAH。

（一）护理评估重点

1. 病因 先天性动脉瘤破裂（首要原因）、动静脉畸形、高血压动脉硬化。

2. 临床特点

（1）临床表现：头痛（剧烈全头痛）、脑膜刺激征、眼底片状出血、谵妄。

（2）并发症：再出血、脑血管痉挛、脑积水。

3. 辅助检查 CT检查是诊断蛛网膜下腔出血的首选方法。

（二）护理诊断

1. 急性意识障碍 与脑出血、脑水肿所致大脑功能受损有关。

2. 疼痛：头痛 与脑水肿、颅内高压、血液刺激脑膜或脑血管痉挛有关。

3. 躯体活动障碍 与肢体麻木、偏瘫或平衡能力降低有关。

4. 语言沟通障碍 与大脑语言中枢功能受损有关。

5. 潜在并发症 脑疝、再出血、上消化道出血等。

（三）护理措施和健康指导

蛛网膜下腔出血患者的护理措施及健康指导同脑出血。

第四节 帕金森病患者的护理

帕金森病（Parkinson disease，PD）又称震颤麻痹（paralysis agitans），临床上以静止性震颤、运动迟缓、肌强直和姿势步态异常为主要特征。是中老年常见的神经系统变性疾病，其主要病理改变是黑质多巴胺能神经元变性坏死和路易小体形成。高血压脑动脉硬化、脑炎、外伤、中毒、基底核附近肿瘤及药物等所产生的震颤、强直等症状，称为帕金森综合征。

一 护理评估重点

（一）病因

年龄老化、环境因素、遗传因素。

（二）临床特点

1. 静止性震颤　多从一侧上肢开始，显示搓丸样动作，特点是静止时明显，动作时减轻，入睡后消失。

2. 肌强直　特点是铅管样强直，与震颤结合呈现齿轮样强直。

3. 运动迟缓　动作起始和终止都有困难，表现有面具脸、精细运动障碍、写字过小征。

4. 姿势步态异常　表现为慌张步态。

（三）治疗

帕金森病以药物治疗为主，详见图1-8-5。

二 护理诊断

1. 躯体活动障碍　与黑质病变、锥体外系功能障碍所致震颤、肌强直、体位不稳、随意运动异常有关。

2. 长期自尊低下　与震颤、流涎、面肌强直等身体形象改变和言语障碍、生活依赖他人有关。

三 护理措施

帕金森病患者的护理措施见图1-8-6。

四 健康指导

（一）疾病知识指导

坚持主动运动，做力所能及的家务劳动，定期门诊复查，出现症状及时就诊。

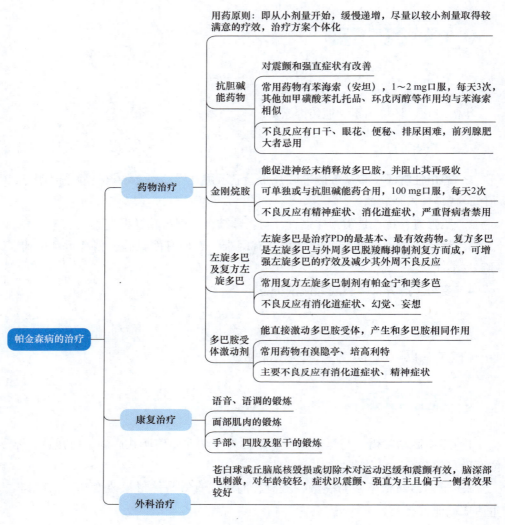

图1-8-5　帕金森病的治疗

（二）用药指导

本病需要长期或终身服药治疗，向患者讲解常用药物的种类、用法、服药注意事项、疗效，教会患者观察和处理不良反应，指导患者观察疗效。

（三）安全生活指导

避免单独使用煤气、热水器及锐利器械，防止受伤；避免进食带刺的食物和使用易碎的器皿；外出时有人陪伴，精神智能障碍者，其衣服口袋内放置"安全卡片"，写上患者姓名、住址和联系电话，或戴手腕识别牌，以防走失。

第八章 神经系统疾病患者的护理

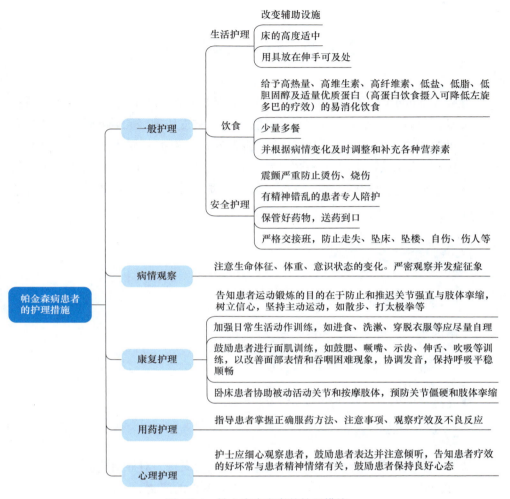

图 1-8-6　帕金森病患者的护理措施

（四）进食方法指导

进食或饮水时，保持坐位或半卧位，注意力集中，保证时间充足和环境安静，不催促、不打扰进餐。流涎过多者，使用吸管吸食流食；咀嚼能力和消化功能减退者，给予易消化、易咀嚼的细软、无刺激的软食或半流食，少量多餐；咀嚼和吞咽功能障碍者，选用稀粥、面片、蒸蛋等精细制作的小块食物，或者不易反流的食物，指导患者少量分次吞咽；进食困难、呛水者，及时给予鼻饲饮食，做好相应护理，防止经口进食引起误吸、窒息或吸入性肺炎。

第五节　癫痫患者的护理

癫痫（epilepsy）是一组由大脑神经元异常放电所引起的短暂中枢神经系统功能失常，具有突然发生、反复发作的特点。大脑皮质神经元异常放电是各种癫痫发作的病理基础，任何致病因素均可诱发癫痫。根据病变累及大脑部位的不同，临床表现为运动、感觉、意识、行为和自主神经等不同程度的障碍。正常人由于感冒、发热、电解质失调、药物过量、长期饮酒戒断、睡眠不足等也可有单次发作，但不能诊断为癫痫。

一　护理评估重点

（一）影响癫痫发作的因素

年龄因素、遗传因素、环境因素及睡眠。

（二）癫痫发作的类型及临床特点

癫痫发作的类型及临床特点见图1-8-7。

（三）癫痫持续状态的治疗要点

快速控制发作是治疗的关键，同时给予有效的支持、对症治疗。

1. 控制发作　迅速给予足量、有效控制大发作的药物。

（1）地西泮（安定）为首选药物。如出现呼吸抑制，则需停止注射。

（2）还可选用氯硝西泮和异戊巴比妥钠等静脉滴注，以及10%水合氯醛保留灌肠。

（3）发作控制后，继续用苯巴比妥钠0.2 g肌内注射，每天3～4次，连续3～4天。清醒后可选择口服药，过渡到长期维持治疗。

2. 其他处理　保持呼吸道通畅；纠正酸碱平衡、电解质紊乱；预防或治疗感染等。

二　护理诊断

1. 有窒息的危险　与癫痫发作时意识障碍、喉头痉挛及气道分泌物增多有关。

第八章 神经系统疾病患者的护理

癫痫发作的类型及临床特点

部分性发作
- 单纯部分性发作：发作性一侧肢体、局部肌肉感觉障碍或节律性抽动为特征，一般不超过1 mim，无意识障碍，或者表现杰克逊（Jackson）发作
- 复杂部分性发作：主要特征为意识障碍，有错觉、幻觉等各种精神症状及自动症等运动
- 部分性发作继发泛化：单纯部分性发作可发展为复杂部分性发作，单纯或复杂部分性发作均可泛化为全面性强直-阵挛发作

全面性发作
- 全面性强直-阵挛发作：称为大发作，全身肌肉强直阵挛，伴意识丧失和自主神经功能障碍。强直期、阵挛期、发作后期
- 强直性发作：在睡眠中发作较多，全身或部分肌肉强直性收缩，伴短暂意识丧失、面部青紫、呼吸暂停、瞳孔散大
- 阵挛性发作：几乎都发生于婴幼儿，特征是重复阵挛性抽动伴意识丧失，无强直期，恢复快
- 肌阵挛发作：突发短促的震颤样肌收缩，表现为全身闪电样抖动，也可表现面部、某一肢体或个别肌群颤动，刚入睡或清晨欲醒时发作较频繁
- 失神发作：也称小发作，突发短暂的（5～10 s）意识丧失和正在进行的动作中断，双眼茫然凝视，呼之不应，状如"愣神"，手中持物可坠落，一般不会跌倒，事后立即清醒，继续原有活动，对发作全无记忆
- 失张力性发作：部分或全身肌肉的张力突然降低，导致垂颈（点头）、张口、肢体下垂或跌倒，持续数秒至1 min，立即清醒并站起

图 1-8-7　癫痫发作的类型及临床特点

2. **有受伤的危险**　与癫痫发作时肌肉抽搐和意识障碍有关。
3. **长期性低自尊**　与抽搐、跌伤、尿失禁等有碍自身形象有关。
4. **潜在并发症**　脑水肿，酸中毒，水、电解质紊乱。

护理措施

癫痫患者的护理措施见图1-8-8。

癫痫患者的护理措施 — 一般护理
- 保持环境安静，适当参加体力和脑力劳动，劳逸结合
- 出现先兆应马上卧床休息
- 避免过度疲劳、睡眠不足、便秘、情感冲动及强光刺激等
- 给予清淡饮食，避免暴饮暴食，戒烟、酒

图 1-8-8　癫痫患者的护理措施

癫痫患者的护理措施

发作时护理

防止外伤
- 嘱患者有前驱症状时立即就地躺下或抱住患者缓慢就地平放，防止跌伤
- 取下眼镜和义齿，移去患者身边的危险物品，将柔软物垫在患者头下
- 发作时适度扶住患者手脚，防自伤及碰伤，禁止用力按压患者肢体，防止骨折或脱臼
- 用厚纱布包裹的压舌板或筷子、纱布、手绢等置于上、下臼齿间，以防咬伤舌头
- 癫痫持续状态的患者，应专人看护，床周加护栏
- 遵医嘱使用镇静药、脱水剂以控制癫痫发作
- 用药护理，注意观察用药疗效及不良反应

防止窒息
- 体位：发作者取平卧位，头偏向一侧或侧卧位，下颌稍向前，解开衣领和腰带，使唾液和呼吸道分泌物由口角流出，及时吸出分泌物，必要时气管切开
- 防止堵塞呼吸道：必要时托起下颌，用舌钳将舌拉出，以防舌后坠引起呼吸道阻塞。缺氧者，吸氧，观察生命体征
- 发作期间不可强行喂食、喂水，以免误入气管发生吸入性肺炎和窒息

用药护理

用药原则
- 确定是否用药
- 正确选择用药
- 尽量单药治疗
- 坚持长期规律治疗

用药注意事项
- 根据癫痫发作的类型遵医嘱用药
- 不可突然停药、间断、不规则服药，防止癫痫持续状态的发生
- 注意观察用药疗效和不良反应。服药前应做血、尿常规和肝、肾功能检查，定期复查以备对照，并定期测量血中药物浓度，以防药物的毒不良反应

癫痫持续状态的护理

- 遵医嘱给药：立即按医嘱给予地西泮10～20 mg缓慢静脉推注，速度为3～5 mg/min，用药中密切观察患者呼吸、心律、血压的变化

环境
- 保持病室环境安静，避免外界各种刺激
- 应设专人守护
- 床周加设护栏以保护患者免受外伤
- 急救用品到位

严密观察病情变化
- 监测生命体征、意识、瞳孔等
- 及时发现并处理并发症

用药
- 控制入液量，按医嘱快速静滴脱水剂，以防缺氧导致脑水肿
- 给氧气吸入

- 防止感染：保持呼吸道通畅和口腔清洁，防止继发感染

图1-8-8　癫痫患者的护理措施（续1）

第八章　神经系统疾病患者的护理　227

| 癫痫患者的护理措施 | 心理护理 | 护理人员与患者多交流多沟通，鼓励患者正确认识疾病，克服自卑心理，努力消除诱发因素，以乐观心态接受治疗 |
| | | 鼓励家属、亲友给患者关爱，解除患者的心理负担，增强战胜疾病的信心 |

图 1-8-8　癫痫患者的护理措施（续 2）

四　健康指导

（一）疾病知识指导

向患者及家属介绍本病的相关知识，避免过度疲劳、睡眠不足及便秘等诱发因素，指导发作时家庭紧急护理方法。告知患者禁止从事攀高、游泳、驾驶及带电作业等危险工作或活动，嘱患者随身携带病情诊疗卡，注明姓名、地址、病史及联系电话等，以备癫痫发作时得到及时救治。

（二）用药指导

指导患者及家属遵守用药原则，不可以随意增减药物剂量、停药或换药，坚持长期、正规、按时服药，观察药物不良反应，遵医嘱用药。

课 后 习 题

1. 瘫痪患者一般不会发生的并发症是
    A. 大小便失禁　　　　　　　B. 呼吸道感染
    C. 压疮　　　　　　　　　　D. 肾衰竭
    E. 泌尿道感染

2. 肢体能在床面移动而不能抬起者肌力为
    A. 0级　　　　　　　　　　B. Ⅰ级
    C. Ⅱ级　　　　　　　　　　D. Ⅲ级
    E. Ⅳ级

3. 末梢型感觉障碍的特点是
    A. 节段性带状分布
    B. 有大小便功能障碍
    C. 引起病变对侧肢体痛温觉障碍
    D. 呈手套、袜套型分布
    E. 有三偏征

4. 神经系统护理诊断一般不包括
   A. 感觉紊乱　　　　　　　　B. 意识障碍
   C. 情感障碍　　　　　　　　D. 躯体移动障碍
   E. 语言沟通障碍

5. 昏迷患者肩下垫高可避免
   A. 脑出血　　　　　　　　　B. 气道阻塞
   C. 尿潴留　　　　　　　　　D. 下肢血栓
   E. 头痛、呕吐

6. 对昏迷患者护理措施欠妥的是
   A. 密切观察生命体征、瞳孔等变化
   B. 取平卧位头偏向一侧以防止误吸
   C. 对尿失禁者持续留置导尿
   D. 保持大便通畅以防用力排便导致颅内压增高
   E. 配备吸痰器、气管切开等抢救用物

7. 一侧面部和肢体的瘫痪，称之为
   A. 单瘫　　　　　　　　　　B. 偏瘫
   C. 交叉性瘫痪　　　　　　　D. 截瘫
   E. 局限性瘫痪

8. 截瘫常见于
   A. 周围神经病　　　　　　　B. 内囊出血
   C. 脊髓横贯性损害　　　　　D. 高颈段病变
   E. 肌肉病变

9. 患者，女性，30岁。既往体健。2 h前在提取重物后突然剧烈头痛、喷射性呕吐、呼吸减慢、心率减慢、血压升高。提示
   A. 急性颅内感染　　　　　　B. 脑神经受刺激
   C. 牵涉性头痛　　　　　　　D. 颅内压增高
   E. 神经官能症

10. 急性炎症性脱髓鞘性多发性神经病患者的首发症状是
   A. 面神经麻痹　　　　　　　B. 心律失常
   C. 四肢对称性无力　　　　　D. 肢体远端感觉异常
   E. 呼吸肌麻痹

11. 急性炎症性脱髓鞘性多发性神经病患者最大的危险是
   A. 呼吸肌麻痹　　　　　　　B. 肺部感染
   C. 心力衰竭　　　　　　　　D. 心律失常
   E. 括约肌功能障碍

第八章 神经系统疾病患者的护理 229

12. 急性炎症性脱髓鞘性多发性神经病患者脑脊液的特征性改变是
    - A. 压力增高
    - B. 蛋白增多
    - C. 白细胞增多
    - D. 糖、氯化物降低
    - E. 蛋白-细胞分离现象

13. 增加急性炎症性脱髓鞘性多发性神经病患者急性期治愈率，减少死亡率的关键措施是
    - A. 防治感染
    - B. 保持呼吸道通畅，维持呼吸功能
    - C. 尽快进行血浆置换
    - D. 给予大剂量神经营养药物
    - E. 纠正水电解质失衡

14. 颈内动脉系统短暂性脑缺血发作常见症状是
    - A. 对侧肢体发作性轻瘫
    - B. 失语
    - C. 对侧偏身感觉障碍
    - D. 对侧躯体完全性偏瘫
    - E. 同侧单眼失明

15. 椎-基底动脉系统短暂性脑缺血发作常见症状是
    - A. 耳鸣
    - B. 发作性跌倒
    - C. 吞咽障碍
    - D. 复视
    - E. 眩晕

16. 短暂性脑缺血发作患者口服阿司匹林防治脑血栓形成的机制是
    - A. 扩张血管
    - B. 改善微循环
    - C. 降低血压
    - D. 抑制血小板聚集
    - E. 溶解血栓

17. 关于短暂性脑缺血发作的护理，哪项不正确
    - A. 安慰患者，消除紧张情绪
    - B. 指导合理饮食
    - C. 建立健康的生活方式
    - D. 发作停止后立即增加活动量，预防再次发作
    - E. 指导患者遵医嘱用药

18. 脑血栓形成的描述正确的是
    - A. 多有昏迷
    - B. 多半由风湿性心瓣膜病引起
    - C. 多有颅内压增高
    - D. 脑脊液多正常
    - E. 多在活动状态下发病

19. 脑血栓形成最常见的病因是
    - A. 血管外伤
    - B. 脑动脉炎
    - C. 高血压
    - D. 高血脂
    - E. 脑动脉硬化

20．脑血栓形成发病常在
    A．睡眠时
    B．剧烈运动时
    C．用力排便时
    D．情绪激动时
    E．大量进食时

21．脑血栓形成不应有的临床表现是
    A．神志不清
    B．肢体瘫痪
    C．脑膜刺激征
    D．头痛
    E．抽搐

22．脑梗死患者在进行溶栓治疗时应密切注意
    A．心率
    B．出、凝血时间
    C．血压
    D．缺氧状态
    E．意识改变

23．关于脑栓塞描述正确的是
    A．多在50岁以后发病
    B．发病较缓
    C．意识障碍较重
    D．多在活动中急骤发病
    E．多无神经系统局灶性症状

24．脑栓塞患者栓子来源最多的是
    A．亚急性感染性心内膜炎
    B．心肌梗死
    C．心绞痛
    D．风湿性心脏病伴心房颤动
    E．心肌病

25．脑出血最常见的病因是
    A．高血压和动脉粥样硬化
    B．脑动脉炎
    C．血液病
    D．脑动脉瘤破裂
    E．脑血管畸形

26．高血压脑出血最常见的诱因是
    A．睡眠
    B．头部转动
    C．情绪激动及用力
    D．腹泻
    E．外伤

27．脑出血最常见的出血血管是
    A．小脑的齿状核动脉
    B．大脑中动脉的豆纹动脉
    C．脉络前动脉
    D．基底动脉的旁正中动脉
    E．前交通动脉

28．脑出血最好发的部位在
    A．中脑
    B．小脑
    C．脑桥
    D．间脑

E．内囊

29．下列哪项不是脑桥出血的常有表现
    A．眩晕
    B．瞳孔缩小
    C．中枢性高热
    D．交叉性瘫痪
    E．深昏迷

30．下列哪项不是内囊出血的常有表现
    A．出血灶对侧偏瘫
    B．眼球震颤
    C．出血灶对侧同向偏盲
    D．出血灶对侧偏身感觉障碍
    E．出血量较大时可并发脑疝

31．小脑出血时不出现
    A．眩晕
    B．头痛
    C．共济失调
    D．明显偏瘫
    E．呕吐

32．脑出血和脑梗死最主要的鉴别方法是
    A．颈动脉造影
    B．脑室穿刺造影
    C．CT检查
    D．脑脊液检查
    E．脑电图检查

33．脑出血急性期病情观察的重点是
    A．感觉障碍程度
    B．运动障碍程度
    C．血压变化
    D．水、电解质平衡情况
    E．是否有继续出血及脑疝形成

34．确定脑出血患者发生脑疝先兆的主要依据是
    A．烦躁不安
    B．眼底水肿明显
    C．意识障碍进行性加重及两侧瞳孔不等大
    D．恶心、呕吐
    E．频繁呃逆

35．脑出血急性期的处理哪项是错误的
    A．勤翻身拍背
    B．控制血压
    C．降低颅内压
    D．适当使用止血药
    E．抬高头部15°～30°

36．对高血压脑出血患者急性期处理最重要的环节是
    A．用镇静药，防止癫痫发作
    B．抗水肿，降低颅内压
    C．立即使用止血药
    D．立即使血压下降至正常以下
    E．用抗生素，防止继发感染

37. 脑出血患者出现瞳孔双侧大小不等、昏迷加重，提示
    A. 脑室出血　　　　　　　　　B. 小脑出血
    C. 蛛网膜下腔出血　　　　　　D. 病变累及丘脑
    E. 脑疝

38. 蛛网膜下腔出血最常见的病因为
    A. 先天性动脉瘤破裂　　　　　B. 动静脉畸形
    C. 动脉硬化　　　　　　　　　D. 血液病
    E. 脑动脉炎

39. 蛛网膜下腔出血时，不常见的表现是
    A. 剧烈疼痛　　　　　　　　　B. 脑脊液压力增高
    C. 克尼格征　　　　　　　　　D. 偏瘫
    E. 布鲁津斯基征阳性

40. 患者，女性，65岁。因右侧肢体活动障碍6 h入院，MRI提示脑梗死，下列描述哪项不正确
    A. 安置患者平卧位
    B. 经证实颅内无出血灶可进行早期溶栓
    C. 头部敷冰袋
    D. 患者无禁忌证应尽早进行高压氧治疗
    E. 病情稳定后早期康复训练

41. 患者，男性，60岁。诊断为短暂性脑缺血发作。如采取抗凝治疗，护理评估内容可除外哪项
    A. 头部CT或MRI　　　　　　　B. 血小板计数
    C. 肝肾功能检查　　　　　　　D. 了解有无消化性溃疡
    E. 凝血时间及凝血酶原时间检查

42. 患者，男性，60岁。因脑出血入院，现用甘露醇脱水治疗，下列哪项说法不妥
    A. 要保证快速滴入　　　　　　B. 注意防止药液外渗
    C. 注意尿量变化　　　　　　　D. 抽血查电解质的变化
    E. 易发生高血钾

43. 患者，男性，35岁。在踢球时突然剧烈头痛、呕吐。护理体检：颈强直及克尼格征阳性。最大可能是
    A. 流行性脑脊髓膜炎　　　　　B. 蛛网膜下腔出血
    C. 小脑出血　　　　　　　　　D. 脑桥出血
    E. 内囊出血

（44～46题共用题干）

第八章 神经系统疾病患者的护理 233

患者，男性，68岁。昨日晨起出现说话不清，右侧上、下肢无力，今天患者已完全不能讲话，右侧肢体完全瘫痪。护理体检：神志清楚，血压160/90 mmHg，右侧巴宾斯基征阳性。

44. 该患者医疗诊断最可能是
  A. 脑出血   B. 脑血栓形成
  C. 短暂性脑缺血发作 D. 蛛网膜下腔出血
  E. 脑栓塞

45. 下列护理措施哪项不当
  A. 急性期应避免搬动，绝对卧床休息
  B. 给予氧气吸入，安置患者平卧位
  C. 头部放置冰袋或冰帽
  D. 做好进食护理，防止误吸
  E. 保持大便通畅

46. 为确诊病因首选的检查项目是
  A. 颅脑X线检查   B. 颅脑CT或MRI
  C. 颅脑B超   D. 脑血管造影
  E. 开颅检查

（47～48题共用题干）

患者，男性，75岁。情绪激动时出现剧烈头痛、呕吐，继之昏迷，血压220/120 mmHg，既往高血压病史近20年。护理体检：右侧上、下肢软瘫。头部CT示高密度病灶。

47. 该患者医疗诊断首先考虑
  A. 脑栓塞   B. 短暂性脑缺血发作
  C. 脑血栓形成   D. 脑出血
  E. 蛛网膜下腔出血

48. 该病急性期最主要的死亡原因是
  A. 消化道出血   B. 并发脑疝
  C. 肺部感染   D. 尿路感染
  E. 电解质紊乱

（49～50题共用题干）

患者，男性，30岁。2 h前与人吵架后突然剧烈头痛，伴呕吐。护理体检：BP 140/80 mmHg，意识清楚，颈强直，克尼格征阳性。精神紧张，担心预后。

49. 该患者医疗诊断首先考虑
  A. 脑出血   B. 结核性脑膜炎
  C. 脑梗死   D. 偏头痛

E. 蛛网膜下腔出血

50. 该患者的护理诊断可除外
   A. 疼痛：头痛　　　　　　　　B. 焦虑
   C. 体液过多　　　　　　　　　D. 潜在并发症：再出血
   E. 知识缺乏

51. 癫痫发作常见的类型是
   A. 全面性强直-阵挛发作　　　B. 复杂部分性发作
   C. 肌阵挛发作　　　　　　　　D. 强直性发作
   E. 失神发作

52. 关于癫痫小发作正确的是
   A. 多在20岁以后发作　　　　B. 对发作无记忆
   C. 发作时意识清醒　　　　　　D. 发作持续时间可达5 min
   E. 每天发作次数最多不超过10次

53. 关于癫痫大发作正确的是
   A. 发病有明显的精神诱因
   B. 发作后多有神经系统后遗症
   C. 频繁发作时可呈癫痫持续状态
   D. 抽搐发作时自一侧拇指、脚趾、口角开始
   E. 出现错觉、幻觉等各种精神症状

54. 癫痫持续状态是指
   A. 长期用药不能控制　　　　B. 一侧肢体痉挛不止
   C. 连续小发作　　　　　　　　D. 精神运动性发作
   E. 癫痫连续发作之间意识尚未完全恢复又频繁发作

55. 抗癫痫药物治疗时，下列哪项最易诱发癫痫持续状态
   A. 从小剂量开始　　　　　　B. 联合用药
   C. 更换药物　　　　　　　　　D. 骤然停药
   E. 服药次数多

56. 癫痫大发作首选药物是
   A. 苯妥英钠　　　　　　　　　B. 卡马西平
   C. 丙戊酸钠　　　　　　　　　D. 乙琥胺
   E. 苯巴比妥

57. 癫痫发作期护理，哪项不适宜
   A. 放牙垫，取下假牙
   B. 为防止外伤，发作时应用力按压肢体
   C. 癫痫持续状态患者，及时补充液体

D. 设专人护理，防止坠床

E. 头偏向一侧，保持呼吸道通畅

58. 癫痫发作间歇期最应注意的是

A. 避免过劳　　　　　　　　B. 良好的休息

C. 规律应用抗癫痫药物　　　D. 防止紧张或饥饿

E. 保证充足睡眠

59. 癫痫大发作时首先应

A. 吸氧　　　　　　　　　　B. 立即注射止痉剂

C. 注意呼吸道通畅　　　　　D. 防止骨折

E. 保温

60. 癫痫患者突然发生左上肢痉挛，自己不能控制，半分钟左右自行停止，应考虑

A. 大发作　　　　　　　　　B. 小发作

C. 自动症　　　　　　　　　D. 肌阵挛发作

E. 失张力发作

61. 患者，男性，25岁。自3岁起有癫痫发作，持续服药治疗，3天前因感冒停药，昨晚患者再次发作，每15～30分钟大发作一次，一直意识不清，现首要的措施是

A. 甘露醇静脉滴注　　　　　B. 鼻饲牛奶

C. 吸氧　　　　　　　　　　D. 葡萄糖静滴

E. 地西泮缓慢静注

62. 患者，女性，25岁。因突然发作性全身抽搐、意识丧失、口吐白沫、大小便失禁入院，诊断为"癫痫"。对患者进行健康指导，下列哪项不正确

A. 养成良好的生活习惯

B. 告知抗癫痫药物治疗的原则及药物不良反应

C. 癫痫发作停止3个月后可停药

D. 禁止从事攀高、驾驶等有危险活动

E. 平时应随身携带病情诊疗卡

（63～65题共用题干）

患者，男性，20岁。突然意识丧失，四肢抽搐，口吐白沫，大小便失禁，4～5 min后逐渐清醒，清醒后对发作全无记忆。护理体检：神志清楚、情绪焦虑、双瞳孔等大、等圆，光反射存在，上、下肢肌力正常，双侧巴宾斯基征阴性。

63. 患者最可能的临床诊断是

A. 癔症　　　　　　　　　　B. 脑出血

C. 脑血栓形成   D. 癫痫

E. 短暂性脑缺血发作

64. 进一步检查首选的方法是

    A. 腰椎穿刺   B. 颅骨X线检查

    C. 脑电图   D. 脑血管造影

    E. 头颅CT

65. 对该患者发作时的急救处理首要的是

    A. 遵医嘱给予药物控制发作   B. 注意保暖

    C. 做好安全护理   D. 急诊做头颅CT查明病因

    E. 保持呼吸道通畅，防止窒息

66. 关于帕金森病的三个主要体征，正确的是

    A. 震颤、肌张力增高、小写症

    B. 震颤、面具脸、肌张力增高

    C. 运动减少、搓丸样动作、肌张力增高

    D. 震颤、肌张力增高、运动迟缓

    E. 震颤、面具脸、运动减少

67. 患者，男性，70岁。一侧下肢呈现"折刀样肌强直"，因生活不便入院治疗。为该患者选用最接近帕金森病病因治疗的药物是

    A. 苯海索   B. 地西泮

    C. 左旋多巴   D. 新斯的明

    E. 利血平

68. 患者，男性，74岁。双手在安静时抖动厉害，无法进行精细动作，下肢僵硬，行走困难，入院初诊为"帕金森病"，护士对其饮食护理正确的是

    A. 低热量饮食   B. 低胆固醇饮食

    C. 高脂饮食   D. 高蛋白饮食

    E. 低蛋白饮食

69. 患者，61岁，男性。近期行走不灵活，转身困难，不能后退，面部表情少，流涎过多，步行时向前冲，但生活基本自理，入院诊断为帕金森病，护士对其正确的护理措施是

    A. 绝对卧床休息   B. 进行面肌训练

    C. 普通饮食   D. 鼓励患者多吃槟榔

    E. 平卧位进食

70. 患者，男性，65岁。近2年来右上肢抖动，动作迟缓面容呆板，行走起步困难，体检右上下肢肌张力齿轮样增高。近2个月生活不能自理，并出现吞咽困难，讲话缓慢等症状，诊断为帕金森病。患者目前不存在的护理诊断有

A. 自理能力缺陷 　　　B. 体液过多

C. 躯体移动障碍 　　　D. 语言沟通障碍

E. 自尊紊乱

课后习题答案

1. D　2. C　3. D　4. C　5. B　6. C　7. B　8. C　9. D　10. C

11. A　12. E　13. B　14. A　15. E　16. D　17. D　18. D　19. E　20. A

21. C　22. B　23. D　24. D　25. A　26. C　27. B　28. E　29. A　30. B

31. D　32. C　33. E　34. C　35. A　36. B　37. E　38. A　39. D　40. C

41. A　42. E　43. B　44. B　45. C　46. B　47. D　48. B　49. E　50. C

51. A　52. B　53. C　54. E　55. D　56. A　57. B　58. C　59. C　60. D

61. E　62. C　63. D　64. C　65. E　66. D　67. C　68. B　69. B　70. B

（魏淑霞）

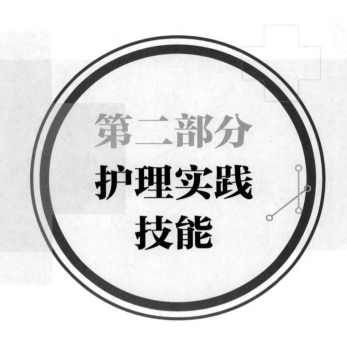

第二部分
护理实践技能

任务一　体 位 引 流

任务导入

1. 任务描述　你是一名呼吸科的护士，今天收入一位支气管扩张症患者，患者主诉频繁咳嗽、胸闷、痰多不易排出，需要进行体位引流，请你为该患者实施体位引流护理。

2. 任务目标

（1）知识目标：熟练掌握体位引流的适应证和操作方法。

（2）能力目标：能够独立完成体位引流的操作，及时发现患者病情变化。

（3）素质目标：培养学生以患者为中心，关心、体贴患者的意识。

任务实施

1. 教师　结合多媒体教学或视频教学，在模拟环境中进行体位引流护理示教、讲解。

2. 学生　分小组练习或角色扮演。

3. 考核　学生回示、抽考或小组互评。

任务评价（表2-1-1）

表2-1-1 体位引流的任务评价

操作内容		考核要点	分值	评分标准	得分
准备	着装准备	①仪表端庄、服装整洁 ②洗手、戴口罩及帽子	1	违反一项扣1分，扣完为止	
	物品准备	①背靠架、小饭桌、枕头、软垫、痰杯、漱口水 ②护理记录单	2	物品漏缺一件扣0.5分，扣完为止	
	患者准备	饭前1 h或饭后1～3 h时进行；操作前指导、协助患者排大小便	1	未进行扣1分	
物品的放置与核对		①携治疗车至床尾 ②核对医嘱及患者床号、姓名、腕带信息	4	①物品放置不对扣2分 ②未核对1项扣2分，扣完为止	
评估 （口述）	评估环境	①环境安静、舒适、整洁、温湿度适宜（口述） ②关闭门窗，必要时放置屏风	1	未口述者，扣1分	
	评估患者	①评估患者病情、生命体征及治疗情况 ②评估患者进食情况 ③评估患者意识状态，对操作的了解及配合情况	3	①无口述者，将此项分扣除 ②口述错误者，每项扣1分 ③提示下口述者，每项扣0.5分	
操作流程	操作前	①护士洗手、戴口罩 ②再次核对医嘱、患者床号、姓名、手腕带信息	10	①洗手步骤不正确扣4分 ②漏一项扣0.5分	
	操作中	①向患者作自我介绍，说明体位引流的目的及操作过程，消除患者顾虑，取得合作 ②协助患者摆放正确体位：病侧处于高处、引流支气管开口向下（上叶→下叶后基底背段） ③鼓励患者间歇深呼吸并用力咳嗽，注意保暖 ④观察患者有无出汗、脉搏细数、头晕、疲劳、面色苍白、咯血、呼吸困难等症状及患者耐受情况	50	①边操作边口述，缺漏一项扣10分 ②患者体位错误扣10分 ③操作过程中未指导患者深呼吸、咳嗽扣5分，未注意保暖扣5分 ④未观察患者病情及耐受情况扣10分，扣完为止	
	操作后	①协助患者擦净面部，清洁口腔 ②整理患者衣物及床单位，安置患者处于舒适体位 ③询问患者操作后感受及需求 ④记录痰液量、性质、气味、颜色及体位引流的效果等 ⑤整理护理用物、垃圾，洗手 ⑥标本送检	20	①未按要求操作每项扣4分 ②缺漏一项扣4分扣完为止	

任务一 体位引流 243

续表

操作内容	考核要点	分值	评分标准	得分
整体评价	①体位引流时间应<30 min ②操作方法正确、规范、熟练 ③对患者体贴、关心，操作中患者无不适感	8	①每超时30 s扣1分 ②操作不流畅扣5分 ③对患者不体贴、不关心扣3分，扣完为止	
合计		100	得分合计	

温馨提示

1. 体位引流过程中，要注意患者的安全，尤其是采取头低足高位的患者，防止患者磕伤、坠床等意外发生。

2. 用严谨认真的工作态度进行护理，操作后要按时巡视，细心观察患者的症状，及时发现并处理体位引流过程中的不适，减轻患者的痛苦，关心关爱患者。

3. 操作中要耐心和患者沟通，对患者提出的问题给予细致的解释。

4. 操作中要用爱心、耐心、责任心对待患者。

（闫瑞芹）

任务二 呼吸功能训练

任务导入

1. **任务描述** 你是一名呼吸科的护士，有一例慢性阻塞性肺疾病患者明天出院，请你为该患者进行呼吸功能训练相关内容的健康指导。

2. **任务目标**

（1）知识目标：了解呼吸功能训练方法。

（2）能力目标：具备指导患者进行呼吸功能训练的能力。

（3）素质目标：培养学生以患者为中心，关心、体贴患者的意识。

任务实施

1. **教师** 结合多媒体教学或视频教学，在模拟环境中进行呼吸功能训练的示教、讲解。

2. **学生** 分小组练习或角色扮演。

3. **考核** 学生回示、抽考或小组互评。

任务二　呼吸功能训练　245

任务评价（表2-2-1）

表2-2-1　呼吸功能训练的任务评价

操作内容		考核要点	分值	评分标准	得分
准备	着装准备	①仪表端庄、服装整洁 ②洗手、戴口罩及帽子	2	违反一项扣1分，扣完为止	
	物品准备	治疗卡、治疗盘、痰盂、面巾纸、靠背架、口腔护理用具、治疗车下放置医用垃圾桶和生活垃圾桶、护理记录单	2	物品漏缺一件扣0.5分，扣完为止	
	患者准备	指导、协助患者排大小便	1	未进行扣1分	
物品的放置与核对		①携治疗车至床尾 ②核对医嘱及患者床号、姓名等信息	4	①物品放置不对扣2分 ②未核对1项扣2分，扣完为止	
评估（口述）	评估环境	环境安静、舒适、整洁、温湿度适宜	1	无口述者，将此项分扣除	
	评估患者	①评估患者生命体征是否平稳 ②检查慢性阻塞性肺疾病患者呼吸状况及呼吸型态	4	①无口述者，将此项分扣除 ②口述错误者，每项扣1分 ③提示下口述者，每项扣0.5分	
操作流程	腹式呼吸训练	①向患者作自我介绍，说明呼吸训练的目的及操作过程，消除患者顾虑，取得合作 ②体位：取立位（体弱者取坐位或仰卧位），全身肌肉放松，静息呼吸 ③两手放置部位：一手放于胸部，一手放于腹部，以感受自己的呼吸是否正确 ④吸气时用鼻吸入，尽力挺腹，胸部保持不动 ⑤呼气时经口呼出，同时收缩腹部，胸廓保持最小活动幅度，缓呼深吸，以增加肺泡通气量 ⑥吸与呼之比为1∶2或1∶3 ⑦呼吸训练时间：2次/天，每次10～15 min	40	①边操作边口述，缺漏一项扣6分 ②患者体位安置错误扣4分 ③操作顺序不对扣5分 ④时间及比例不正确扣10分 扣完为止	
	缩唇呼吸训练	①用鼻吸气，经口呼气（深吸缓呼） ②呼气时口唇缩拢似吹口哨状，持续而缓慢地呼气，同时收缩腹部 ③吸与呼之比为1∶2或1∶3 ④呼吸训练时间：2次/天，每次10～15 min	30	①边操作边口述，缺漏一项扣6分 ②患者体位安置错误扣4分 ③操作顺序不对扣5分 ④时间比例不正确扣10分 扣完为止	

续表

操作内容		考核要点	分值	评分标准	得分
操作流程	操作后护理	①整理患者衣物及床单位，安置患者舒适体位 ②整理用物，垃圾处置 ③记录：训练日期、时间、效果评价	6	缺漏一项扣2分	
整体评价		①操作方法正确、规范、熟练 ②对患者体贴、关心，操作中患者无不适感	10	①操作不流畅扣5分 ②对患者不体贴、不关心扣5分	
评分合计			100	得分合计	

温馨提示

1. 健康指导过程中，要用爱心、耐心、责任心对待患者。

2. 宣教过程中要耐心和患者沟通，对患者提出的问题给予细致的解释。

3. 用严谨认真的工作态度进行护理，细心观察患者的呼吸功能训练动作是否规范。

4. 护士与患者、家属一同制订康复计划，做到循序渐进、切实可行，保证患者安全，增加患者满意度。

（张丹羽　闫瑞芹）

任务三　心电监护护理

任务导入

1. 任务描述　你是一名急诊科的护士，今天急诊收入一例患者，患者主诉"心慌、胸闷 1 h"，需要马上进行心电监护，请你为该患者实施心电监护。

2. 任务目标

（1）知识目标：熟练掌握心电监护操作技术。

（2）能力目标：能够独立完成为患者进行心电监护的操作并及时发现患者病情变化。

（3）素质目标：培养学生以患者为中心，关心、体贴患者的意识。

任务实施

1. 教师　结合视频教学，在模拟环境中进行心电监护护理示教、讲解。

2. 学生　分小组练习、角色扮演。

3. 考核　学生回示、抽考、小组互评。

任务评价（表2-3-1）

表2-3-1 心电监护护理的任务评价

操作内容		考核要点	分值	评分标准	得分
准备	着装准备	①仪表端庄、服装整洁 ②洗手、戴口罩（必要时）	1	违反一项扣1分，扣完为止	
	物品准备	①心电监护仪与导线、电极片并检查其性能 ②75%酒精与纱布若干、弯盘 ③护理记录单	2	物品漏缺一件扣0.5分，扣完为止	
	患者准备	指导、协助患者大小便，协助患者取合适卧位	1	未指导、未协助扣1分	
物品的放置与核对		①核对医嘱及患者床号、姓名等信息 ②将心电监护仪放置在患者床旁合适的位置	4	未核对1项扣2分，扣完为止	
评估	评估环境	①环境安静、舒适、整洁、温湿度适宜（口述） ②室内光线良好，周边无电磁波干扰（口述）	1	未口述评估者扣1分	
	评估患者	①向患者解释操作的目的及注意事项 ②评估患者病情、意识、胸前区皮肤情况	3	①无口述者，扣除此项分 ②口述错误者，每项扣1分 ③提示下口述者，每项扣0.5分 扣完为止	
操作流程	操作前	①护士洗手、戴口罩 ②再次核对医嘱 ③再次核对患者床号、姓名 ④协助患者选择合适体位	8	①洗手不正确者扣4分 ②漏一项扣1分 扣完为止	
	操作中	①接通监护仪电源，开机，确定心电监护仪运行正常 ②连接监护仪导线，安放电极片 ③暴露患者前胸部，选择电极片的放置位置 ④用75%酒精纱布擦拭患者皮肤，避开皮肤破损处（口述），必要时去除胸毛 ⑤将电极片放置在患者胸前正确的位置。LA放置左锁骨中线与第1肋间交界处，RA放置右锁骨中线与第1肋间交界处，LL放置左锁骨中线与肋缘交界处，RL放置右锁骨中线与肋缘交界处，V/C放置胸骨左侧第4肋间 ⑥观察监护仪上是否出现心电图的波形	40	①未按要求操作者每项扣2分 ②未口述者扣2分 ③电极片安放位置不正确，每个扣5分 ④监护仪上未出现心电图波形扣5分 ⑤每缺漏一项扣1分 ⑥操作顺序错误扣1分 扣完为止	

续表

操作内容		考核要点	分值	评分标准	得分
操作流程	操作后	①为患者整理衣物及床单位 ②告知患者及家属应注意的事项，避免在监护仪周围拨打电话（口述） ③向患者解释：每15 min巡视一次病房，将呼叫器放置患者床旁（口述） ④记录监护开始时间，设置监护的报警范围，护士签字 ⑤洗手，摘口罩	20	①未按要求操作每项扣2分 ②未口述扣2分 ③缺漏一项扣2分 扣完为止	
	停止监护	①核对医嘱及患者床号、姓名 ②向患者解释因病情允许停止心电监护 ③关闭心电监护仪，去除患者胸前电极片 ④整理用物，垃圾处置 ⑤记录	12	①未按要求操作每项扣2分 ②缺漏一项扣2分 ③顺序错误扣2分 扣完为止	
整体评价		①操作时间应<15 min ②操作方法正确、规范、熟练 ③对患者体贴、关心，操作中患者无不适感	8	①超时30 s扣1分 ②操作不流畅扣4分 ③对患者不体贴、不关心扣3分，扣完为止	
合计			100	得分合计	

温馨提示

1. 心电监护过程中，要注意保护患者隐私，放置电极片后要及时为患者穿好衣服。

2. 用严谨认真的工作态度进行护理，操作后要按时巡视患者，细心观察患者的症状，及时发现危险性心律失常。

3. 操作中要耐心和患者沟通，对患者提出的问题给予细致的解释。

4. 操作中要用爱心、耐心、责任心对待患者。

（王燕燕）

任务四 非同步电复律技术

任务导入

1. 任务描述 你是一名心内科的护士，在巡视病房时，心电监护仪报警提示患者突发心室颤动，请你为该患者实施非同步电复律。

2. 任务目标

（1）知识目标：掌握非同步电复律技术。

（2）能力目标：能够及时发现患者心电监护变化，配合医师完成为患者进行非同步电复律的操作。

（3）素质目标：培养学生心电监护的观察能力，识别恶性心律失常，能够配合医师抢救，培养急救意识和素养。

任务实施

1. 教师 结合多媒体教学或视频教学，在模拟环境中进行电复律技术示教、讲解。

2. 学生 分小组练习或角色扮演。

3. 考核 学生回示、抽考或小组互评。

任务评价（表2-4-1）

表2-4-1　非同步电复律技术任务评价

操作内容		考核要点	分值	评分标准	得分
准备	着装准备	①仪表端庄、服装整洁 ②洗手、戴口罩	1	违反一项扣1分，扣完为止	
	物品准备	①除颤仪处于完好备用状态，准备抢救记录、导电糊、纱布块、快速手消毒液，摆放有序 ②电源开关正常 ③除颤仪清洁无污垢、各部件齐全无缺损	4	①物品漏缺一件扣0.5分，扣完为止 ②未检查扣1分 ③未检查扣1分	
	患者准备	暴露胸部，清洁胸前皮肤、移开除颤部位的电极片	2	未实施者每项扣1分，可口述	
评估	评估环境	①整洁、安静，必要时屏风遮挡 ②医务人员及家属远离患者床单元	2	未口述评估者每项扣1分	
	评估患者	患者意识、心电图状态及是否有心室颤动波形	2	未评估者每项扣1分	
操作流程	操作前	报告患者心电监护示心室颤动，排除电极片干扰，仍为心室颤动，遵医嘱给予紧急除颤	4	未口述者每项扣2分	
	操作中	①迅速将患者摆放为复苏体位（去枕平卧，左臂外展），暴露胸部皮肤。口述："患者胸前皮肤无多毛、潮湿、破损，无金属饰物" ②均匀涂抹导电糊 ③遵医嘱正确选择电复律方式及除颤能量 ④正确安放电极板的位置。两电极板距离＞10 cm，避开起搏器。a.仰卧位：心底，电极板放于右锁骨中线第2肋间；心尖，电极板置于左腋中线第5肋间，电极板中线与腋中线重合；b.侧卧位：心底，电极板放于胸骨左缘3~4肋间；心尖，电极板置于背部左肩胛下区 ⑤充电、电极板压力适当，口述"请旁人离开" ⑥再次观察心电示波（报告仍为心室颤动） ⑦环顾患者四周，确定周围人员无直接或间接与患者接触（操作者身体后退一小步，不能与患者接触） ⑧双手示指同时按压放电按钮电击除颤 ⑨除颤结束，移开电极板 ⑩复苏患者进行持续约2 min心肺复苏 ⑪判断患者恢复自主心律，安抚患者，协助患者取舒适体位 ⑫关机 ⑬核对患者信息，评估除颤部位皮肤是否有灼伤	70	①未按要求体位扣5分，未口述扣2分 ②未按要求操作扣5分 ③未按要求选择每项扣3分 ④错误一项扣4分 ⑤操作错误一项扣4分，未口述扣2分 ⑥未口述扣5分 ⑦操作错误扣5分 ⑧操作错误扣5分 ⑨未正确移开及放置电极板扣3分 ⑩未立即操作扣3分 ⑪未做一项扣2分 ⑫未做扣4分 ⑬未核对扣1分，未评估扣2分 扣完为止	

续表

操作内容		考核要点	分值	评分标准	得分
操作流程	操作后	①整理用物 ②除颤仪用后推至指定的位置，及时充电，保证除颤仪电量充足 ③洗手 ④记录 ⑤向患者解释：将呼叫器放置患者床旁（口述）	10	缺漏一项扣2分	
整体评价		①操作时间≤2 min ②操作方法正确、规范、熟练 ③体现爱伤精神、急救意识	5	①超时30 s扣1分 ②操作不流畅扣2分 ③对患者不关心、无急救意识各扣1分	
合计			100	得分合计	

温馨提示

1. 在急救过程中，体现爱伤精神及急救意识，注意保护患者隐私，要及时为患者穿好衣服。

2. 用严谨认真的工作态度进行急救，操作中严密观察病情变化，防止电灼伤。

3. 抢救成功后及时安抚患者，缓解患者紧张情绪，给患者安置舒适体位。

（徐东妮　何　菁）

任务五　射频消融术操作配合与护理

任务导入

1. 任务描述　你是一名心导管室的护士，心内科病房收治一例心房颤动患者，需要行射频消融术，需要你配合医师完成操作。

2. 任务目标

（1）知识目标：掌握射频消融术的术中配合及术前、术后的护理。

（2）能力目标：能够协助医师完成为射频消融术中配合，及时发现患者病情变化。

（3）素质目标：培养学生以患者为中心，关心、体贴患者的意识。

任务实施

1. **教师**　结合多媒体教学、视频教学，在模拟环境中进行射频消融术中配合护理示教、讲解。
2. **学生**　分小组练习、角色扮演。
3. **考核**　学生回示、抽考、小组互评。

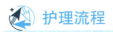

1. **术前护理**

（1）向患者、亲属解释检查的目的、操作方法及可能发生的感觉等，消除顾虑。

（2）完善各种实验室检查（血常规、尿常规、出凝血时间、血电解质、肝肾功能）、胸部X线检查、超声心动图、常规12导联心电图检查等。术前停用所有抗心律失常的药物5个半衰期以上。

（3）术前6 h禁食、水。

（4）根据需要行会阴区及双侧腹股沟备皮，需行锁骨下静脉穿刺者双侧前胸备皮及清洁皮肤。保留静脉通路。

（5）嘱患者练习床上排便，术前应排空大小便，检查双侧足背动脉的搏动情况并标记，以便于术后对照观察。

2．术中护理

（1）检查心电监护仪、心电生理记录仪、除颤仪、起搏器、射频仪的性能处于最佳状态，以备需要。将重点急救药品，如利多卡因、肾上腺素、阿托品、地塞米松和异丙肾上腺素等药品准备齐全。

（2）患者进入导管室，记录患者的到达时间，核对患者信息，完成术前信息核查表，协助患者过床，连接心电监护仪，必要时吸氧，暴露手术区域，准备消毒铺巾，同时为患者进行心理安慰，介绍手术大致过程，缓解患者紧张情绪。

（3）配合手术医师及时提供耗材、用药、设备操作，同时严密观察患者的一般情况、心电监护生命体征的变化，及时提醒术者，并做好记录。

（4）手术结束后与术者配合完成伤口处理，确认患者无异常后停止心电监护，将患者过床，与接送患者的人员进行交接。

3．术后护理

（1）一般护理

1）术后穿刺静脉者用1 kg沙袋加压伤口4～6 h，卧床制动12 h。观察静脉穿刺点有无出血及血肿，检查足背动脉的搏动情况，比较双侧肢端的颜色、温度、感觉与运动功能情况。

2）卧床期间保持大腿伸直，可活动跖趾关节，减轻局部僵硬、麻木感，防止深静脉血栓形成。

3）协助患者进食及床上排便，选择低脂、易消化、清淡饮食。

4）加强健康宣教，解除恐惧、焦虑心理。

5）术后复查12导联心电图，观察患者症状及心率、心律的变化，及时发现血胸、气胸、血栓栓塞、房室传导阻滞、心脏压塞等并发症。

（2）并发症观察

1）穿刺局部血管并发症：有无皮下及腹膜后血肿、动静脉瘘、假性动脉瘤等。

2）血胸、气胸：观察患者有无咳嗽、胸痛及呼吸困难。

3）心脏压塞：术中、术后密切观察患者生命体征及面色、心电图的变化，发现患者出现胸闷、烦躁、心率和呼吸加快、出冷汗、意识模糊、血压下降时，应及时提醒手术医师，迅速备好心包穿刺用物，行心包穿刺抽液处理。

4）血栓栓塞：术后观察患者神志、呼吸、足背动脉的搏动情况及术肢皮肤温度、颜色的改变。

任务五 射频消融术操作配合与护理 255

5）心律失常：部分患者在心房颤动消融术后发生新的心律失常，多与左心房内消融后心电不稳定导致房内折返有关。

6）左心房食管瘘：需观察患者的呼吸、血压、心率变化及有无胸痛等症状。

7）迷走神经反射：人体在受到刺激，如紧张、恐惧，消融释放的射频电能，标测导管、射频导管对心房壁的牵拉时，可能发生迷走神经反射，表现为心率减慢、血压下降。

（3）术后健康指导

1）心房颤动患者定期到门诊复查动态心电图。

2）教会患者及家属自测心率、心律、脉搏、血压的方法，了解心房颤动发生时的主要症状，身体感觉不适时及时就医。

3）1周内不要游泳，洗澡尽量采取淋浴，避免盆浴。保持穿刺点清洁和干燥。

任务评价

1. 掌握射频消融术中的配合及术前、术后的护理，术中注意观察患者病情变化。

2. 掌握术前术后护理要点，给予患者正确的健康指导，能够与手术医师密切配合。

温馨提示

1. 术中配合，要注意保护患者隐私。
2. 用严谨认真的工作态度进行护理，严密观察患者心电监测情况。
3. 做好术前、术后相关知识宣教，使其配合治疗，消除患者紧张、焦虑情绪。

（徐东妮　何　菁）

任务六 冠状动脉造影及支架植入术操作配合与护理

任务导入

1. 任务描述 你是一名导管室的护士，今天心内科病房收治一例急诊心肌梗死患者，需要行冠状动脉造影及支架植入术，需要你配合医师完成操作。

2. 任务目标

（1）知识目标：掌握冠状动脉造影及支架植入术的配合及术前术后的护理。

（2）能力目标：能够协助医师完成为冠状动脉造影及支架植入术中配合，及时发现患者病情变化。

（3）素质目标：培养学生以患者为中心，关心、体贴患者的意识。

任务实施

1. 教师 结合多媒体教学、视频教学，在模拟环境中进行冠状动脉造影及支架植入术中配合护理示教、讲解。

2. 学生 分小组练习、角色扮演。

3. 考核 学生回示、抽考、小组互评。

护理流程

1. 术前护理

（1）术前进行呼吸、闭气、咳嗽训练，以便于术中顺利配合手术。指导患者练习床上排便，以适应术后卧床及肢体制动的需要。

（2）术前遵医嘱口服抗血小板聚集药物，给予碘过敏试验，手术区域备皮。

（3）对于已经服用华法林的患者，术前3天应停用。

（4）拟行桡动脉穿刺者：①术前行血管通畅试验，即同时按压桡、尺动脉，嘱患者连续伸屈五指至掌面苍白时松开尺侧，如10 s内掌面颜色恢复正常，提示尺动脉功能好，可行桡动脉介入治疗；②非术侧上肢留置静脉套管针。

（5）消除紧张、恐惧心理，保证充足睡眠，以良好的心态接受治疗。

（6）术前1～2天进食易消化少渣食物，以防止术后用力排便引起穿刺部位出血。手术当日患者无须禁食、禁水，一切如常，但亦应避免进食过饱。

（7）术前1～2 h备好温开水以备术后患者饮用，量为1500～2000 ml。

（8）其他：为了减少造影剂的肾毒性作用，有肾损害者应适当水化治疗，做好紧急血透的准备。

2．术中护理

（1）检查数字减影血管造影（DSA）、监护设备、除颤仪等抢救设备状态、开机，录入患者信息。

（2）患者进入导管室，记录患者到达时间，核对患者信息，完成术前信息核查表，协助患者过床，连接心电监护仪，必要时吸氧，暴露手术区域，准备消毒铺巾，同时对患者进行心理安慰，介绍手术大致过程，缓解患者紧张情绪。

（3）配合手术医师及时提供耗材、用药、设备操作，同时严密监护患者的一般情况、心电、有创血压、血氧饱和度等生命体征的变化，及时提醒术者，并做好记录。

（4）手术结束后与术者配合完成伤口处理，确认患者无异常后撤除心电监护仪，将患者过床，与接送患者人员交接。

3．术后护理

（1）持续心电、血压监护，严密观察有无心律失常、心肌缺血、心肌梗死等急性期并发症。定期监测血小板、出凝血时间的变化。

（2）若穿刺部位为右桡动脉，则右上肢需制动4 h或6 h，每2小时协助医师松解一次伤口处加压止血器；若穿刺部位为右股动脉，则右下肢需制动6～12 h。止血器拆除后，术侧肢体可循序渐进地活动，但不可提、端重物，伤口处不可沾水。

（3）术后鼓励患者多饮水，加速造影剂的排泄；指导患者合理饮食，少食多餐，避免过饱；保持大便通畅；卧床期间加强生活护理，满足患者生活需要。

（4）密切观察伤口处情况，制动期间给予患者活动指导，防止因活动引起出血。应用抗凝药物的患者，观察穿刺点、皮肤、口腔黏膜、牙龈有无出血倾向。

（5）并发症的观察与护理

1）腰酸、腹胀：多由术后平卧、术侧肢体制动所致，告知患者起床活动后腰酸、腹胀自然会消失，可适当活动另一侧肢体，严重者可帮助患者热敷、适当按摩腰背部以减轻症状。

2）穿刺血管损伤的并发症：①术区出血或血肿。嘱患者术侧肢体制动，咳嗽及用力排便时压紧穿刺点，观察术区有无出血、渗血或血肿；必要时予以重新包扎并适当延长肢体制动时间。②腹膜后出血或血肿。常表现为低血压、贫血貌、血细胞比容降低＞5%，腹股沟区疼痛、张力高和压痛等，一旦确诊应立即进行输血和压迫止血等处理，必要时行外科修补止血，否则可因失血性休克而导致患者死亡。③假性动脉瘤和动静脉瘘。多在鞘管拔除后1～3天内形成，前者表现为穿刺局部出现搏动性肿块和收缩期杂音，后者表现为局部连续性杂音，一旦确诊应立即局部加压包扎，如不能愈合可行外科修补术。④穿刺动脉血栓形成或栓塞。可引起动脉闭塞，产生肢体缺血，多见于经股动脉穿刺者，术后应注意观察双下肢足背动脉的搏动情况，皮肤颜色、温度、感觉改变，下床活动后肢体有无疼痛或跛行等，发现异常及时通知医师；穿刺静脉血栓形成或栓塞可引起致命性肺栓塞，术后应注意观察患者有无突然咳嗽、呼吸困难、咯血或胸痛，需积极配合给予抗凝或溶栓治疗。若术后动脉止血压迫和包扎过紧，可使动、静脉血流严重受阻而形成血栓。⑤骨筋膜室综合征。见于经桡动脉穿刺者，为严重的并发症，较少发生。当前臂血肿快速进展引起骨筋膜室压力增高至一定程度时，可导致桡、尺动脉受压，进而引发手部缺血、坏死。出现此种情况时，应尽快行外科手术治疗。

3）尿潴留：多由经股动脉穿刺后患者不习惯床上排尿而引起。①做好心理疏导，解除床上排便时的紧张心理；②诱导排尿，听流水声、吹口哨、温水冲洗会阴部等；③以上措施均无效时可行导尿术。

4）低血压：多为拔除鞘管时或伤口局部加压后引发血管迷走反射所致。备好利多卡因，协助医师在拔除鞘管前局部麻醉，减轻患者疼痛。备齐阿托品、多巴胺等抢救药品，除颤仪放置在床旁备用，密切观察心率、心律、呼吸、血压变化，及早发现病情变化。迷走反射性低血压常表现为血压下降伴心率减慢、恶心、呕吐、出冷汗，严重时心跳停止。一旦发生应立即报告医师，并积极配合处理。

5）造影剂反应：极少数患者注入造影剂后出现皮疹或寒战，经使用地塞米松后可缓解。肾损害及严重过敏反应罕见。术后可经静脉或口服补液，在术后4～6 h内（拔管前）使尿量达到1000～2000 ml，可起到清除造影剂保护肾功能和补充容量的双重作用。

6）心肌梗死：由于病变处血栓形成、斑块脱落导致局部或远端血管急性闭塞所致。故术后要注意观察患者有无胸闷、胸痛等症状，动态监测心电变化，必要时复查心肌损伤标志物，以及时发现病变。

📍 任务评价

掌握冠状动脉造影及支架植入术中的配合及术前、术后的护理，术中注意观察患者病情变化，掌握术前、术后护理要点，给予患者正确的手术指导，能够与手术医师密切配合。

温馨提示

1. 术中配合，要注意保护患者隐私。
2. 用严谨认真的工作态度进行护理，操作前认真核对患者信息，密切观察患者病情变化。
3. 做好术前术后相关知识宣教，密切观察术后并发症。

（徐东妮　何　菁）

任务七 腹腔穿刺术操作配合与护理

任务导入

1. 任务描述 你是一名消化内科的护士，今天收入一例肝硬化腹水的患者，患者主诉腹胀，晚上不能平卧，医嘱行腹腔穿刺术，请你配合医师实施腹腔穿刺术。

2. 任务目标

（1）知识目标：了解腹腔穿刺术的适应证、禁忌证，熟悉术前、术中、术后的护理配合。

（2）能力目标：具备配合医师为患者进行腹腔穿刺的能力。

（3）素质目标：培养学生以患者为中心，关心、体贴患者的意识。

任务实施

1. 教师 结合视频教学，在模拟环境中进行腹腔穿刺术训练的示教、讲解。

2. 学生 分小组练习、角色扮演。

3. 考核 学生回示、抽考、小组互评。

任务六 腹腔穿刺术操作配合与护理 261

任务评价（表2-7-1）

表2-7-1 腹腔穿刺术操作配合与护理任务评价

操作内容		考核要点	分值	评分标准	得分
准备	着装准备	①仪表端庄、服装整洁 ②洗手、戴口罩及帽子	1	违反一项扣1分，扣完为止	
	物品准备	①常规消毒物品、腹腔穿刺包、注射器、血管钳、无菌手套等 ②药物，局部麻醉药、治疗药物等 ③胶布、腹带 ④污物桶	2	物品漏缺一件扣0.5分，扣完为止	
	患者准备	①测量腹围、体重、生命体征 ②查血小板、出凝血时间 ③指导、协助患者术前排大小便	1	缺漏一项扣1分，扣完为止	
物品的放置与核对		①携治疗车至床尾 ②核对医嘱及患者床号、姓名等信息	4	①物品放置不对扣2分 ②未核对1项扣2分，扣完为止	
评估（口述）	评估环境	环境安静、舒适、整洁、温湿度适宜	1	无口述者，将此项分扣除	
	评估患者	①评估患者生命体征是否平稳 ②检查患者腹部体征及穿刺部位皮肤	3	①无口述者，将此项分扣除 ②口述错误者，每项扣1分 ③提示下口述者，每项扣0.5分	
操作流程	操作前	①再次核对医嘱 ②再次核对患者床号、姓名	5	漏一项扣2.5分	
	操作中	①安置患者体位：协助患者取坐位、半卧位或左侧卧位，解开上衣，松开腰带，暴露腹部，屏风遮挡 ②选择适宜穿刺点：常选择左下腹脐与左髂前上棘连线中外1/3交点处；或者取脐与耻骨联合连线中点上1 cm，左右旁开1.0～1.5 cm，或者侧卧位脐水平线与腋前线或腋中线的交点。对少量或包裹性腹水，需在B超定位下穿刺 ③穿刺部位消毒、铺巾、麻醉：穿刺部位常规消毒，戴无菌手套，铺消毒洞巾，自皮肤至腹膜壁层用2%利多卡因逐层做局部浸润麻醉 ④配合术者穿刺：术者一手固定穿刺部位皮肤，右手持针经局部麻醉点刺入腹壁，感到针尖脱空感表示针尖已经穿刺过腹膜壁层，即可抽取和引流腹水。协助术者抽取和引流腹水，诊断性穿刺可选用7号针头进行穿刺，直接用无菌的20 ml或50 ml注射器抽取腹水；大量放腹水时可用8号或9号针头进行穿刺，尾部连接橡皮管，在放液过程中，用血管钳固定针头并夹持橡皮管 ⑤拔针：放液结束后拔出穿刺针，局部用碘酒、酒精消毒，覆盖无菌纱布，以胶布固定，测量腹围，束紧腹带，协助患者平卧	65	①边操作边口述，缺漏一项扣10分，扣完为止 ②患者体位安置错误扣10分 ③操作顺序错误扣5分 ④腹腔穿刺放液中，未观察病情扣5分 ⑤操作完毕，未整理用物扣5分	

续表

操作内容		考核要点	分值	评分标准	得分
操作流程	操作中	⑥观察病情：腹腔穿刺放液中，应密切观察病情，如患者出现面色苍白、出汗、心悸、头晕、恶心等症状，应立即停止放液，卧床休息，并予以输液等紧急措施 ⑦留液送检：留取腹水送检			
	操作后	①整理患者衣物及床单位 ②整理护理用物，垃圾处置，洗手 ③嘱患者术后卧床休息8～12 h ④测量腹围；观察穿刺部位有无渗液、渗血，患者面色、生命体征、意识、腹部等变化及腹水抽出液的量、性状、颜色，并进行记录	10	缺漏一项扣2分 扣完为止	
整体评价		①操作方法正确、规范、熟练 ②对患者体贴、关心，操作中患者无不适感	8	①操作不流畅扣5分 ②对患者不关心、不体贴扣3分，扣完为止	
合计			100	得分合计	

温馨提示

1. 腹腔穿刺过程中护士要随时观察患者的症状和体征，如发现异常立即告知医师，配合医师及时处理。

2. 用严谨认真的工作态度进行护理，操作后要按时巡视患者，细心观察患者的症状，及时发现并发症，减轻患者的痛苦，关心关爱患者。

3. 操作中要耐心和患者沟通，对患者提出的问题进行细致的解释。操作中要用爱心、耐心、责任心对待患者。

（王燕燕）

任务八　电子结肠镜检查的操作配合与护理

任务导入

1. 任务描述　你是一名内镜室的护士,今日消化内科病房收治一例患者,主诉腹痛、腹泻一周,粪便隐血试验为阳性。现需行电子结肠镜检查明确诊断,需要你配合医师完成操作。

2. 任务目标

（1）知识目标：熟练掌握电子结肠镜操作中的配合及检查前后的护理。

（2）能力目标：能够独立完成为患者进行电子结肠镜检查的操作配合,及时发现患者病情变化。

（3）素质目标：培养学生的爱伤观念,在操作过程中关心、体贴患者,做好患者心理护理。

任务实施

1. 教师　结合多媒体教学或视频教学,在模拟环境中进行电子结肠镜操作的配合及护理示教、讲解。

2. 学生　分小组练习或角色扮演。

3. 考核　学生回示、抽考或小组互评。

护理流程

1. 检查前的护理

（1）简要介绍结肠镜检查的目的、操作过程、术中注意事项及配合方法,使患者了解操作过程,消除恐惧心理。

（2）检查前5～7天停服阿司匹林、硫酸氢氯吡格雷片（波立维）等影响凝血功能的药物。

（3）如常年服用降压药，可以在服用清肠药物前1 h服用。

（4）女性避开月经期。

（5）检查前一日的午餐、晚餐可进食少渣半流质饮食，如粥、面条、面片等，勿进食蔬菜、水果等多渣食物，勿饮用奶制品。检查当日上午不能进食。

（6）肠道准备：做检查的前一天晚上开始口服清肠药物（复方聚乙二醇电解质散）共4袋。每袋溶于1000 ml温开水中，待完全溶解后每15分钟服用250 ml，于1 h内分次喝完。检查前一天晚上19：00服用两袋（2000 ml），2 h左右服完，检查当日8：00开始服用剩下的两袋（2000 ml），方法同前。服完清肠药物后，需要多走动以促进肠道蠕动，务必保证多次排便至大便呈淡黄色清水样，不含粪质。服用清肠药物期间不得再进任何食物，确保肠道清洁干净。如果在口服清肠药物过程中出现腹痛、腹胀、肛门停止排气排便、呕吐等不适，应立即停止口服并告知医务人员，采取适当的处理措施。

2. 检查中的配合及护理

（1）物品准备：内镜主机及配件并检查其性能、消毒好的电子结肠镜、负压吸引装置。

（2）患者准备：引导患者至诊室，再次核对患者信息，患者取左侧屈膝卧位，检查患者肛门有无异常。

（3）正确连接肠镜，并开机确定内镜系统运行正常，连接负压吸引，结肠镜前端涂润滑剂后缓慢插入肛门，注气寻腔进镜，熟练配合医师进镜、退镜。

（4）操作过程中指导患者调整呼吸，按照医师要求改变体位，一般通过直肠与乙状结肠交界后变换为平卧位，平卧时双下肢屈膝，右腿搭在左腿上。协助医师顺利完成检查，适当给予手法按压辅助。

（5）检查中密切观察患者的生命体征、意识状态。

3. 检查后的护理

（1）协助患者整理衣物及床单位。

（2）告知患者及家属检查后如无特殊治疗，2 h后可酌情饮用少量温水，勿食生冷、干硬、刺激性食物。

（3）为患者发放检查结果。

（4）按照消毒、灭菌规范，运送肠镜至洗消间，对物表和环境进行消毒。

任务评价

熟练掌握电子结肠镜操作中的配合及检查前后的护理，为患者实施健康教育指导。

温馨提示

1. 操作过程中，要注意保护患者隐私。
2. 操作前认真核对患者信息，评估患者病情、意识及配合情况。
3. 操作中要耐心和患者沟通，指导患者更换体位，减轻患者不适。
4. 操作中要用爱心、耐心、责任心对待患者。

（黎晓琴　何　菁）

任务九　电子胃镜检查的操作配合与护理

任务导入

1. 任务描述　你是一名内镜室的护士，今日消化内科病房收治一例患者，主诉近期出现上腹不适、胀痛。现准备行电子胃镜检查明确诊断，需要你配合医师完成操作。

2. 任务目标

（1）知识目标：熟练掌握电子胃镜操作中的配合及检查前后的护理。

（2）能力目标：能够独立完成为患者进行电子胃镜检查的操作配合，及时发现患者病情变化。

（3）素质目标：培养学生的爱伤观念，在操作过程中关心、体贴患者，做好患者心理护理。

任务实施

1. 教师　结合多媒体教学或视频教学，在模拟环境中进行电子胃镜操作配合护理示教、讲解。

2. 学生　分小组练习或角色扮演。

3. 考核　学生回示、抽考或小组互评。

护理流程

1. 检查前护理

（1）简要介绍电子胃镜检查的目的、操作过程、术中注意事项及配合方法，使患者了解操作过程，消除恐惧心理。

（2）于检查前5～7天停服阿司匹林、硫酸氢氯吡格雷片（波立维）等影响凝血功能的药物。

（3）有活动性单颗义齿者检查前应取下义齿，并给予妥善保管。

（4）患者的准备：检查当天禁食、禁水4～6 h，禁服药物，以免检查时引起呛咳等不良反应，但血压高者可口服降压药，保持血压平稳。

（5）因咽部麻醉需应用利多卡因凝胶，有药物过敏者应提前向医师说明。

（6）检查前嘱患者排空小便。

2. 检查中的配合及护理

（1）物品准备：正确连接电子胃镜电源并开机，确定内镜系统运行正常，接负压吸引器。

（2）患者准备：检查前含服利多卡因凝胶局部麻醉，引导患者至诊室，再次核对患者信息，为患者正确佩戴牙垫。

（3）操作中患者取左侧卧位，两腿微屈，放松腹肌，解松衣领，头稍向后仰。指导患者调整呼吸，胃镜进入咽部时适当配合吞咽动作以利于内镜顺利进入食管，入镜后嘱患者咬好牙垫避免脱落，指导患者配合鼻子吸气、嘴巴哈气，直至完成检查。

（4）检查过程中，嘱患者不要做过多的吞咽动作，防止唾液吸入引起呛咳。

（5）检查中密切观察患者生命体征，注意患者身体及头部不能转动，嘱患者如有不适，可用手势向医师或护士示意。

3. 检查后的护理

（1）协助患者坐起整理衣物及床单位，并吐出唾液。

（2）告知患者及家属检查后的注意事项：检查后2 h内咽部麻醉药仍可能有局部麻醉作用，在此期间勿饮水、进食，以免误入气管引起呛咳或发生吸入性肺炎。

（3）取活检的患者，检查后1～2天内应进食半流质饮食，忌食生、冷、硬和刺激性食物。禁止吸烟、饮酒、喝浓茶和浓咖啡。

（4）告知患者检查后咽部可能感到不适，要尽量避免剧烈咳嗽，以防损伤咽喉部黏膜。

（5）为患者发放检查结果。

（6）按照消毒、灭菌规范，运送胃镜至洗消间，对物表与环境进行消毒。

任务评价

熟练掌握电子胃镜检查操作中的配合及检查前后的护理，为患者实施健康教育指导。

温馨提示

1. 操作过程中，要注意保护患者隐私。
2. 操作前认真核对患者信息，评估患者病情、意识及配合情况。
3. 操作中要耐心和患者沟通，指导患者调整呼吸，消除患者紧张情绪。
4. 操作中要用爱心、耐心、责任心对待患者。

（黎晓琴　何　菁）

任务十　血液透析操作规程及护理观察

 任务导入

1. 任务描述　你是一名血液净化中心的护士，今天常规对一例有自体动静脉内瘘患者进行血液透析操作。

2. 任务目标

（1）**知识目标**：掌握规范的操作流程，严格遵循无菌操作原则，准确、安全、熟练地进行血液透析操作。

（2）**能力目标**：能够完成对患者透析前、透析中、透析后的评估观察及护理，严密监测患者的生命体征及各项指标的变化，预防和处理并发症。

（3）**素质目标**：培养学生以患者为中心，关心、体贴患者的意识。

 任务实施

1. 教师　结合多媒体教学、教学用具或视频教学，在模拟环境中进行动静脉内瘘的评估及护理示教、讲解。

2. 学生　分小组练习或角色扮演。

3. 考核　学生回示，教师抽考或小组互评。

 护理流程

1. 透析前准备

（1）评估患者：测量并记录血压、脉搏、体重，评估意识、有无出血倾向。

（2）评估血管通路：评估内瘘通畅情况、有无感染。

（3）洗手、戴口罩。

（4）物品准备：血液透析器、血液透析管路、穿刺针、止血带、手套、治疗巾、消毒剂及棉签、0.9%氯化钠溶液、透析液等。

（5）准备机器：自检通过、校正准确、各项压力监测系统运转正常。

（6）安装管路及透析器：遵循无菌原则按照体外循环的血流方向依次安装管路和透析器。

（7）密闭式预冲

1）启动透析机血泵流速为80～100 ml/min，用0.9%氯化钠溶液先排净透析管路和透析器皿室（膜内）气体，0.9%氯化钠溶液流向为：动脉端→透析器→静脉端，不得逆向预冲。

2）将泵速调至200～300 ml/min，连接透析液接头与透析器旁路，排净透析器透析液室（膜外）气体。

3）设置0.9%氯化钠溶液预冲量，严格按照透析器说明书中的要求进行。

4）预冲0.9%氯化钠溶液直接流入废液收集袋中，并将废液收集袋正挂于机器液体架上，高度不得低于操作者腰部以下。

5）冲洗完毕后根据医嘱设置治疗参数。

2. 透析中护理 建立体外循环（上机），行透析治疗。

（1）查对患者姓名、床号。

（2）血管通路准备：进行动静脉内瘘穿刺。

1）检查患者自身血管通路：有无红肿、渗血、硬结；摸清血管走向和搏动，听诊瘘体杂音。

2）选择好穿刺点，消毒穿刺部位。

3）根据血管的粗细和血流量要求等选择穿刺针。

4）采用阶梯式方法，以合适的角度穿刺血管；先穿刺静脉，再穿刺动脉，动脉端穿刺点距动静脉内瘘口3 cm以上，动静脉穿刺点之间的距离在5 cm以上为宜，固定穿刺针。

5）根据医嘱推注首剂量肝素。

（3）连接体外循环：动脉管路与动脉穿刺针连接，静脉管路与静脉穿刺针连接，固定管路，启动血泵，流速为50～100 ml/min，将血流从动脉端引出，通过透析器，当血流流到静脉端时，打开超滤，开始透析治疗。

（4）血液透析中的监测

1）体外循环建立后，立即测量血压、脉搏，询问患者自我感觉，并记录在血液透析记录单上。

2）自我查对：①按照体外循环管路走向的顺序，依次查对体外循环管路系统各连接处和管路开口处，未使用的管路开口应处于加帽密封和夹闭管夹的双保险状态；②根据医嘱查对机器治疗参数；③治疗开始后，对机器控制面板和按键部位等高频接触部位进行消毒擦拭。

3）双人查对：自我查对后，与另一名护士同时再次查对上述内容，并在治疗单上签字。

4）血液透析治疗过程中评估：至少应每小时询问患者的感觉，测血压、脉搏，监测机器运转情况，观察穿刺部位有无渗血、穿刺针有无脱出移位，并做好记录。

5）如果患者血压、脉搏等生命体征出现明显变化，应随时监测，必要时进行心电监测。

3. 透析后护理

（1）密闭式回血

1）透析结束，调整血液流量至50～100 ml/min。

2）打开动脉端预冲侧管，用0.9%氯化钠溶液将残留在动脉侧管内的血液回输到动脉壶。

3）关闭血泵，靠重力将动脉侧管近心侧的血液回输入患者体内。

4）夹闭动脉管路夹子和动脉穿刺针处夹子。

5）打开血泵，用0.9%氯化钠溶液全程回血。回血过程中，可使用双手揉搓过滤器，不应挤压静脉端管路。当0.9%氯化钠溶液回输至静脉壶，安全夹自动关闭后，停止继续回血。

6）夹闭静脉管路夹子和静脉穿刺针处夹子。

7）先拔出动脉端穿刺针，再拔出静脉端穿刺针。压迫穿刺部位2～3 min，用弹力绷带或胶布加压包扎动、静脉穿刺部位。

8）弹力绷带压迫止血，应松紧适度，压迫后能触及动脉搏动，嘱患者压迫15～20 min后摘除止血带并观察有无出血，24 h后去除创可贴。

（2）透析后评估：治疗结束后嘱患者平卧10 min，如患者生命体征稳定，穿刺点无渗血、内瘘杂音良好，向患者交代注意事项后，患者方可离开。

（3）消毒机器，整理用物，填写治疗记录单。

4. 血液透析常见并发症的观察和护理

（1）透析中低血压：透析中低血压是指透析中收缩压下降20 mmHg以上或平均动脉压降低10 mmHg以上，并有头晕、心慌、出冷汗、脉搏细速等低血压症状。常见原因有容量相关因素、血管收缩功能障碍、心脏因素等，应积极寻找原因，遵医嘱停止超滤，采取头低足高位，静脉端快速补液，必要时停止透析或改变透析模式。

（2）肌肉痉挛：多出现在每次透析的中、后期。常见原因有低血压、低血容量、超滤速度过快及低钠透析液有关，应积极寻找原因，遵医嘱停止超滤，静脉端快速补充高渗溶液，对痉挛肌肉进行外力挤压按摩。

（3）恶心和呕吐：常见原因有透析低血压、透析失衡综合征、透析器反应等。应积极查找原因，遵医嘱给予相应处理，并保持呼吸道通畅，避免误吸。

（4）透析失衡综合征：临床表现包括头痛、恶心、呕吐及躁动，重者出现抽搐、意识障碍甚至昏迷。原因与血液透析快速清除溶质，导致患者血液溶质浓度快速下降，血浆渗透压下降，血液和脑组织液渗透压差增大，水向脑组织转移，从而引起颅内压增高、颅内pH改变有关。应遵医嘱减慢血流量，缩短透析时间，更换小面积透析器，调整透析液钠浓度及给予对症处理。

（5）透析中体外循环凝血：原因与抗凝剂的使用剂量不足，外周血红蛋白过高，超滤率过高，透析中输血液制品及血液流速过慢等因素有关。表现为动静脉壶内有附壁血栓，管路及透析器颜色变暗，动静脉压力及跨膜压异常。应遵医嘱给予调整抗凝剂用量、调整血流量等，加强透析中的观察，必要时更换透析器及管路。

任务评价

护士不仅需要掌握规范的操作流程，严格遵循无菌原则，准确、安全、熟练地进行技术操作；同时也需要严密监测患者的生命体征及各项指标的变化，预防和处理并发症；能够为透析的患者提供健康指导，促进透析患者自我管理和康复。

温馨提示

1. 血液透析是一个长期的过程，需要做好患者的心理护理。
2. 用严谨的工作态度，严格遵循无菌原则，保证患者安全。
3. 做好健康宣教，提升透析患者自我管理能力。

（屠恩玲　何　菁）

任务十一　腹膜透析外接短管的更换

任务导入

1. 任务描述　你是一名肾内科护士，今天科室收入一例腹膜透析患者，需定期更换外接短管，请你为该患者实施更换外接短管操作。

2. 任务目标

（1）知识目标：熟练掌握更换外接短管操作。

（2）能力目标：能够独立完成更换外接短管操作。

（3）素质目标：培养学生以患者为中心，关心、体贴患者的意识。

任务实施

1. 教师　结合多媒体教学或视频教学，在模拟环境中进行更换外接短管示教、讲解。

2. 学生　分小组练习、角色扮演。

3. 考核　教师抽考或小组互评。

任务评价（表2-11-1）

表2-11-1　腹膜透析外接短管的更换任务评价

操作内容		考核要点	分值	评分标准	得分
准备	着装准备	①仪表端庄、服装整洁、指甲干净平整 ②洗手、戴口罩（必须）	1	违反一项扣0.5分，扣完为止	
	物品准备	①外接短管1根 ②碘伏2瓶，无菌纱布2包，无菌治疗巾2包，无菌手套2双，一次性碘液微型盖1个，无菌治疗盘 ③手消毒液 ④止血钳3把	5	物品漏缺一项扣0.5分，扣完为止	
	患者准备	指导患者戴口罩	1	未指导者扣1分	
物品的放置与核对		①携用物至患者床旁 ②核对医嘱及患者床号、姓名等信息	4	未核对一项扣2分，扣完为止	
评估	评估环境	①环境安静、舒适、整洁、温湿度适宜（口述） ②室内光线良好、关闭门窗、关闭空调或电扇，提前进行紫外线空气消毒至少40 min（口述）	2	口述错误或缺项者每项扣1分，扣完为止	
	评估患者	①向患者解释操作的目的及注意事项 ②评估患者配合程度、自理能力、局部皮肤的清洁和完整程度	4	①无口述者，将此项分扣除 ②口述错误者，每项扣1分 ③提示口口述者，每项扣0.5分，扣完为止	·
操作流程	操作前	①护士洗手、戴口罩 ②再次核对医嘱 ③再次核对患者床号、姓名 ④协助患者选择合适卧位	8	①洗手不正确扣4分 ②每缺、漏一项扣2分，扣完为止	
	操作中	①检查各种无菌物品均在有效期内，包装完好，无潮湿破损 ②检查患者旧短管有无破损、渗漏及清洁度 ③将无菌治疗巾覆盖在患者外出口以下部分 ④用止血钳垫纱布将管路近腹端约1/3处夹闭，将无菌纱布放入无菌治疗盘内，倾倒碘伏原液于纱布上 ⑤戴无菌手套，使用碘伏纱布反复摩擦钛接头连接处，擦拭时间5 min ⑥打开另一瓶碘伏，将旧短管从钛接头连接处取下并丢弃，迅速将钛接头放入碘伏液中完全浸泡，浸泡时间为10 min ⑦浸泡结束后，撕开短管包装及无菌纱布包装待用 ⑧铺新无菌治疗巾于原治疗巾上，更换无菌手套，取出无菌短管，检查新短管有无裂隙、开关灵活度，关闭短管开关 ⑨将无菌短管帽拉下，取出浸泡的钛接头迅速对接，使用止血钳垫无菌纱布拧紧，并用无菌纱布将碘伏液擦净 ⑩安装一次性碘液微型盖 ⑪取下止血钳，将管路妥善固定	45	①未按要求操作每项扣2分 ②未口述扣5分 ③取下旧短管及更换新短管时无菌污染扣20分 ④每缺、漏一项扣4分 ⑤操作顺序错误扣5分 扣完为止	

任务十一　腹膜透析外接短管的更换 275

续表

操作内容		考核要点	分值	评分标准	得分
操作流程	操作后	①整理用物，垃圾分类 ②为患者整理衣物及床单位 ③告知患者及家属应注意的事项，若短管有脏污可用0.9%氯化钠溶液棉签擦拭，不可使用过氧化氢、碘伏、酒精等化学制剂擦拭（口述） ④更换外接短管后应进行一次腹膜透析换液操作，以观察新短管有无渗漏（口述） ⑤洗手，记录换管时间及短管批号	20	①未按要求操作每项扣2分 ②未口述者扣5分 ③每缺、漏一项扣4分，扣完为止	
整体评价		①操作时间应<20 min ②操作方法正确、规范、熟练 ③对患者体贴、关心，操作中患者无不适感	10	①>20 min扣3分 ②操作不流畅扣4分 ③对患者不体贴、不关心扣3分	
合计			100	得分合计	

温馨提示

1. 操作过程中，要注意保护患者隐私，及时为患者穿好衣服。
2. 严格无菌操作，观察短管有无破损、漏液及连接处是否紧密。
3. 操作中要用爱心、耐心、责任心对待患者。
4. 做好患者的居家健康教育。

（牛艳冬　何　菁）

任务十二　腹膜透析液的更换

任务导入

1. 任务描述　你是一名病房护士，今天科室收入1例患者，患者诊断为尿毒症晚期肾功能衰竭，需进行腹膜透析治疗，请你为该患者实施腹膜透析换液操作。

2. 任务目标

（1）知识目标：熟练掌握腹膜透析换液操作。

（2）能力目标：能够独立完成腹膜透析换液操作，并及时发现患者病情变化。

（3）素质目标：培养学生以患者为中心，关心、体贴患者的意识。

任务实施

1. 教师　结合多媒体教学、视频教学，在模拟环境中进行腹膜透析换液示教、讲解。

2. 学生　分小组练习、角色扮演。

3. 考核　学生回示，教师抽考、小组互评。

任务评价（表2-12-1）

表2-12-1 腹膜透析液的更换任务评价

操作内容		考核要点	分值	评分标准	得分
准备	着装准备	①仪表端庄、服装整洁、指甲干净平整 ②洗手、戴口罩（必须）	1	违反一项扣0.5分，扣完为止	
	物品准备	①腹膜透析液1袋、碘伏帽1个、腹膜透析管路夹2个、浅色盆1个、高度合适的架子1个 ②手消毒液 ③腹膜透析居家日记	2	物品漏缺一项扣0.5分，扣完为止	
	患者准备	指导患者戴口罩、排空大小便	1	未指导扣0.5分，扣完为止	
物品放置与核对		①携用物至患者床旁 ②核对医嘱及患者床号、姓名等信息	4	未核对一项扣2分，扣完为止	
评估	评估环境	①环境安静、舒适、整洁、温湿度适宜（口述） ②室内光线良好，关闭门窗、关闭空调或电扇，提前进行紫外线空气消毒至少40 min（口述）	1	未口述评估者扣1分	
	评估患者	①向患者解释操作的目的及注意事项 ②评估患者病情、意识 ③嘱患者排尿、排便	3	①无口述者，将此项分扣除 ②口述错误者，每项扣1分 ③提示下口述者，每项扣0.5分	.
操作流程	操作前	①护士洗手、戴口罩 ②再次核对医嘱 ③再次核对患者床号、姓名 ④协助患者选择合适体位	8	①洗手不正确扣4分 ②每缺漏一项扣2分 扣完为止	
	操作中	**检查：**①检查腹膜透析液。是否在有效期内、浓度与医嘱相符、有无液体浑浊、渗漏、拉环是否紧扣、绿色易碎折头是否折断；②检查一次性碘伏帽。有效日期，包装是否严密、有无漏气；③使用微波炉或恒温箱加热腹膜透析液至37℃左右；④打开腹膜透析液外包装袋，按压内袋，再次检查腹膜透析液内袋是否有渗漏；⑤使用电子秤对腹膜透析液进行称重，将数值记录在"灌入量"栏；⑥将腹膜透析液空袋与管路顺自然方向撕开，再次检查腹膜透析液内袋及各管路有无破损、漏液，检查绿塞子有无折断，拉环是否紧扣 **连接：**①再次洗手或快速手消毒，用管路夹夹闭入液管路和出液管路。将绿色易碎折头折断。并将腹膜透析液袋挂在架子上，引流袋放入浅色盆中；②协助患者将透析短管准备好，拧下原有碘液微型盖并弃去；③将短管与腹膜透析液管路在无菌状态下快速对接拧紧，对接时短管管口平行或向下	50	①未按要求操作每项扣2分 ②未口述扣5分 ③连接和分离操作污染扣20分 ④每缺漏一项扣2分 ⑤操作顺序错误扣5分 扣完为止	

续表

操作内容		考核要点	分值	评分标准	得分
操作流程	操作中	**引流液**：①打开短管开关和出液管路夹排出上次存腹的腹膜透析液；②15～20 min排空液体，关闭短管开关；③观察引流液有无浑浊、血性或脓性 **冲管**：打开入液管路夹，数5 s，冲洗"Y"形接头后，见腹膜透析液流入引流袋中，迅速夹闭出液管路，再次检查入液管路、出液管路和引流袋有无渗漏 **灌注**：①打开短管开关，腹膜透析液进入腹腔；②15～20 min灌液完毕，关闭短管开关，夹闭入液管路，检查透析短管有无裂缝、开关有无脱扣 **分离**：①检查一次性碘液微型盖有效期、密闭性，将包装小心撕开待用；取下透析液管路；②取出碘伏帽并查看表面有无裂纹，内部海绵是否湿润；③将碘伏帽快速戴在短管接口处拧紧；④将短管放入腰包中，妥善固定；⑤使用电子秤将整袋腹膜透析液进行称重，将数值记录在上一次"引流量"栏，计算出超滤量			
	操作后	①为患者整理衣物及床单位 ②告知患者及家属应注意的事项，不得使用过氧化氢、碘伏、酒精等化学制剂擦拭短管，腹膜透析用具每天使用含氯消毒剂擦拭两次（口述） ③每小时巡视一次病房，观察患者换液后有无腹胀、腹痛、便意感（口述） ④洗手、摘口罩	20	①未按要求操作每项扣2分 ②未口述者扣5分 ③每缺漏一项扣5分 扣完为止	
整体评价		①操作时间应<45 min ②操作方法正确、规范、熟练 ③对患者体贴、关心，操作中无牵拉管路，患者无不适感	10	①>45 min扣3分 ②操作不流畅扣4分 ③对患者不体贴、不关心扣3分	
合计			100	得分合计	

温馨提示

1. 操作过程中，要注意保护患者隐私，及时为患者穿好衣服。

2. 严格无菌操作，操作中无牵拉管路，观察引流液性状。

3. 对患者体贴、关心，倾听患者主诉。

4. 操作中要用爱心、耐心、责任心对待患者。

（牛艳冬　何　菁）

任务十三　骨髓穿刺术操作配合与护理

任务导入

1. 任务描述　你是一名血液内科的护士，今日医师要为一例白血病的患者做骨髓穿刺，请你配合此项操作并给予患者相应的护理。

2. 任务目标

（1）知识目标：熟悉骨髓穿刺术的目的、适应证和禁忌证。

（2）能力目标：能够配合医师进行骨髓穿刺术，了解术前准备和术后护理。

（3）素质目标：培养学生以患者为中心，关心体贴患者，注意保护患者隐私。

任务实施

1. **教师**　结合多媒体教学或视频教学，在模拟环境中配合医师进行骨髓穿刺术的操作与护理。

2. **学生**　分小组练习或角色扮演。

3. **考核**　学生回示，教师抽考或小组互评。

护理流程

1. 术前准备

（1）备好骨髓穿刺针、无菌手套、棉签、棉球、注射器 5 ml 和 20 ml 各 1 个、纱布、无菌敷料（最好用一次性骨穿包）、甲紫、2%利多卡因、酒精、安尔碘、载玻片、盛玻片的盒子、化验单。

（2）询问患者有无消毒液、麻醉药过敏史。

（3）协助医师给患者准备好体位：髂后上棘（首选）及腰椎棘突穿刺取左、右侧卧位或俯卧位；髂前上棘及胸骨穿刺取仰卧位。

（4）医师定穿刺位置并用甲紫标记。

（5）向患者说明检查的目的、意义和方法。

2．术中配合

（1）医师打开骨穿包，戴无菌手套。

（2）护士倾倒消毒液，医师消毒穿刺部位两次，铺消毒洞巾。

（3）护士核对麻醉药，用酒精消毒外部并打开，供医师抽取药液。

（4）医师在穿刺处先皮下注射，然后垂直骨膜进针，逐层麻醉至骨膜，行多点麻醉，拔出麻醉针，棉球局部按压，轻揉一下。

（5）医师调整穿刺针长度为1.5 cm，左手固定穿刺处皮肤，右手持穿刺针垂直骨膜旋转进针至感到突破感并骨性固定拔出针芯，抽取骨髓液0.1～0.2 ml。

（6）护士备好载玻片，供医师行骨髓涂片6～8张。

（7）医师左手持一片纱布，插入针芯，拔出穿刺针后按压止血。

（8）再次消毒穿刺点皮肤，并用无菌敷料覆盖。

3．术后护理

（1）给患者压迫穿刺处2～5 min，直至不再出血为止。

（2）嘱患者卧床休息，为患者盖好衣物或被子。

（3）标本标记送检。

（4）密切观察患者穿刺处有无疼痛等不适情况，必要时通知医师。

（5）观察患者穿刺处有无渗血、血肿，保持敷料清洁干燥2～3天。

任务评价

护士能够掌握骨髓穿刺术的用物准备、穿刺目的、适应证和禁忌证。能够正确配合医师进行骨髓穿刺术的操作，并独立给予患者术前准备和术后护理，能够准确及时关心体贴患者，保护患者的隐私。

温馨提示

1．在骨髓穿刺术的操作配合过程中，要注意保护患者隐私，完成骨髓穿刺后要及时为患者整理衣物。

2．操作中要耐心和患者沟通，解除思想顾虑，消除患者的紧张情绪。

3．操作中要用爱心、耐心、责任心对待患者。

（李慧敏　何　菁　樊　妞）

任务十四　简易血糖仪的使用

任务导入

1. 任务描述　患者，女性，67岁，1年前诊断为2型糖尿病，现口服降糖药物治疗。为监测血糖控制的效果，需要定时测量血糖。

2. 任务目标

（1）知识目标：了解简易血糖仪使用的操作流程。

（2）能力目标：具备指导患者使用简易血糖仪测血糖的能力。

（3）素质目标：培养学生以患者为中心的意识，关心、体贴患者。

任务实施

1. 教师　结合多媒体教学、视频教学，在模拟环境中进行简易血糖仪使用的示教、讲解。

2. 学生　分小组练习、角色扮演。

3. 考核　学生回示，教师抽考、小组互评。

任务评价（表2-14-1）

表2-14-1 简易血糖仪的使用任务评价

操作内容		考核要点	分值	评分标准	得分
准备	着装准备	①仪表端庄、服装整洁 ②洗手、戴口罩	1	违反一项扣0.5分，扣完为止	
	物品准备	①检查电子血糖仪性能，保持仪器清洁 ②检查试纸条有效期及条码是否符合 ③一次性采血针、棉签、75%酒精。检查上述物品是否在有效期内 ④核对血糖仪与血糖试纸、采血针头是否配套 ⑤治疗盘、护理记录单 ⑥治疗车下放置医用垃圾桶和生活垃圾桶	6	①物品漏缺一件扣1分，扣完为止 ②没检查有效期扣0.5分 ③物品摆放不合理扣1分，扣完为止	
	患者准备	①核对医嘱及患者床号、姓名等信息 ②解释测血糖的临床意义，取得患者的配合	2	缺、漏一项扣1分，扣完为止	
评估	评估环境	环境安静、舒适、整洁、温湿度适宜	1	无口述者，将此项分扣除	
	评估患者	①了解患者身体状况 ②确认患者是否符合血糖测定的时间要求	4	①无口述者，将此项分扣除 ②口述错误者，每项扣2分 ③提示下口述者，每项扣1分	
操作流程	操作前	①护士洗手、戴口罩 ②携用物至患者床旁。再次核对医嘱及患者床号、姓名等信息	10	①洗手不正确扣4分 ②漏一项扣2分，扣完为止	
	操作中	①选择手指侧面，用75%酒精局部消毒 ②插入试纸：试纸必须插到底（纸取出后盖紧试纸瓶） ③捏住指尖两端，采血针固定于采血部位向下按压，弃去第一滴血 ④显示屏出现滴入血样符号时，将血滴满试纸窗口，用干棉签轻压采血部位 ⑤查看并告诉患者血糖测试结果 ⑥取出使用过的试纸	50	①边操作边口述，每缺一项操作扣6分，每缺一项口述扣2分 ②操作项目不准确，每项扣6分 ③操作顺序不准确扣4分，扣完为止	
	操作后	①整理患者衣物及床单位，安置患者舒适体位 ②整理护理用物、清洁血糖仪、垃圾处置、洗手 ③记录检测结果：患者姓名、测定日期、时间、结果、检测者签名 ④洗手，摘口罩	16	缺漏一项扣2分，扣完为止	
整体评价		①操作时间应<15 min ②操作方法正确、规范、熟练 ③对患者体贴、关心，操作中患者无不适感	10	①每超时30 s扣1分 ②服务态度不好者扣6分 ③对患者不体贴、不关心扣3分 扣完为止	
合计			100	得分合计	

温馨提示

1. 测血糖过程中要关注患者的感受，测量后及时帮助患者安置舒适体位。

2. 用严谨认真的工作态度进行护理，严格遵照流程进行操作。

3. 操作中要耐心和患者沟通，对患者提出的问题给予细致的解释。

4. 操作中要用爱心、耐心、责任心对待患者。

（贾小莹）

任务十五　胰岛素笔的使用

任务导入

1. 任务描述　你是一名病房的护士，遵医嘱为一例糖尿病患者进行胰岛素笔皮下注射。

2. 任务目标

（1）知识目标：掌握胰岛素笔皮下注射方法。

（2）能力目标：能够独立完成胰岛素笔皮下注射。

（3）素质目标：培养学生以患者为中心，关心、关爱患者的意识。

任务实施

1. 教师　结合多媒体教学或视频教学，在模拟环境中进行胰岛素笔皮下注射示教、讲解。

2. 学生　分小组练习或角色扮演。

3. 考核　学生回示，教师抽考或小组互评。

任务评价（表2-15-1）

表2-15-1　胰岛素笔的使用任务评价

操作内容		考核要点	分值	评分标准	得分
准备	着装准备	①仪表端庄、服装整洁 ②洗手、戴口罩	3	违反一项扣1分，扣完为止	
	物品准备	治疗车、治疗单、治疗盘、无菌棉签、胰岛素笔、胰岛素笔芯、一次性胰岛素针头、快速手消液、利器盒等	5	物品漏、缺一件扣1分，扣完为止	
	患者准备	告知患者操作方法、目的，取得患者的配合	2	未告知扣2分	
物品放置与核对		①核对医嘱及患者床号、姓名等信息 ②携物至患者床旁	4	①未核对1项扣2分，扣完为止 ②物品放置不对扣2分	
评估	评估环境	整洁、安静、必要时遮挡患者	2	未口述评估扣2分	
	评估患者	①血糖水平、意识状态、患者自理及合作程度 ②检查注射部位皮肤情况 ③了解患者进餐情况及过敏史	6	未评估1项扣2分，扣完为止	
操作流程	操作前	①洗手、戴口罩 ②再次核对医嘱、患者床号、姓名、腕带信息等	6	①洗手步骤不正确扣2分 ②未核对1项扣2分，扣完为止	
	操作中	①核对医嘱（根据执行单核对笔芯剂型并与胰岛素笔型号相符，胰岛素笔芯在有效期内） ②检查胰岛素笔使用正常，正确安装胰岛素笔芯（注意无菌）安装一次性胰岛素针头 ③识别患者身份并核对 ④协助患者取舒适体位 ⑤选择正确注射部位：腹部（肚脐周围5 cm以外）、上臂外侧、大腿前外侧、臀部外上侧） ⑥消毒：75%酒精消毒皮肤面积大于5 cm×5 cm并待干 ⑦再次核对执行单、胰岛素笔、药液 ⑧二次酒精消毒 ⑨注射方法：拔下针帽，调节剂量2单位排气，推动注射键以针尖部有一滴药液出现为准 ⑩再次核对患者信息根据医嘱调节注射剂量单位。（如为预混胰岛素，注意混匀手法） ⑪握笔式垂直注射（停留10 s）后快速拔针，用无菌棉签轻压进针处片刻	60	①未核对1项扣2分，扣完为止 ②未检查扣2分，未按无菌操作扣4分 ③未核对1项扣2分，扣完为止 ④未按要求扣2分 ⑤未按要求扣6分 ⑥未按要求扣4分 ⑦未核对1项扣2分，扣完为止 ⑧未按要求扣2分 ⑨操作顺序错误扣2分，扣完为止 ⑩未按要求扣2分，未口述预混手法扣4分 ⑪未核对1项扣2分，扣完为止	

续表

操作内容		考核要点	分值	评分标准	得分
操作流程	操作中	⑫逆时针旋转取下一次性笔针头，弃入锐器盒 ⑬再次核对患者及药品信息 ⑭协助患者整理衣物及床单位，将呼叫器放置患者伸手可及之处，并嘱患者按时进餐 ⑮向患者交代胰岛素注射后的注意事项		⑫未按要求每项扣2分 ⑬未按要求每项扣2分 ⑭未核对1项扣2分，扣完为止，未按要求每项扣1分 ⑮未口述扣2分	
	操作后	①整理用物 ②按医疗垃圾处理用物 ③洗手、记录、签字	7	①未按要求操作扣2分 ②缺、漏一项扣1分	
整体评价		①操作时间<5 min ②操作方法正确、规范、熟练 ③操作中关注患者不适感	5	①超时30 s扣1分 ②操作不流畅扣2分 ③未及时关注患者感受扣2分	
评分合计			100	得分合计	

温馨提示

1. 操作过程中，要注意保护患者隐私，及时为患者穿好衣服。

2. 用严谨认真的工作态度进行护理，了解患者血糖监测数值，根据胰岛素药液种类及患者进餐时间，选择正确注射时间。

3. 操作中要耐心和患者沟通，对患者提出的问题给予细致的解释。

4. 操作中要用爱心、耐心、责任心对待患者。

（徐东妮　何　菁）

任务十六　胰岛素泵的使用

任务导入

1. 任务描述　你是一名内分泌病房的护士，遵医嘱为一例 1 型糖尿病患者安装胰岛素泵。

2. 任务目标

（1）知识目标：掌握胰岛素泵安装及使用方法。

（2）能力目标：能够独立为患者安装胰岛素泵。

（3）素质目标：培养学生以患者为中心，关心、关爱患者的意识。

任务实施

1. 教师　结合多媒体教学或视频教学，在模拟环境中进行胰岛素泵安装及使用示教、讲解。

2. 学生　分小组练习或角色扮演。

3. 考核　学生回示，教师抽考或小组互评。

任务评价（表2-16-1）

表2-16-1　胰岛素泵的使用任务评价

操作内容		考核要点	分值	评分标准	得分
准备	着装准备	①仪表端庄、服装整洁 ②洗手、戴口罩	3	违反一项扣1分，扣完为止	
	物品准备	①胰岛素准备：剂型一般选择速效胰岛素类似物或短效人胰岛素；检查胰岛素的有效期、瓶身是否有裂痕、瓶内液体是否有污染和絮状物等；胰岛素从2～8℃冰箱取出时应复温，在常温下放置30～60 min ②胰岛素泵及耗材准备：设定胰岛素泵时间和日期，并检查其是否运行正常。检查胰岛素泵电量，必要时更换新电池，更换后必须再次检查电量。储药器、输注管路、助针器、泵包、泵夹子 ③双人核对基础率设定并记录 ④治疗车、治疗单、治疗盘、无菌棉签、快速手消液等	6	违反一项扣2分；物品漏缺一件扣1分，扣完为止	
	患者准备	介绍胰岛素泵植入过程及使用注意事项，指导患者配合	2	未告知扣2分	
物品放置与核对		①核对医嘱及患者床号、姓名等信息 ②携物至患者床旁	4	①未核对1项扣2分，扣完为止 ②物品放置不对扣2分	
评估	评估环境	病室环境整洁、安静、明亮、舒适，必要时遮挡，保护隐私	2	未口述扣2分	
	评估患者	①患者的家庭背景、文化程度、生活习惯、病情和治疗情况，对糖尿病知识和胰岛素泵的认知程度 ②植入部位评估：首选腹部，其次依次选择上臂、大腿外侧、后腰、腰部，避开腹中线、瘢痕、胰岛素注射硬结、腰带位置、妊娠纹和脐周2～3 cm	3	①未评估扣1分 ②未评估扣2分	
操作流程	操作前	①洗手、戴口罩 ②再次核对医嘱、患者床号、姓名、腕带信息等	6	①洗手步骤不正确扣2分 ②未核对1项扣2分，扣完为止	
	操作中	①储药器装液：取出储药器将活塞拉出；将储药器的活塞推至底部固定后逆时针转松；垂直向下抽出使用所需胰岛素量；检查是否有气泡，用手指轻弹，推动活塞排出气泡；颠倒储药器和笔芯位置，避免胰岛素沾染到储药器；将储药器沿逆时针方向转动后向上从移液罩拉出	62	未按要求扣2分，扣完为止	

续表

操作内容		考核要点	分值	评分标准	得分
操作流程	操作中	②连接输注管路：将连接器与储药器连接，顺时针旋转；轻弹储药器，第二次排气；向上推动储药器的活塞，直至胰岛素进入软管前端3~5 cm位置；逆时针方向转动将活塞取下，避免空气进入 ③马达复位 ④将储药器放入储药器仓中，顺时针旋转连接器 ⑤充盈管路：使胰岛素充满输注管路，确保管路中没有空气 ⑥将针头底座置入助针器中 ⑦撕去贴纸 ⑧将助针器手柄向下拉 ⑨消毒皮肤：用75%的酒精，消毒范围直径应大于等于5 cm×5 cm，消毒3遍，自然待干 ⑩取下针头保护帽（旋转取下） ⑪按下发射键指针 ⑫一手固定输注管路，一手取下助针器 ⑬固定输注管路，拔出引导针 ⑭在充盈屏选定定量充盈，进行0.5（或0.3）个单位的定量充盈 ⑮再次核对患者信息，并向患者交代胰岛泵的注意事项 ⑯协助患者整理衣物及床单位，将呼叫器放置患者伸手可及之处			
	操作后	①整理用物，按医疗垃圾处理用物 ②洗手、记录、签字	7	①未按要求扣2分 ②缺漏一项扣1分	
整体评价		①操作时间<20 min ②操作方法正确、规范、熟练 ③操作中关注患者不适感	5	①超时1 min以上扣1分 ②操作不流畅扣2分 ③未及时关注患者感受扣2分	
评分合计			100	得分合计	

温馨提示

1. 操作中注意保护患者隐私，放置胰岛素泵后要及时为患者穿好衣服。
2. 用严谨认真的工作态度进行护理，操作后动态监测血糖水平。
3. 操作后耐心向患者细致解释注意事项。

（徐东妮　何　菁）

任务十七　腰椎穿刺术操作配合与护理

任务导入

1. 任务描述　你是一名神经内科的护士，今天病房收入一例患者，患者主诉头痛、双下肢无力1天入院，医师经过问诊、查体，决定给予患者行腰椎穿刺术，请你配合医师进行检查并实施护理。

2. 任务目标

（1）知识目标：了解腰椎穿刺术的适应证、禁忌证；掌握术前、术中、术后的护理配合。

（2）能力目标：具备配合医师为患者完成腰椎穿刺术操作的能力。

（3）素质目标：培养学生以患者为中心，关心、体贴患者的意识。

任务实施

1. 教师　结合多媒体教学或视频教学，在模拟环境中进行心电监护护理示教、讲解。

2. 学生　分小组练习或角色扮演。

3. 考核　学生回示，教师抽考或小组互评。

任务评价（表2-17-1）

表2-17-1　腰椎穿刺术操作配合与护理任务评价

操作内容		考核要点	分值	评分标准	得分
准备	着装准备	①仪表端庄、服装整洁 ②洗手、戴口罩（必要时）	2	违反一项扣1分，扣完为止	
	物品准备	模拟患者、治疗盘、腰椎穿刺包（含腰椎穿刺针、2 ml和20 ml注射器、7号针头、孔巾、纱布等）、棉签盒、2%利多卡因、无菌手套、胶布、急救药品及设备等	4	物品漏缺一件扣0.5分，扣完为止	
	患者准备	①知情同意：术前向患者及家属，说明穿刺目的、特殊体位、过程及注意事项，消除患者的紧张、恐惧心理，征得患者和家属的签字同意 ②过敏试验：用普鲁卡因局部麻醉时，需先做普鲁卡因皮试并记录结果	4	未进行一项扣2分，扣完为止	
物品的放置与核对		核对医嘱及患者床号、姓名等信息等	4	未核对1项扣2分，扣完为止	
评估	评估环境	环境安静、舒适、整洁、温湿度适宜（口述）	1	未口述扣1分	
	评估患者	①生命体征是否平稳 ②腰椎及穿刺部位皮肤	2	①无口述者，将此项分扣除 ②口述错误者，每项扣1分 ③提示下口述者，每项扣0.5分	
操作流程		①安置体位：嘱患者排空大小便，床上静卧15～30 min后，协助患者取去枕侧卧位，背与床沿齐平，屈颈抱膝，使脊柱尽量前屈，以增加椎间隙宽度，并用屏风遮挡 ②选择适宜穿刺点：选定第3～4腰椎棘突间隙或第4～5腰椎棘突间隙作为进针部位 ③穿刺配合：配合术者常规消毒穿刺部位皮肤，打开无菌包，戴无菌手套，铺孔巾，打开1%普鲁卡因供术者抽吸，在穿刺点自皮肤至椎间韧带行局部浸润麻醉 ④检查穿刺针：测压管，注射器通畅并衔接紧密 ⑤进针：术者将腰椎穿刺针（套上针芯）沿腰椎间隙垂直进针4～5 cm，阻力突然降低时，提示针尖已进入蛛网膜下腔。术中协助患者保持腰椎穿刺的正确体位，防止患者乱动，以免发生软组织损伤、断针及手术野被污染等	65	①边操作边口述，缺漏一项扣10分，扣完为止 ②患者体位错误扣10分 ③顺序不对扣5分 ④腰椎穿刺放液中，未观察病情扣5分 ⑤操作完毕，未整理用物扣5分	

续表

操作内容	考核要点	分值	评分标准	得分
操作流程	⑥测颅内压：穿刺成功后，术者拔出针芯，脑脊液自动滴出时，协助术者接上测压管先行测压 ⑦压颈试验：协助术者进行压颈试验，即于测定初压后，压迫患者一侧颈静脉10 s，观察蛛网膜下腔有无阻塞 ⑧收集标本：移去测压器，收集2～5 ml脑脊液于无菌试管中送检，若需做细菌培养，试管口及棉塞应用酒精灯火焰灭菌 ⑨病情观察：术中密切观察患者呼吸、脉搏及面色变化，询问有无不适感，如有异常立即报告医师并协助处理 ⑩整理用物：观察脑脊液量、性状、颜色，及时送检，并详细记录			
操作后护理	①针孔用碘伏消毒后覆盖纱布并固定 ②穿刺后去枕平卧4～6 h，24 h内忌下床活动 ③嘱颅内高压者不宜多饮 ④密切观察意识、生命体征变化，及早发现脑疝前驱症状，如意识障碍、剧烈头痛、频繁呕吐、呼吸加快、血压上升、体温升高等，并及时处理 ⑤保持穿刺部位的纱布干燥，24 h内不宜沐浴。观察穿刺点有无渗液、渗血、脑脊液渗漏或感染，如有异常及时通知医师处理	10	缺漏一项扣2分，扣完为止	
整体评价	①操作方法正确、规范、配合熟练 ②对患者体贴、关心，操作中患者无不适感	8	①操作不流畅扣4分 ②对患者不体贴、不关心扣3分，扣完为止	
合计		100	得分合计	

温馨提示

1. 腰椎穿刺过程中，要注意保护患者隐私，操作完成后为患者穿好衣服。

2. 用严谨认真的工作态度进行护理，操作后要按时巡视患者，细心观察患者的症状，及时发现症状并处理。

3. 操作中要耐心和患者沟通，对患者提出的问题给予细致的解释，操作后要细心观察患者穿刺处皮肤。

4. 操作中要用爱心、耐心、责任心对待患者。

（魏淑霞）

任务十八　神经介入治疗的护理

任务导入

1. 任务描述　你是一名神经内科的护士，今日神经内科病房收治一例言语不利伴右侧肢体无力一月余患者，诊断为脑梗死，左侧大脑中动脉狭窄，需要行神经介入治疗术，需要你配合医师完成术前术后护理。

2. 任务目标

（1）知识目标：掌握神经介入治疗术的配合及术前术后的护理。

（2）能力目标：能够协助医师完成神经介入术中配合，及时发现患者病情变化。

（3）素质目标：培养学生以患者为中心，关心、体贴患者的意识。

任务实施

1. 教师　结合多媒体教学或视频教学，在模拟环境中进行神经内科介入治疗中配合护理示教、讲解。

2. 学生　分小组练习或角色扮演。

3. 考核　学生回示，教师抽考或小组互评。

护理流程

1. 术前护理

（1）术前做碘过敏试验。

（2）备皮：双侧股动脉周围＞30 cm（上平脐，下至大腿上1/3，外界至腋中线延长线，内界为大腿内侧）。

（3）术前6 h禁食、禁水。

（4）留置套管针：在患者的左侧上肢建立，便于术者手术操作。

（5）术前练习床上排大小便。有慢性呼吸系统疾患者，指导患者进行有效咳嗽，避免腹压增高引起穿刺点出血。

（6）心理护理：神经介入治疗具有一定的创伤性，患者易产生紧张、焦虑、恐惧心理，护士应向患者及家属介绍神经介入治疗的目的和意义、手术过程、术中配合及术后注意事项，避免紧张、恐惧、焦虑发生。

（7）术前1～2 h备好温开水以备术后患者饮用，量为1500～2000 ml。

（8）其他：为了减少造影剂的肾毒性作用，有肾损害者应适当水化治疗，做好紧急血透的准备。

2. 术中护理

（1）患者进入导管室，记录患者到达时间、核对患者信息、完成术前信息核查表、协助患者过床、连接监护、必要时吸氧、暴露手术区域、准备消毒铺巾。

（2）严密监护患者的神志、生命体征、管路、皮肤等，评估外周静脉留置针情况，保持静脉通畅，配制肝素药液，必要时给药，并做好相关记录。

（3）连接高压注射器，遵医嘱调节剂量，询问并观察患者有无药物过敏史。

（4）铺无菌器械台，将手术耗材置于无菌操作台上，协助医师穿手术衣，保持术中无菌屏障。

（5）医师向动脉内注入造影剂时，注意观察患者的神志、面色、生命体征有无异常，出现异常，立即通知医师停止操作，并及时处理。

（6）手术结束后与术者配合完成伤口处理，转移至病房，并将患者送回病房与病房护士进行交接。

（7）术后准确、及时录入术中使用耗材等费用，完成双人核对。

3. 术后护理

（1）患者取平卧位，双下肢外展并轻度外旋，未用血管缝合器的患者，穿刺点盐袋压迫加压包扎6 h，撤除盐袋局部继续加压包扎肢体制动24 h后可下地活动；使用血管缝合器的患者，穿刺点盐袋压迫加压包扎3 h，撤除盐袋局部继续加压包扎肢体制动8 h后可下地活动。

（2）生命体征监测：确定血压目标值，遵医嘱给予患者心电监护，密切监测血压、心率、呼吸、血氧饱和度变化，准确记录。当血压高于180/110 mmHg或低于90/60 mmHg时，及时通知医师。

（3）遵医嘱持续低流量吸氧。

（4）及时观察患者穿刺部位敷料有无渗血、出血，盐袋压迫弹力绷带固定是否良好。躁动患者适当给予约束。

（5）解除弹力绷带后，注意穿刺部位有无出血、红肿、血肿现象发生，发现异常及时汇报医师并做好记录。

（6）监测下肢足背动脉搏动，注意皮温、皮色情况，如出现穿刺部位肿胀、远端动脉搏动减弱或消失，可能为局部血肿压迫动脉所致。如出现置鞘侧肢体远端疼痛、动脉搏动消失、皮温降低、皮肤颜色发白等征象，可能有血栓形成，及时通知医师并记录。

（7）留置尿管者定时放尿，会阴部清洁，预防尿路感染。

（8）术后排尿、排便困难患者护理措施：排尿困难者可选用腹部按摩、毛巾热敷、听流水声等方法诱导排尿，无效时给予留置导尿，每4小时放尿。排便困难者多饮水，吃粗纤维食物促进肠蠕动，避免食用甜食、鸡蛋、豆浆等，必要时遵医嘱给予缓泻剂。

（9）术后鼓励患者多饮水，以加速造影剂的排泄；指导患者合理饮食，少餐，避免过饱；保持大便通畅；卧床期间加强生活护理，满足患者生活需要。

（10）术后并发症的观察与护理

1）穿刺处出血或血肿：嘱患者术侧肢体制动，咳嗽及用力排便时压紧穿刺点，观察术区有无出血、渗血或血肿；必要时给予重新包扎并适当延长肢体制动时间。

2）假性动脉瘤：表现为穿刺局部出现搏动性肿块和收缩期杂音，一旦确诊应立即局部加压包扎，下肢继续制动，如不能愈合可行外科修补术。

3）低血压：多为刺激血管迷走反射所致。备好利多卡因，备齐阿托品、多巴胺等抢救药品，除颤仪放置床旁备用，密切观察心率、心律、呼吸、血压变化，及早发现病情变化。迷走反射性低血压常表现为血压下降伴心率减慢、恶心、呕吐、出冷汗，严重时心跳停止。一旦发生应立即报告医师，并积极配合处理。

（11）健康指导：有效控制脑血管疾病的各种危险因素，遵医嘱继续服用降压、降糖、调脂及抗凝药等，预防再狭窄发生。定期门诊随访，定期监测出凝血时间等。

任务评价

熟练掌握神经内科介入治疗的术前、术后的护理，为患者提供具体的护理实施措施；了解神经内科介入治疗手术过程及与医师配合。

温馨提示

1. 神经介入手术是一种微创手术，具有创伤轻、组织损伤小、痛苦少、并发症少、恢复快的特点，消除患者恐惧心理。

2. 操作过程中，要注意保护患者隐私，以严谨的工作态度配合医生操作及护理。

3. 患者术后肢体制动，协助做好患者生活护理，关心体贴患者。

（王 芳 何 菁）

参考文献

[1] 冯丽华，史铁英. 内科护理学［M］. 4版. 北京：人民卫生出版社，2018.

[2] 冯丽华，史铁英. 内科护理学学习与实训指导［M］. 北京：人民卫生出版社，2019.

[3] 李丹，冯丽华. 内科护理学［M］. 3版. 北京：人民卫生出版社，2014.

[4] 尤黎明，吴瑛. 内科护理学实践与学习指导［M］. 北京：人民卫生出版社，2014.

[5] 尤黎明，吴瑛. 内科护理学［M］. 6版. 北京：人民卫生出版社，2017.

[6] 王燕燕. 内科护理学习指导［M］. 北京：北京出版社，2014.

[7] 中国心血管健康与疾病报告编写组. 中国心血管健康与疾病报告2020概要［J］. 中国循环杂志，2021，36（6）：521-545.